Stephanie Heimann Rainer Kirchhefer

Neurologie und Psychiatrie

Krankheitslehre für Physiotherapeuten und Masseure

Stephanie Heimann
Rainer Kirchhefer

Neurologie
und Psychiatrie

Krankheitslehre für
Physiotherapeuten und Masseure

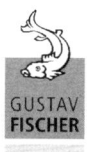
GUSTAV
FISCHER

Gustav Fischer Verlag
Lübeck ▪ Stuttgart ▪ Jena ▪ Ulm

Zuschriften und Kritiken an:
Gustav Fischer Verlag, Lektorat Physiotherapie,
Fleischhauerstr. 37, 23552 Lübeck

Warenzeichen bzw. geschützte Namen (z.B. bei Pharmapräparaten) wurden nicht besonders gekennzeichnet.

Wichtiger Hinweis

Die Erkenntnisse in der Medizin unterliegen laufendem Wandel durch Forschung und klinische Erfahrungen. Die Autoren dieses Werkes haben große Sorgfalt darauf verwendet, daß die in diesem Werk gemachten (therapeutischen) Angaben – insbesondere hinsichtlich Indikation, Dosierung und unerwünschten Wirkungen – dem derzeitigen Wissensstand entsprechen. Das entbindet den Benutzer dieses Werkes aber nicht von der Verpflichtung, anhand der Beipackzettel zu verschreibender Präparate zu überprüfen, ob die dort gemachten Angaben von denen in diesem Buch abweichen und seine Verordnung in eigener Verantwortung zu treffen.

Die Deutsche Bibliothek – CIP-Einheitsaufnahme

Heimann, Stephanie:
Neurologie und Psychiatrie :
Krankheitsbilder für Physiotherapeuten und Masseure /
Stephanie Heimann ; Rainer Kirchhefer. - 1. Aufl. -
Lübeck ; Stuttgart ; Jena ; Ulm : G. Fischer, 1998
  (Gelbe Reihe)
  ISBN 3-437-45820-5

Satz: Medienkontor Lübeck (medienkontor.com)
Lektorat: Marie-Luise Bezzenberger, Lübeck
Grafik: Susanne Adler, Lübeck; Gerda Raichle Ulm
Umschlag: prepress ulm
Titelfoto: Siemens AG, Erlangen
Druck: Franz Spiegel Buch, Ulm

Printed in Germany

Vorwort

Auf den ersten Blick erscheinen die beiden Fächer Neurologie und Psychiatrie äußerst verschieden. Während sich die eine Disziplin ausschließlich mit körperlich begründbaren Krankheiten befaßt, geht es dem anderen Fachgebiet um Diagnose und Therapie seelischer Leiden. Dabei haben beide Fachgebiete eine gemeinsame Wurzel. Und bis vor wenigen Jahren behandelte der »Nervenarzt« (der Facharzt für Nervenheilkunde) alle an den »Nerven« Erkrankten. Mit dem Fortschritt in der Medizin verselbständigen sich die Disziplinen zunehmend. Neue Methoden in der Diagnosefindung (MRT, CT), neue Therapieformen (Medikamente, Psychotherapie) erfordern Spezialkenntnisse. Trotzdem gibt es zwischen der Neurologie und Psychiatrie viele Verbindungen.

In der Ausbildung zum Physiotherapeuten und Masseur/med. Bademeister nimmt der Unterricht in Neurologie und Psychiatrie einen wichtigen Platz ein. Jeder Therapeut wird im Berufsalltag mit Krankheiten aus den beiden Gebieten konfrontiert: Schlaganfall-Patienten werden nicht selten in internistischen Kliniken behandelt und ein Alkoholabhängiger kann auf einer chirurgischen Station ins Delir kommen - um nur einige Beispiele zu nennen.

In diesem Buch sind die wichtigsten Krankheiten aus beiden Fachgebieten so zusammengefasst, daß es vor allem einer intensiven Prüfungsvorbereitung dient. Es soll den Unterricht begleiten und wird auch während der Praxiseinsätze und im Berufsalltag viele Fragen beantworten. Aus Gründen der besseren Lesbarkeit wird in diesem Buch nur die männliche Form verwendet.

Bedanken möchte ich mich bei meinen KollegInnen der Klinik für Neurologie und Psychiatrie im Friedrich-Ebert-Krankenhaus für wertvolle Anregungen. Ein besonderer Dank gilt Frau Dr. Stephanie Heimann, Frau Kirsten Felsberg und Frau Dorothee Richard für die Mitarbeit an diesem Buch, sowie dem Physiotherapie-Lektorat des Gustav Fischer Verlages in Lübeck für die engagierte Betreuung der Lehrbuchreihe.

Kiel, im Juli 1998
Rainer Kirchhefer

Wegweiser

Alle Bände aus der Gelben Reihe werden speziell für die Vorbereitung auf das Physiotherapieexamen erstellt. Die Auswahl der Themen richtet sich nach der Curriculum Empfehlung des ZVK e.V. und der Ausbildungs- und Prüfungsverordnung für Physiotherapeuten und Masseure. Neben der kurzen und übersichtlichen Darstellung des jeweiligen Faches haben wir gezielte Hilfen für das Lernen und Wiederholen erarbeitet:

- Die Sprache des Textes ist klar und leicht verständlich.
- Kurze Sätze und Stichworte in der Randleiste wiederholen wichtige Fakten und Definitionen aus dem Text.
- Zahlreiche Abbildungen erhöhen die Anschaulichkeit und das Verständnis von schwierigen Zusammenhängen.
- Übungsfragen am Ende der Abschnitte helfen Ihnen, das Verständnis des Gelesenen zu überprüfen. Die Antworten auf die Fragen finden Sie anhand der Ziffern (z.B. ❹) im Text.
- Hinweise auf die spezielle Physiotherapie stellen die Verbindung von der Krankheitslehre zur physiotherapeutischen Behandlung her.
- Wiederkehrende Symbole in der Randleiste erleichtern die Orientierung im Text.

 kennzeichnet Klinik und Symptome in der Neurologie

 kennzeichnet Klinik und Symptome in der Psychiatrie

 steht für die Therapie eines Krankheitsbildes

! Merke Diese Kästen enthalten besonders wichtige Hinweise

---

 hebt die Hinweise zur physiotherapeutischen Behandlung hervor

? kennzeichnet Übungsfragen am Ende der Kapitel

Das Lektorat Physiotherapie wünscht allen zukünftigen Physiotherapeuten und Masseuren viel Spaß und Erfolg beim Lernen mit der Gelben Reihe

Abkürzungsverzeichnis

®	Handelsname
☞	Siehe (Verweis)
↑	Hoch, erhöht
↓	Tief, erniedrigt
→	Daraus folgt

A.	Arteria
ADR	Adduktorenreflex
AIDS	Acquired Immunodificiency Syndrome
ALS	Amyotrophe Lateralsklerose
ASR	Achillessehnenreflex
BGB	Bürgerliches Gesetzbuch
BSE	Bovine spongiforme Enzephalopathie
BSR	Bizepssehnenreflex
BtG	Betreuungsgesetz
CCT	Cranielle Computertomographie
EEG	Elektroenzephalogramm
EKG	Elektrokardiogramm
EKT	Elektrokrampftherapie
EMG	Elektromyographie
EP	Evozierte Potentiale
FSME	Frühsommer-Meningoenzephalitis
FTA-Abs-Test	Fluoreszens-Treponema-Antikörper-Absorptionstest
gr.	Griechisch
HIV	Human-Immuno-dificiency-Virus
HOPS	Hirnorganisches Psychosyndrom
HSV	Herpes-simplex-Virus
HWS	Halswirbelsäule
IQ	Intelligenzquotient
i.v.	intravenös
lat.	Lateinisch
LSD	Lysergsäurediethylamid
M.	Morbus oder Musculus
MRT	Magnetresonanztomographie

MS	Multiple Sklerose
N.	Nervus
NLG	Nervenleitgeschwindigkeit
PRIND	Prolongiertes reversibles ischämisches neurologisches Defizit
PSR	Patellarsehnenreflex
PsychKG	Gesetz für Psychisch Kranke
RPR	Radiusperiostreflex
RR	Riva Rocci (Blutdruck)
SAB	Subarachnoidalblutung
SHT	Schädel-Hirn-Trauma
StGB	Strafgesetzbuch
TIA	Transitorisch-ischämische-Attacke
TPHA-Test	Treponema-pallidum-Hämagglutinations-Test
TPR	Tibialisposteriorreflex
TSR	Trizepssehnenreflex
V.	Vena
V.a.	Verdacht auf
WHO	World Health Organisation (Weltgesundheitsorganisation)
ZNS	Zentralnervensystem

Abbildungsnachweis

Die eckigen Klammern am Ende der Legendentextes verweisen auf die verwendete Abbildungsquelle und die dazugehörigen Urheber.

A 300	Reihe Klinikleitfaden, Gustav Fischer Verlag
A400	U. Bazlen, T. Kommerell, M. Menche, A. Schäffler, S. Schmidt und die Reihe Pflege konkret, Gustav Fischer Verlag
A400-190	G. Raichle, Ulm in Verbindung mit U. Bazlen, T. Kommerell, M. Menche, A. Schäffler, S. Schmidt und der Reihe Pflege konkret, Gustav Fischer Verlag
A300-190	G. Raichle, Ulm in Verbindung mit der Reihe Klinikleitfaden, Gustav Fischer Verlag S. Adler, Lübeck in Verbindung mit der Reihe Klinikleitfaden, Gustav Fischer Verlag
A400-157	S. Adler, Lübeck in Verbindung mit U. Bazlen, T. Kommerell, M. Menche, A. Schäffler, S. Schmidt und der Reihe Pflege konkret, Gustav Fischer Verlag
A300-215	S. Weinert-Spieß, Neu-Ulm in Verbindung mit der Reihe Klinikleitfaden, Gustav Fischer Verlag
B117	L. Blohm: Klinische Radiologie, Jungjohann Verlagsgesellschaft, 1992
K183	E. Weimer, Aachen
M139	J. Klingelhöfer, München
T170	E. M. Walthers, Marburg
X113	M. Tauschel, Ulm

Krankheitslehre Neurologie

Die Neurologie, die »Lehre von den Krankheiten der Nerven«, beschäftigt sich mit den Erkrankungen des zentralen und peripheren Nervensystemes. So wie der Aufbau des Nervensystemes komplex und faszinierend ist, so können seine Erkrankungen vielfältige Erscheinungen zeigen. Für die Diagnose der Krankheitsbilder sind immer die sorgfältige Anamnese und körperliche Untersuchung notwendig. Die genaue Ursache und das Ausmaß der Erkrankung kann jedoch häufig nur mit Hilfe apparativer Verfahren geklärt werden. Deshalb sind diese in einem eigenen Unterkapitel zusammengefaßt. Die Zuordnung bestimmter Störungen zu bestimmten neuronalen Systemen ist wichtig für eine gezielte Physiotherapie, um bewußt die natürlichen Selbstordnungskräfte des kranken Organismus anzusprechen.

Inhaltsverzeichnis

1 Untersuchungsmethoden

1.1 Anamnese

- Symptomatik
- Medikamente
- Persönliche Situation
- Seelische Verfassung.

Gerade in der Neurologie ist eine sorgfältige Anamnese des Patienten für die Diagnosestellung notwendig, da nervale Störungen Auswirkungen auf den gesamten Organismus mit ganz unterschiedlichen Symptomen haben können. Zusätzlich wird der Patient nach Einnahme von bestimmten Medikamenten, sowie zu seiner persönlichen Situation und seelischen Verfassung befragt.

1.2 Körperliche Untersuchung

- Neurologischer Status
- Internistischer Status

Bei der sog. körperlich-neurologischen Untersuchung werden oft bereits wichtige Symptome erkannt, die entscheidend auf die Diagnose hinweisen. Dabei wird vor allem auf die Funktions- und Leistungsfähigkeit des Nervensystemes geachtet und der sog. **neurologische Status** festgestellt.

Da neurologische Störungen häufig auch im Rahmen von internistischen Erkrankungen auftreten, untersucht ein Neurologe auch innere Organe und die Herz-Kreislauf-Funktion.

1.2.1 Untersuchung der zwölf Hirnnerven

Die Funktion der zwölf Hirnnerven (N. I – XII) wird bei jeder neurologischen Untersuchung überprüft.

- Sinnesfunktion
- Muskelfunktion
- Reflexe

Dabei werden die Hirnnerven über die Funktion der **Sinnesorgane** getestet. Wichtige Symptome sind:

- Störung der Sehkraft allgemein oder in einzelnen Bereichen des Gesichtfeldes (N. II)
- Hörstörungen (N. VIII)
- Gleichgewichtsstörungen, Schwindel (N. VIII)
- Geschmacksstörungen (N. I, VII, IX, X)
- Sensibilitätstörungen der Gesichtshaut (N. V), fehlender Kornealreflex.

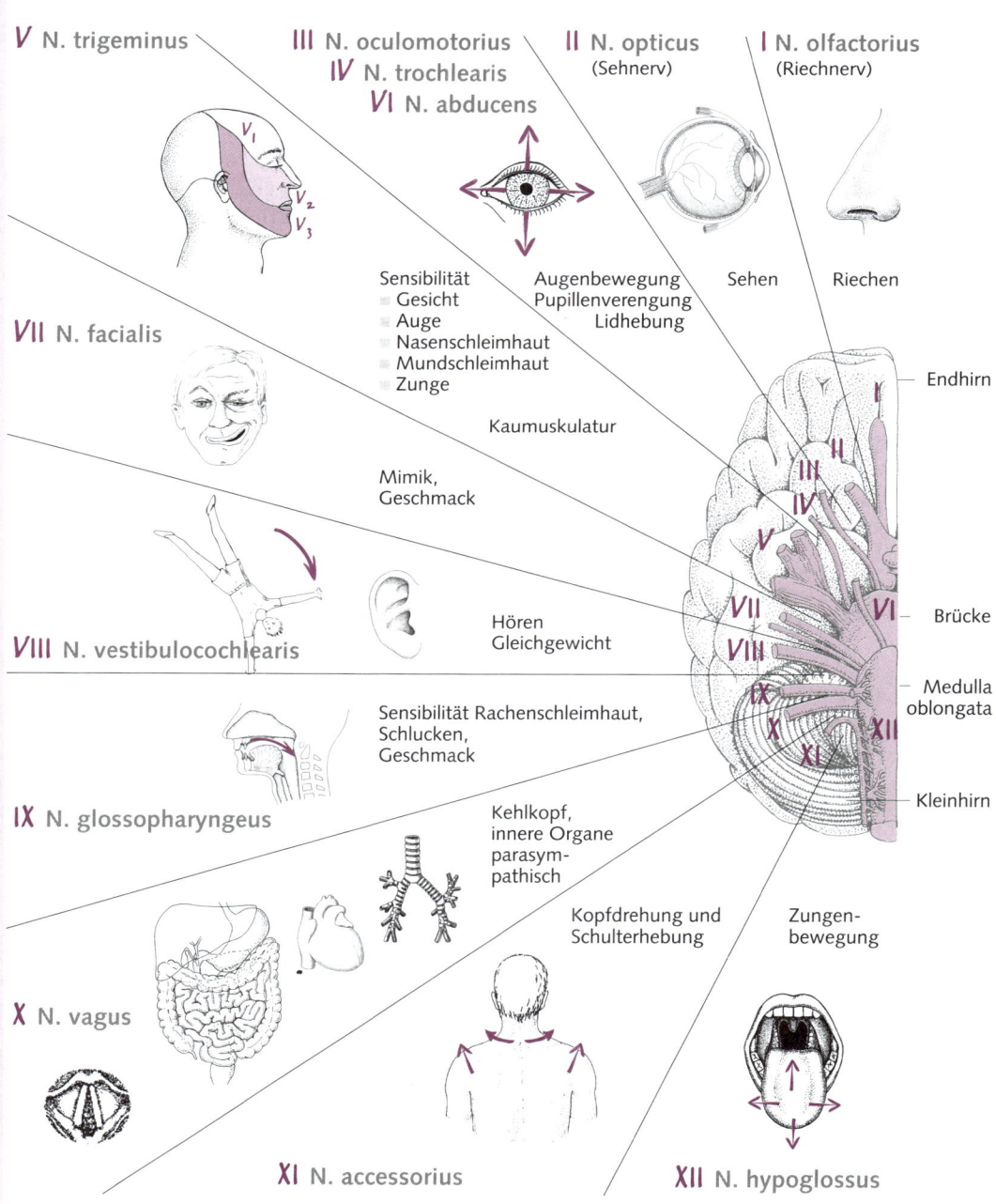

V N. trigeminus

III N. oculomotorius
IV N. trochlearis
VI N. abducens

II N. opticus
(Sehnerv)

I N. olfactorius
(Riechnerv)

Sensibilität
- Gesicht
- Auge
- Nasenschleimhaut
- Mundschleimhaut
- Zunge

Augenbewegung
Pupillenverengung
Lidhebung

Sehen

Riechen

Endhirn

Kaumuskulatur

VII N. facialis

Mimik,
Geschmack

Hören
Gleichgewicht

Brücke

VIII N. vestibulocochlearis

Sensibilität Rachenschleimhaut,
Schlucken,
Geschmack

Medulla
oblongata

IX N. glossopharyngeus

Kehlkopf,
innere Organe
parasym-
pathisch

Kleinhirn

Kopfdrehung und
Schulterhebung

Zungen-
bewegung

X N. vagus

XI N. accessorius

XII N. hypoglossus

Abb. 1.1 Übersicht über die zwölf Hirnnerven und ihre Funktion. Die Hirnnerven versorgen hauptsächlich die Kopf- und Halsregion. Nur der N. vagus verläßt diese Region und zieht hinunter in den Bauchraum zu zahlreichen inneren Organen. [A400–190]

Die Funktion einzelner, von den Hirnnerven versorgten **Muskeln** wird überprüft:

- Augenmuskeln (N. III, IV, VI): Finger des Untersuchers mit den Augen folgen
- Pupillenreaktion auf Lichteinfall und Akkomodation
- Mimische Muskulatur (N. VII): Grimassieren, Lidschluß, Pfeifen
- Muskulatur der Zunge und des Rachens (N. IX, X, XII): Herausstrecken der Zunge, Würgereflex
- M. sternocleidomastoideus (N. XI): Neigen und Drehen des Kopfes
- Kaumuskulatur (N. V).

1.2.2 Reflexe

Zur Prüfung eines **Muskeleigenreflexes** (MER) wird die Sehne eines Muskels durch den Schlag eines Reflexhammers gedehnt. Der gedehnte Muskel zieht sich im Anschluß reflexartig zusammen. Der Dehnungsreiz wird im Rückenmark direkt auf ein motorisches Neuron übertragen. Liegt eine Schädigung dieses Rückenmarksegmentes oder der beiden beteiligten Neurone vor, läßt sich der Reflex nicht auslösen.

Wichtige Eigenreflexe sind:
- Bizepssehnenreflex (BSR)
- Trizepssehnenreflex (TSR)
- Radiusperiostreflex (RPR)
- Trömnerreflex

- Eigenreflex: Reizaufnahme und -antwort im selben Organ
- Fremdreflex: Reizaufnahme und -antwort in verschiedenen Organen
- Stütz-, Halte- und Stellreflex
- Pathologischer Reflex: Babinski-Reflex.

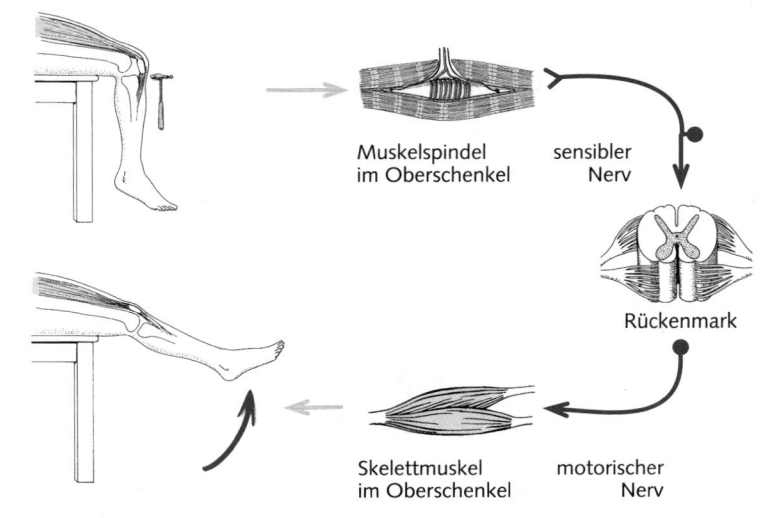

Muskelspindel im Oberschenkel

sensibler Nerv

Rückenmark

Skelettmuskel im Oberschenkel

motorischer Nerv

Abb. 1.2
Beispiel eines Reflexbogens anhand des Eigenreflexes Patellarsehnenreflex [A400–190]

- Adduktorenreflex (ADR)
- Patellarsehnenreflex (PSR)
- Tibialisposteriorreflex (TPR)
- Achillessehnenreflex (ASR).

Fremdreflexe sind komplexer aufgebaut, da Reizaufnahme und Reizantwort in verschiedenen Organen liegen. An der Kontraktion des Muskels als Reflexantwort sind mehrere Neurone beteiligt. Zu den Fremdreflexen gehören:
- **Würgereflex** (Reizung der Rachenhinterwand löst Würgen aus)
- **Lidschlußreflex** (Berührung der Hornhaut bewirkt Lidschluß)
- **Bauchhautreflex** (Nadelstrich über die Bauchhaut von lateral nach medial führt zur Kontraktion der Bauchmuskeln).

Stütz-, Halte- und Stellreflexe regeln den Muskeltonus, der zur Aufrechterhaltung bzw. Wiederherstellung einer bestimmten Haltung notwendig ist, und bringen Kopf und Körper in eine Normalposition im Raum zurück.

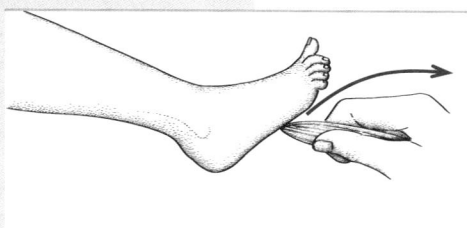

Abb. 1.3 BABINSKI-Zeichen. [A400–190]

Pathologische (krankhafte) **Reflexe** treten auf bei Störungen der motorischen Bahnen im ZNS. Zu diesen zählt der **BABINSKI-Reflex.** Dieser wird bei jeder neurologischen Untersuchung geprüft durch Bestreichen des äußeren Randes der Fußsohle. Wird hierbei die Großzehe nach oben gebeugt, während die übrigen Zehen abgespreizt werden, ist der Babinski-Reflex positiv, d.h. er ist pathologisch. Auch seitendifferente gesteigerte Eigenreflexe und *Kloni* (rhythmische Kontraktionen bei rasch ausgelöstem Dehnungsreiz) sind pathologische Reflexe.

Prüfung der Motorik:
- Muskulaturausprägung
- Muskelfunktion
- Muskelkraft
- Muskeltonus.

Auftreten von Muskelatrophie bei:
- Immobilität
- Nervenschädigung.

1.2.3　Motorik

Die Motorik (Beweglichkeit) wird durch die Funktionsprüfung der Muskeln untersucht, dabei wird zwischen der Ausprägung der Muskulatur, der Muskelkraft sowie dem Muskeltonus unterschieden.

Muskelatrophien

Eine Muskelatrophie liegt vor, wenn die Muskulatur zu schwach ausgebildet ist, z.B. aufgrund mangelnder körperlicher Betätigung oder fehlender nervaler Versorgung. Dies fällt oft schon bei der Inspektion (Betrachtung) des Körpers auf; ebenso etwaiges Faszikulieren (kurze Kontraktionen) in unterschiedlichen Muskelfaserbündeln.

Muskelkraft

Störungen der
Muskelkraft:
- Parese
- Paralyse
- Plegie.

Bei Störungen der Muskelkraft wird zwischen einer **Parese** (Schwäche) oder **Paralyse, Plegie** (Lähmung) einzelner Muskeln oder ganzer Extremitäten unterschieden. Eine latente Parese fällt erst im Armhalte- oder Beinhalteversuch dadurch auf, daß die Extremität langsam absinkt und die Arme aus der Supinations- in die Pronationsstellung weichen. Die Störung der Muskelkraft wird nach Paresegraden O (keine Aktivität) bis 5 (normale Funktion) eingeteilt.

Muskeltonus

Hypertonus bei:
- Spastik
- Rigor.

Der Muskeltonus wird durch passives Bewegen der Gelenke geprüft. Er kann herabgesetzt, also *hypoton*, oder gesteigert, *hyperton*, sein. Eine hypertone Muskulatur zeigt sich z.B. in einer **Spastik** (verstärkte Anspannung der Muskulatur mit federndem Widerstand) bei bestimmten Krankheitsbildern, z.B. als Folge eines Schlaganfalles (☞ 5.1.2), oder durch **Rigor** (Tonuserhöhung mit nicht federndem Widerstand – Zahnradphänomen), z.B. im Rahmen von extrapyramidalen Erkrankungen (☞ 10).

Haltung und Stellung der Gliedmaßen sowie Bewegungsfluß können schon Störungen der Motorik andeuten.

Diagnostisch von Bedeutung ist die Unterteilung des motorischen Systems.

- **Pyramidenbahnen:** Eine Unterbrechung der Pyramidenbahnen (☞ 3) verhindert, daß die Stimuli von der motorischen Hirnrinde ihr Ziel erreichen. Die Folge ist eine Lähmung der von diesen Zellen versorgten Muskulatur
- **Extrapyramidale Bahnen:** Die motorischen Systeme der Hirnrinde werden durch das extrapyramidale System (☞ 10) zu einer höheren Funktionseinheit ergänzt, das den glatten, differenzierten Ablauf aller Willkürbewegungen kontrolliert und im Bedarfsfall regulierend einwirkt. Symptome einer Schädigung sind beispielsweise Störungen eines Muskeltonus (Dystonie, Rigor), Auftreten von unwillkürlichen Bewegungen (Hyperkinese, Tremor) und Hemmungen im Bewegungsablauf (Hypokinese).

1.2.4 ▬ Sensibilität

Oberflächen- und
Tiefensensibilität
werden geprüft.

Die Überprüfung der Sensibilität gibt wichtige Hinweise auf die nervale Versorgung bestimmter Körpersegmente. Hierzu werden die verschiedenen Qualitäten der Sensibiltät an Regionen der Haut überprüft:

- **Oberflächensensibilität:** Berührung, Temperatur, Schmerz
- **Tiefensensibilität:** Erkennen von Lage und passiven Bewegungen der Zehen und Finger, Entziffern von Zahlen, die mit dem Finger auf die Haut geschrieben werden, Fühlen

von Vibration, z.B. mit einer Stimmgabel, die auf Knöchel oder Schienbein gehalten wird.

Störungen der Sensibilität

- **Mißempfindungen:** Parästhesie (Kribbelgefühl, u.U. schmerzhaft), Dysästhesie (schmerzhafte Mißempfindung), Hyperästhesie (gesteigerte Empfindlichkeit für Berührungsreize), Hyperpathie (Überempfindlichkeit gegenüber allen Reizen), Hypästhesie (verminderte Empfindlichkeit für Berührungsreize)
- **Gestörtes Schmerzempfinden:** Hypalgesie/Analgesie (verminderte/keine Schmerzempfindung), Hyperalgesie (gesteigerte Schmerzempfindlichkeit), Allodynie (Schmerzempfindung auf inadäquate Reize)
- **Dissoziierte Sensibilität:** Intaktes Berührungsempfinden und herabgestztes oder fehlende Schmerz- und Temperaturempfinden (z.B. BROWN-SÉQUARDT-Syndrom, ☞ 12.1)

Erkrankungen des Rückenmarks oder der Spinalnerven zeigen einen Sensibilitätsausfall in dem gesamten entsprechenden Dermatom (Abb. 1.4). Die Schädigung eines peripheren Nerven führt zu einem Sensibilitätsausfall in dem Hautgebiet, das durch den Nerven versorgt wird.

Zur Sensibilitätsprüfung gehören auch die Versuche nach LASÈGUE, KERNIG und BRUDZINSKI (☞ Abb. 6.1). Wenn diese Versuche positiv ausfallen, so weist das auf eine Meningitis oder eine Wurzelreizung hin. Bei Verdacht auf einen Bandscheibenvorfall (☞ 12.4) muß zumindestens der Test nach LASÈGUE durchgeführt werden.

Sensibilitätsstörungen durch Schädigung von:
- Rückenmarkssegmenten
- Peripheren Nerven.

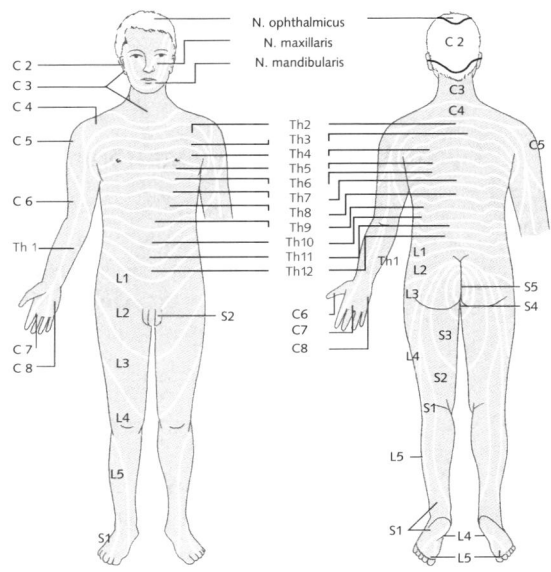

Abb. 1.4
Dermatome
(nach HANSEN und
SCHLIACK) [A400–157]

1.2.5 Koordination

1.2.5 Koordination

Symptome bei
Kleinhirnschädigung:
- Ataxie
- Dysarthrie
- Intentionstremor
- Nystagmus.

Die Koordination von Bewegungsabläufen wird vom Kleinhirn aus gesteuert, der Muskeltonus wird den Bewegungen entsprechend angepaßt. Allgemein wird eine Störung der Koordination als **Ataxie** bezeichnet. Um Erkrankungen in diesem Bereich festzustellen wird deshalb bei neurologischen Erkrankungen die Koordination des Patienten über verschiedene Versuche überprüft.

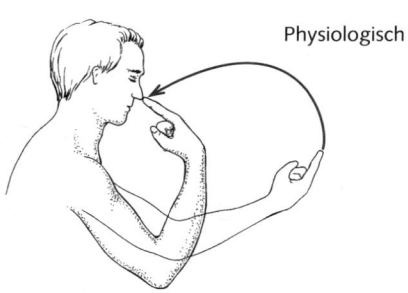

Physiologisch

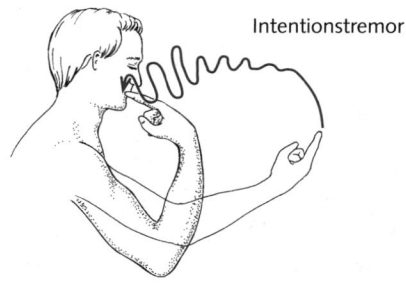

Intentionstremor

Abb. 1.5 Finger-Nase-Versuch [A400–190]

- **Zielversuche:** Finger-Nase-Versuch, Knie-Hacken-Versuch
- **Standversuch:** Stehen mit ausgestreckten Armen bei geschlossenen Augen
- **Tretversuch:** auf der Stelle treten bei geschlossenen Augen
- **Gangprüfung:** Blindgang, Seiltänzergang.

Weitere Zeichen einer Kleinhirnschädigung sind: **Dysarthrie** (Sprechstörung), **Intentionstremor** (zunehmendes Zittern bei Zielbewegungen) und **Nystagmus** (unwillkürliche Bewegung der Augen).

Ataktische Bewegungsstörungen

- Verschiedene Formen
  der Ataxie durch:
- Kleinhirnschädigung
- Schädigung der
  sensiblen Bahnen
  des Rückenmarks
- Periphere Nerven-
  schädigung.

Eine Ataxie kann sowohl durch Kleinhirnschädigung als auch durch Störung anderer nervaler Strukturen verursacht werden. Man unterscheidet verschiedene Formen der Ataxie.

- **Zerebelläre Ataxie:** Hier liegt eine zentrale Störung der Koordination und Gleichgewichtsregulation durch Schädigung des Kleinhirns vor (☞ 8.3). Die Bewegungsstörungen lassen sich auch durch Sichtkontrolle nicht korrigieren; sie sind mit offenen Augen ebenso stark ausgeprägt wie mit geschlossenen Augen
- **Spinale Ataxie:** Die Koordinationsstörung ist durch eine Schädigung der sensiblen Bahnen des Rückenmarks bedingt (Sensible Ataxie, z.B. bei Tabes dorsalis, ☞ 6.6.2)

■   **Periphere Ataxie:** Die Koordinationsstörung liegt bei peripherer Nervenschädigung vor (z.B. Polyneuropathie, ☞ 13.1).

Die spinale und periphere Ataxie tritt auf, weil die propriozeptive sensible Kontrolle der Motorik ausfällt. Der Patient spürt seine eigene Bewegung nicht. Es ist möglich, diesen Sensibilitätsausfall durch die optische Kontrolle zu ersetzen. Die ataktischen Störungen verbessern sich bei der Untersuchung mit offenen Augen prompt.

Schwindel

- Wahrnehmung von Scheinbewegungen
- Nystagmus
- Fallneigung
- Ataktische Bewegungsstörungen
- Übelkeit, Erbrechen.

Auch Schwindel führt zu Koordinationsstörungen. Er entsteht dann, wenn vestibuläre, visuelle und Informationen vom Muskel nicht in Übereinstimmung sind. Er äußert sich in der Wahrnehmung von Scheinbewegungen, begleitet von Nystagmus, Fallneigung, ataktischen Bewegungsstörungen und vegetativen Symptomen (Übelkeit, Erbrechen).

1.2.6 Vegetative Funktionsprüfung

Neurologische Ausfälle des vegetativen Nervensystems zeigen sich in der Funktionsstörung verschiedener Organe, z.B. Blasenentleerung. Zur Diagnostik werden verschiedene Untersuchungen durchgeführt, die Reaktionen des vegetativen Nervensystems provozieren.

■   Prüfung der Blasenentleerung
■   Schweißversuch der Haut: Die Haut wird mit Jodlösung und Stärkepulver bestrichen, anschließend wird die Schweißsekretion durch das Trinken von Lindenblüttentee angeregt. Der Schweiß löst die Jod-Stärke-Reaktion aus, und die Haut verfärbt sich violett.

Weiterhin muß geklärt werden, ob Schmerzen auf der Körperoberfläche als übertragene Schmerzen von inneren Organen ausgehen.

1.2.7 Bewußtsein

Einteilung von Bewußtseinsstörungen:
- Benommenheit
- Somnolenz
- Sopor
- Koma.

Zur neurologischen Untersuchung gehört auch die Diagnose von Bewußtseinsstörungen (☞ Psychiatrie, 2.1), die bei verschiedenen akuten neurologischen Erkrankungen auftreten. Bewußtseinstörungen werden mit zunehmender Schwere als Benommenheit, Somnolenz, Sopor oder Koma bezeichnet. Sie werden (insbesondere nach einem Schädel-Hirn-Trauma) auch nach der Glasgow-Koma-Skala eingeteilt. Hierbei werden die in der jeweiligen Rubrik erzielten Werte addiert.

Glasgow-Koma-Skala

Aktion	Reaktion	Bewertung
Augenöffnen	spontan	4
	auf Ansprache	3
	auf Schmerzreiz	2
	keine Reaktion	1
Verbale Reaktion	orientiert	5
	desorientiert	4
	inadäquate Antwort	3
	unverständliche Laute	2
	keine Reaktion	1
Motorische Reaktion, Reaktion auf Schmerz-reize	befolgt Aufforderungen	6
	gezielte Schmerzabwehr	5
	ungezielte Schwerzabwehr	4
	Beugesynergismen	3
	Strecksynergismen	2
	keine Reaktion	1

Physiotherapie

Der Bewußtseinszustand muß vor jeder Behandlung festgestellt werden, um die Physiotherapie der vorhandenen Bewußtseinslage anzupassen. Im Koma fehlen die Fremdreflexe, im tiefen Koma auch die Eigenreflexe, und der Muskeltonus wird schlaff. Zeichen akuter Halbseitenlähmung können auch ohne Mitarbeit des Patienten festgestellt werden. Die gelähmten Gesichtsmuskeln an Auge und Mund sind zu erkennen, der Tonusverlust der Gliedmaßen auf der betroffenen Seite ist auch bei fehlendem Bewußtsein deutlich zu sehen. Spontanbewegungen und Reaktionen auf Schmerzreize sind auf der gelähmten Seite schwächer.

1.2.8 Neuropsychologischer Befund

Hierbei wird besonders auf Störungen der Kommunikation geachtet.

Aphasie

- Motorische Aphasie
- Sensorische Aphasie
- Amnestische Aphasie
- Globale Aphasie

Zum neuropsychologischen Befund gehört eine Aphasieprüfung. Eine Aphasie ist eine Störung im kommunikativen Gebrauch der Sprache. Man unterscheidet verschiedene Formen.

Motorische Aphasie (Broca)

Symptome sind Agrammatismus (Störungen der Grammatik) oder Telegrammstil; spontan sprechen die Kranken fast gar nicht.

Sensorische Aphasie (Wernicke)

Die Spontansprache der Kranken ist gut artikuliert, von normaler Sprachmelodie und korrekter Sprachrhythmik, geprägt jedoch durch Neologismen (Wortneubildungen) und Paraphasien (Wortverwechslungen) bis zur Jargon-Aphasie, bei der der Patient überhaupt nicht mehr verständlich ist.

Amnestische Aphasie

Es liegt eine Wortfindungsstörung vor. Die gesuchten Wörter werden entweder gar nicht gefunden oder durch ein Füllwort oder durch charakteristische Umschreibungen ersetzt.

Globale Aphasie

Die Sprache ist auf Lautautomatismen beschränkt.
Auch Lese- und Schreibfähigkeit müssen bei Aphasikern untersucht werden.

Apraxie

Bei einer Apraxie können bei intakter elementarer Beweglichkeit Einzelbewegungen nicht zu sinnvollen Handlungsfolgen zusammengefügt werden.

Agnosie

Auch die Agnosie (optisches, akustisches oder taktisches Nichterkennen) stellt einen pathologischen Befund dar, der durch genaue Prüfung diagnostiziert werden muß.

Ebenso sind die **Anosognosie** oder der **Neglect** neuropsychologische Phänomene. Sie habe zur Folge, daß der Kranke die Funktionsausfälle nicht erkennt.

- Nichterkennen von Gegenständen
- Nichterkennen von Funktionsstörungen
- Gedächtnisstörungen
- Orientierungsschwäche.

Weiterhin kann die Kommunikation gestört werden durch:
- Störungen der amnestischen Gedächtnisfunktion
- Störungen der Orientierung.
  Bei Kommunikationsstörungen muß auch das visuelle System geprüft werden, da es bei Ausfällen zu erheblichen Raumorientierungsstörungen kommen kann. Häufig zeigt sich eine **Hemianopsie**(Halbseitenblindheit mit Ausfall einer Hälfte des Gesichtsfeldes)
- Hirnorganische Störungen von Antrieb und Affektivität (☞ Psychiatrie, 2)
- Hirnleistungsschwäche.

13

? **Übungsfragen**

❶ Welche Möglichkeiten gibt es, um die Hirnnerven zu überprüfen?

❷ Welche Formen der Sensibilitätsstörungen gibt es?

❸ Welche ataktischen Bewegungsstörungen kennen Sie?

❹ Welche Formen der Bewußtseinsstörung gibt es?

1.3 Spezielle Untersuchungsmethoden

1.3.1 Elektroenzephalogramm

EEG-Veränderungen
bei Epilepsie:
- Allgemeinverän-
  derungen
- Herdbefunde
- Krampfpotentiale.

Das Elektroenzephalogramm (EEG) zeichnet Hirnströme, die durch die Aktivität der Nervenzellen entstehen, auf. Dazu werden kleine Elektroden an der Kopfhaut befestigt. Die Untersuchung dauert etwa 30 Minuten und ist schmerzfrei. Hirnströme zeigen normalerweise über dem gesamten Gehirn ein regelmäßiges Wellenmuster. Über einem Tumor oder einer Blutung sind die Wellen häufig langsamer, sog. **Herdbefund**. Bei der Epilepsie werden typische Wellenformen, sog. **Krampfpotentiale**, gesehen. Diffuse Hirnerkrankungen ergeben ein unregelmäßiges Muster verlangsamter Wellen über dem gesamten Hirn oder einer Hemisphäre im Sinne einer **Allgemeinveränderung**.

1.3.2 Evozierte Potentiale

EP: Spezielle Prüfung
der Sinnesorgane.

Die Evozierten Potentiale (EP) geben Auskunft darüber, ob Sinnesorgane und die Nervenleitung von den Sinnesorganen zum Gehirn gestört ist. Dazu wird durch einen spezifischen Reiz das Sinnesorgan stimuliert, z.B. durch Betrachten eines flackernden Schachbrettmusters oder Hören eines kurzen Klick-Tons. Gleichzeitig wird im EEG überprüft, ob dieser Reiz auch zu einer Aktivitätssteigerung der Hirnströme führt.

Evozierte Potentiale werden zur Prüfung verschiedener Sinnesqualitäten angewendet:
- **Visuell evozierte Potentiale** (VEP) überprüfen das Sehen
- **Akustisch evozierte Potentiale** (AEP) überprüfen das Hören
- **Somatosensibel evozierte Potentiale** (SEP) überprüfen durch Reizung eines Bein- oder Armnerves die Erregungsleitung der sensiblen Bahnen.

1.3.3 ▬▬ Elektromyographie

EMG: Aktivitätsmessung der Muskelfasern.

Die Elektromyographie (EMG) mißt die elektrische Aktivität von Muskelzellen. Dazu wird eine dünne Elektrode in den Muskel gestochen. Ein gesunder Muskel zeigt in Ruhe keine Aktivität, während bei verschiedenen Muskel- und Nerven-Erkrankungen ständig oder veränderte Aktionspotentiale gesehen werden.

1.3.4 ▬▬ Nervenleitgeschwindigkeit

ENG und NLG: Prüfung von Nervenschädigung.

Nervenschädigungen können mittels einer Elektroneurographie (ENG), d.h. durch die Bestimmung der Nervenleitgeschwindigkeit (NLG), genau lokalisiert werden. Dabei wird durch eine Elektrode ein elektrischer Reiz auf den Nerven übertragen und so ein Aktionspotential ausgelöst. Dieses wird fortgeleitet und etwas weiter entfernt von einer anderen Elektrode aufgezeichnet. Schädigungen der Markscheiden führen zu einer Verlangsamung der NLG. Bei einem Riß der Nervenfaser wird der Reiz überhaupt nicht fortgeleitet.

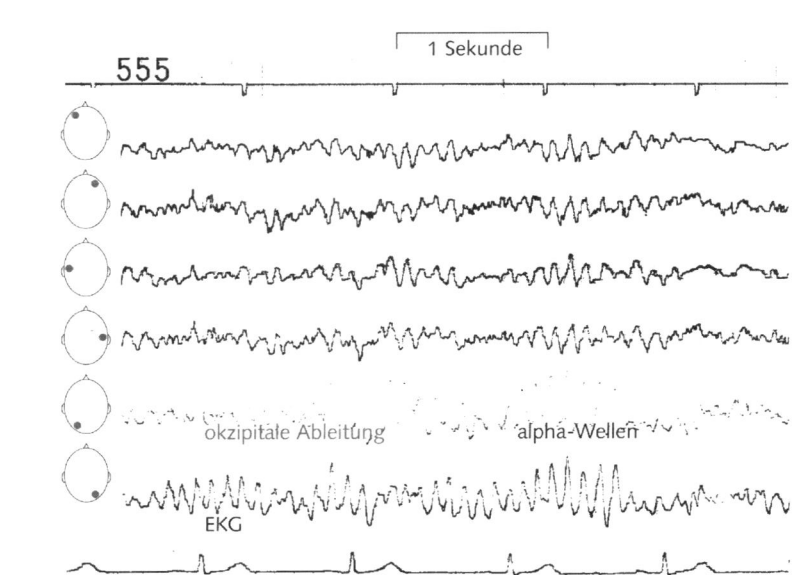

Abb. 1.6 EEG. [O141]

1.3.5 ▬▬ Liquoruntersuchung

Bildung des Liquors

Der Liquor cerebrospinalis wird in den Plexus choroidei des 1., 2. und 3. Ventrikels gebildet. Während ein Teil der Flüssigkeit das Gehirn umspült und teilweise resorbiert wird, fließt der Rest durch den 4. Ventrikel ab und umgibt das Rückenmark.

Liquorentnahme
zwischen L3 und L4.

Lumbalpunktion

Der Liquor wird durch eine Lumbalpunktion (LP) aus dem Wirbelkanal entnommen. Dazu sitzen oder liegen die Patienten mit gebeugtem Rücken, damit die Dornfortsätze der Wirbel weit auseinanderstehen. Unter sterilen Bedingungen erfolgt zwischen dem Dornfortsatz des 3. und 4. Lendenwirbels die Punktion zur Entnahme des Liquors. Die Patienten müssen anschließend eine 24stündige Bettruhe einhalten.

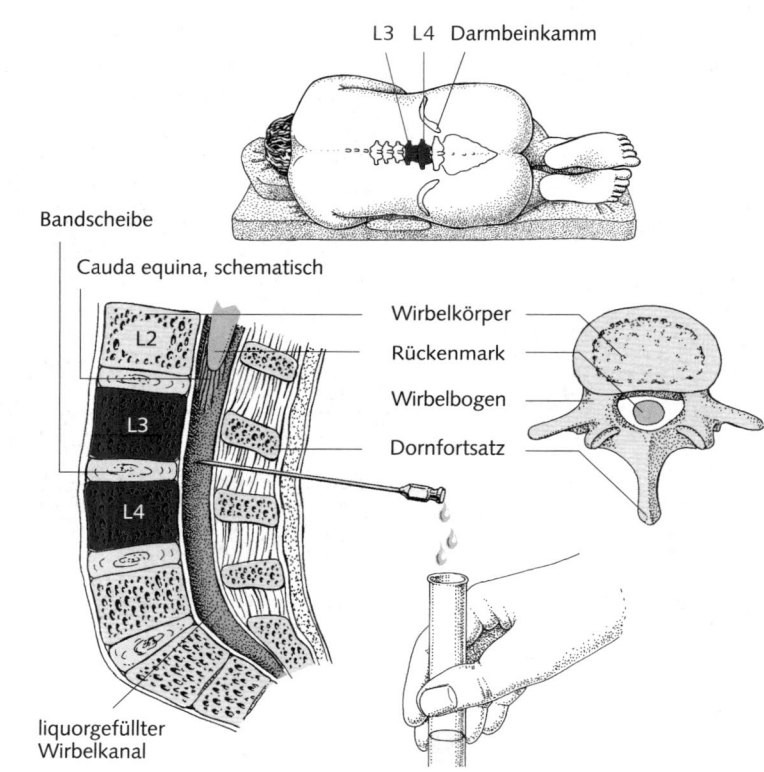

L3 L4 Darmbeinkamm

Bandscheibe

Cauda equina, schematisch

L2

L3

L4

Wirbelkörper

Rückenmark

Wirbelbogen

Dornfortsatz

liquorgefüllter
Wirbelkanal

Abb 1.7
Lumbalpunktion beim liegenden Patienten. Der Einstich auf Höhe L3/L4 ist ungefährlich, weil das Rückenmark bereits auf Höhe von L2 endet. [A400–190]

- Nervenwurzelreizung
- Entzündung
- Lähmungen.

Komplikationen

Komplikationen einer LP sind selten: Am Ort der LP liegen im Wirbelkanal die Nervenwurzeln der Cauda Equina. Sie können durch die Punktion gereizt werden. Bei unsterilem Arbeiten kann es zu Entzündungen oder bei falscher Punktionstechnik zu vorübergehenden Lähmungen durch Nervenschäden kommen. Bei einer Erhöhung des Hirndrucks (☞ 2.1) darf keine LP erfolgen. Der Liquordruck im Rückenmark sinkt durch die Punktion und der Hirnstamm wird aufgrund des fehlenden Gegendrucks nach unten geschoben – eine Einklemmung des Hirnstammes im Hinterhauptsloch droht (Abb. 2.1).

Relativ häufig klagen Patienten im Anschluß an eine LP über Kopfschmerzen.

Liquoruntersuchung

Normalbefund:
- Klar
- Farblos
- Zellfrei.

Physiologisch ist der Liquor klar und farblos und enthält wenige Zellen. Bei einigen neurologischen Erkrankungen, z.B. Meningitis, Enzephalitis, Subarachnoidalblutung oder der Multiplen Sklerose, ändert sich in typischer Weise die Zusammensetzung des Liquors:

- Trübe Farbe, Eiter, erhöhte Zellzahl, Verminderung des Zuckergehaltes und Nachweis von Bakterien, Antikörpern und Granulozyten deuten auf eine bakterielle Entzündung hin
- Blut weist auf eine Hirnblutung hin
- Bei erhöhtem Eiweißgehalt besteht der Verdacht auf einen Tumor.

1.3.6 Doppler-Sonographie

Sonographie zur Gefäßdiagnostik.

Die Doppler-Sonographie (Ultraschall) wird in der Neurologie meist dann zur Diagnostik angewandt, wenn eine Aussage über den Blutfluß in Gefäßen benötigt wird. Darüber lassen sich Verschlüsse und Verengungen (Stenosen) der hirnversorgenden Arterien feststellen. Diese Untersuchung ist nicht schmerzhaft und hat keinerlei Nebenwirkungen.

1.3.7 Röntgenaufnahme

Bildgebende Verfahren:
- Röntgen
- Myelographie
- Angiographie.

Die einfache Röntgenaufnahme zeigt nur knöcherne Strukturen von Schädel und Wirbelsäule. Um Gefäße und Spinalkanal zu beurteilen, muß zusätzlich Kontrastmittel gegeben werden.

Myelographie

Bei der Myelographie wird nach einer Lumbalpunktion Kontrastmittel in den Spinalkanal injiziert. Bei einer anschließenden Röntgenaufnahme werden so Nervenwurzeln und Weite des Spinalkanals dargestellt.

Angiographie

Arterien werden mittels einer Angiographie sichtbar. Ein Katheter wird in der Leistenbeuge in die A. femoralis eingeführt und bis zum Abgang der hirnversorgenden Arterien A. carotis und A. vertebralis vorgeschoben. Nach Gabe von Kontrastmittel erscheinen die Arterien auf dem Röntgenschirm hell. Auf diese Art lassen sich Blutungen, Gefäßverengungen und Gefäßmißbildungen nachweisen (☞ Abb. 4.4). Mögliche Komplikationen durch das jodhaltige Kontrastmittel sind allergische Reaktionen oder ein Gefäßverschluß.

1.3.8 Computertomographie (CT)

Darstellung von:
- Knochen
- Hirngewebe
- Liquorräumen
- Gefäßen
- Blutungen
- Tumoren
- Bandscheiben.

Bei der Computertomographie (CT), die eine der wichtigsten Untersuchungen bei neurologischen Erkrankungen ist, werden schichtweise Röntgenaufnahmen ausgewählter Körperpartien hergestellt. Dies geschieht mit Hilfe von Röntgenstrahlen, die die Dichte der Körpergewebe in verschiedenen Schichten bestimmen. Ein Computer verarbeitet die Werte dieser Dichtemessung zu den typischen Schichtbildern.

Im **Craniellen CT (CCT)** des Schädels werden Knochen, Hirngewebe und Liquorräume »scheibchenweise« dargestellt. Nach Gabe von Kontrastmittel lassen sich auch Gefäße beurteilen. So können im CCT u.a. Tumoren, Blutungen, Hirnatrophie oder eine Schädelbasisfraktur erkannt werden. Ein CT der Wirbelsäule zeigt Tumoren und Veränderungen der Bandscheiben und der Wirbelsäule.

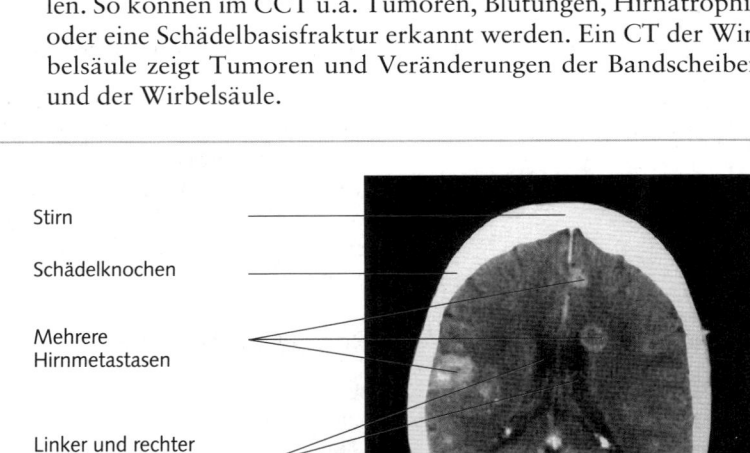

Stirn

Schädelknochen

Mehrere
Hirnmetastasen

Linker und rechter
Hirnventrikel

Hinterkopf

Abb. 1.8
CCT mit Kontrastmittel.
Metastasen eines malignen
Tumors sind über das
gesamte Hirngewebe
verteilt. [T170]

1.3.9 Kernspintomographie

Die Kernspintomographie stellt ähnlich wie ein CCT das Gehirn in Schichten dar. Sie wird auch als **Magnetresonanztomographie (MRT)** bezeichnet. Beim MRT werden die Bilder nicht durch Röntgenstrahlen, sondern durch ein Magnetfeld erzeugt. Magnetische Impulse versetzen Wasserstoffkerne in Schwingungen. Nach Abschalten des Magnetes kehren die Atome in die Ausgangsposition zurück. Dabei wird Energie frei, die gemessen und von einem Computer in Schichtbilder umgewandelt wird. Abhängig davon, zu welchem Zeitpunkt gemessen wird, lassen sich verschiedene Gewebestrukturen darstellen (T1- und T2-Wichtung).

Das MRT bietet gegenüber dem CT die Vorteile, daß der Patient keiner Strahlenbelastung ausgesetzt ist und die Aufnahmen Schichten in *drei* verschiedenen Ebenen des Gehirns darstellen. Das MRT stellt das Hirngewebe zudem genauer dar als das CCT und wird diesem bei der Diagnostik von Tumoren, Entzündungsherden, Fehlbildungen und Demyelinisierungsherden vorgezogen.

Nebenwirkungen der Untersuchung sind nicht bekannt. Allerdings dauert die Untersuchung länger als ein CT, ist laut und erfolgt in einer relativ engen Röhre. Aufgrund der magnetischen Felder kann bei Patienten, die eisenhaltige Metalle im Körper tragen, wie Herzschrittmacher, Hüftprothesen oder Granatsplitter, häufig kein MRT durchgeführt werden. Der Nachteil dieses Verfahrens sind die höheren Kosten.

Vorteile des MRT:
- Keine Strahlenbelastung
- Dreidimensionale Bilder
- Genauere Darstellungen.

1.3.10 Szintigraphie

Bestimmte radioaktiv wirksame Stoffe reichern sich bevorzugt in Hirngewebe, Knochen oder Liquorräumen an. Diese Tatsache wird bei einer Szintigraphie genutzt, bei der radioaktive Stoffe intravenös verabreicht werden. Anschließend wird in einer Röntgen-Untersuchung die Strahlung gemessen und sichtbar gemacht. Auf diese Weise wird es möglich, Durchblutung und bestimmte Stoffwechselvorgänge des Gehirns, Knochenveränderungen oder eine Vergrößerung der Liquorräume abzubilden.

Darstellung von:
- Durchblutung
- Stoffwechselvorgängen
- Knochenveränderungen
- Liquorraumvergrößerung.

1.3.11 Biopsie

Veränderungen des Muskel- oder Nervengewebes lassen sich anhand von Gewebeproben genau feststellen. Dazu wird eine Biopsie, eine Entnahme von Gewebe, notwendig. Ohne weitere Komplikationen kann dies bei Muskelbiopsien erfolgen, bei Nervenbiopsie hingegen bleiben durch die Entnahme Ausfälle zurück. Deshalb wird diese nur bei sensiblen Nerven, die kleine Hautareale versorgen, vorgenommen. Hirngewebe wird nur zur genauen Diagnostik eines Tumors entnommen.

Biopsieentnahme aus:
- Muskeln
- Nerven
- Hirngewebe.

2   Intrakranielle Druckerhöhung

Verschiedene Prozesse im Gehirn führen zu einer Steigerung des intrakraniellen *(lat. intra = innen; kranium = knöcherner Schädel)* Drucks, also einer Erhöhung des Drucks innerhalb des Schädels. Als Ursache kommen Raumforderungen jeglicher Art in Betracht: Tumoren, (☞ 2.2) Hydrozephalus (☞ 2.3), Hirnabszeß (☞ 6.2), Hirnblutung (☞ 5.3, 8.2.3), traumatisches Hirnödem (☞ 2.1) und Sinusthrombose (☞ 5.2).

2.1   Hirndruck

Ursachen

Ursachen von Hirndruck:
- Raumforderungen
- Erhöhte Liquormenge ↑
- Intrakranielles Blutvolumen ↑.

❶   Da das Gehirn von dem Schädelknochen fest umschlossen ist, führt jegliche Raumforderung, wie z.B. eine Zunahme der Liquormenge, vermehrtes intrakranielles Blutvolumen zu einer Druckerhöhung im Schädel, zum sog. Hirndruck. Die Folge ist ein verminderter venöser Abfluß, und aufgrund einer Autoregulation zwischen Hirndruck und arterieller Durchblutung kommt es zu einer Minderperfusion des Gehirns. Es reichern sich toxische Stoffwechselprodukte an, die die Gehirnzellen schädigen und zum Ungleichgewicht zwischen intrazellulärem und intravasalem Volumen führen: es liegt ein toxisches Hirnödem vor, welches den Hirndruck weiter erhöht.

Klinik

Allgemeine Zeichen bei Hirndruck:

Allgemeine Zeichen des Hirndrucks sind
- Mydriasis (lichtstarre weite Pupille)
- Druckpuls: harter, verlangsamter, gut tastbarer Puls
- Augenmuskelstörungen
- Stauungspapille: Der erhöhte Liquordruck markiert ein Ödem um die Sehnervenpapille, das bei der Spiegelung des Augenhintergrundes sichtbar ist.

Unterscheidung zwischen akutem und chronischen Hirndruck.

Es wird zwischen akutem und chronischem Hirndruck unterschieden:
Leitsymptom eines **akut** auftretenden Hirndrucks sind dumpfe Kopfschmerzen. Hinzu kommen Übelkeit, Erbrechen, Singultus

(Schluckauf) und zunehmende Bewußtseinsstörungen bis zum Koma.

Leitsymptom des **chronisch** erhöhten Hirndrucks sind psychische Auffälligkeiten: Antriebsminderung, Verhaltensauffälligkeit, Apathie, Störung von Orientierung, Merkfähigkeit und Aufmerksamkeit (☞ Psychiatrie, 2).

Diagnostik

- Neurologische Untersuchung
- Spiegelung des Augenhintergrundes
- CCT und MRT stellen das Hirnödem und Raumforderungen dar und zeigen die Verdrängung der umliegenden Hirnstrukturen
- Im EEG zeigen sich Allgemeinveränderungen und Herdbefunde.

Therapie des Hirnödems

- Oberkörperhochlagerung
- Mannit und Sorbit
- Glukokortikoide
- Forcierte Diurese
- Therapie der Ursache.

Allgemeine Therapie bei Hirndruck und Hirnödem:

- **Hochlagerung des Oberkörpers** auf 30° verbessert den venösen Abfluß
- **Osmotherapie:** Die Substanzen Mannit und Sorbit erhöhen die Osmolalität des Blutes und entziehen durch die Konzentrationsdifferenz dem Hirngewebe Wasser. Über einen anderen Wirkmechanismus erzielt dies auch ein Glukokortikoid
- **Forcierte Diurese** (künstlich erhöhte Urinausscheidung) senkt das Blutvolumen und damit die Liquorproduktion.

Die weitergehende Therapie richtet sich nach der jeweiligen Ursache und ist unter den entsprechenden Krankheitsbildern nachzuschlagen.

Physiotherapie

Ständige Überprüfung der
- Vitalwerte
- Vigilanz
- Pupillen.

Patienten mit Hirndruck müssen genau beobachtet werden, um einen weiteren Anstieg des Hirndruckes rechtzeitig zu erkennen: Vitalwerte, Vigilanz und Pupillen müssen regelmäßig überprüft werden.

Einklemmungssyndrom

Folgen der Hirneinklemmung sind Schädigungen von:
- Hirnstamm
- Hirnstammreflexen
- Atem- und Kreislaufzentrum.

❷ Wenn trotz Therapie der Hirndruck weiter ansteigt, verschiebt sich die Hirnmasse (sog. Massenverschiebung) in Richtung Foramen occipitale, da in alle anderen Richtungen die Schädelkalotte die Ausdehnung des Gehirns begrenzt. Folge ist die Einklemmung der Gehirnmasse am Foramen occipitale oder am Tentoriumsschlitz. Dadurch wird der Hirnstamm mit Kreislauf- und Atemzentrum geschädigt.

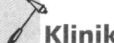
Klinik

Je nach Grad und Schwere der Einklemmung sind die Symptome unterschiedlich stark ausgeprägt.

- Bewußtseinsstörung bis hin zum Koma
- Veränderte Pupillenreaktion durch den Druck auf den N. occulomotorius: Die Pupillen werden zunehmend weit und lichtstarr
- Beuge-Streck-Synergien: Beugung der Arme und Streckung der Beine zunächst durch sensible Reize ausgelöst
- Streckkrämpfe: Streckung von Rumpf und Extremitäten mit Innenrotation der Arme und Beugung der Finger im weiteren Verlauf, die auch als Dezerebrationshaltung bezeichnet werden
- Hirnstammreflexe (z.B. Kornealreflex, Würgereflex) erlöschen
- Auftreten von oralen Reflexautomatismen
- Die Atmung ist bei einer beginnenden Einklemmung unregelmäßig mit periodischer Schwankung der Atemtiefe. Später stellt sich eine Tachypnoe, anschließend eine Schnappatmung ein.

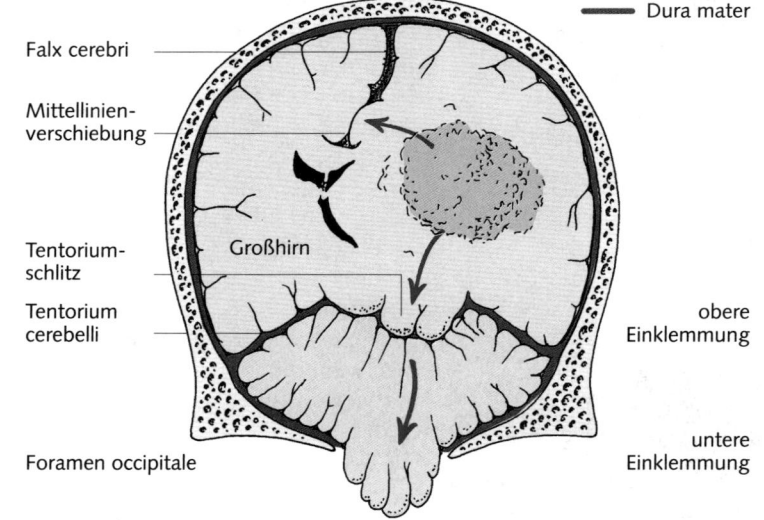

Abb. 2.1
Einklemmung infolge
Massenverschiebung
[A400–190]

Hirntod

Fortschreitende Einklemmungssymptome → Hirntod.

❸ Bei Fortschreiten der Einklemmung tritt der Hirntod ein. Das bedeutet den vollständigen Funktionsausfall des Gehirns, der durch folgende Symptome gekennzeichnet ist:
- Tiefes Koma
- Ausfall aller Hirnstammreflexe (der Patient hat lichtstarre, weite entrundete Pupillen)
- Ausfall der Atmung, Abfall von Körpertemperatur, Blutdruck und Puls
- Nullinie in der EEG-Kurve als Ausdruck für fehlende Aktionen
- Die Doppler-Sonographie oder Angiographie zeigt, daß die Durchblutung des Gehirns unterbrochen ist.

Apallisches Syndrom

- Großhirnfunktion ausgefallen
- Vegetative Funktionen intakt.

❸ Bei einem apallischen Syndrom liegt eine Schädigung von Kortex (Großhirnrinde), Thalamus oder Hirnstamm vor. Alle afferenten und efferenten Bahnen zwischen Körper und Kortex sind unterbrochen. Somit ist die Großhirnfunktion ausgefallen (Dezerebration), die vegetativen Funktionen sind jedoch weitgehend intakt.

Ursache

Hypoxischer (durch Sauerstoffmangel bedingter) Hirnschaden durch SHT mit Hirnödem, nach Atem- oder Kreislaufstillstand oder nach einer Enzephalitis.

Klinik

- Aufgehobene Willkürmotorik
- Tetraspastik
- Starrer, zielloser Blick
- Pathologische Reflexe
- Vegetative Funktionsstörungen.

Der Patient öffnet die Augen, der Blick ist starr oder schweift ziellos umher. Der Muskeltonus ist erhöht, eine gezielte Motorik ist nicht möglich. Häufig lassen sich pathologische Reflexe (z.B. BABINSKI) auslösen. Die Regulation der vegetativen Funktionen, z.B. von Speichel- und Schweißproduktion, ist gestört.
In einigen Fällen bilden sich die Symptome langsam innerhalb von Wochen bis Monaten zurück.

Locked-in-Syndrom

- Bewegungs- und Sprachunfähigkeit
- Völlige Bewußtseinsklarheit.

Bei einem Locked-in-Syndrom liegt eine beidseitige Unterbrechung der Kortex-Hirnstamm-Bahnen vor.

Ursache

Hirnstammkontusion oder Blutung im Hirnstammbereich.

Klinik

Unfähigkeit zu sprechen oder sich zu bewegen bei völliger Wachheit und Bewußtseinsklarheit.

? Übungsfragen

❶ Warum kommt es zur Hirndrucksteigerung?

❷ Was sind die Folgen eines steigenden Hirndrucks?

❸ Welche Funktionen sind beim apallischen Syndrom ausgefallen, worin besteht der Unterschied zum Hirntod?

2.2 ▬ Tumoren

Tumoren können ausgehen von:
- Nervenzellen
- Meningen
- Nervenscheiden
- Hypophyse.

Auftreten von Tumoren:
- An bevorzugten Lokalisationen
- In bestimmten Altersstufen.

Tumormalignität ist abhängig von:
- Art des Tumors
- Lokalisation
- Wachstumsgeschwindigkeit
- Metastasierung.

Tumor bezeichnet eigentlich jede umschriebene Schwellung von Gewebe. Meistens meint man mit dem Begriff allerdings ein Neoplasma: (*gr. Neo = neu, plasma = Gewebe*), demnach neugebildetes Körpergewebe. Diese Neoplasmen gehen von verschiedenen Zellen bzw. Gewebestrukturen des Körpers aus. Im Gehirn betrifft dies z.B. Gliazellen, die Meningen (Hirnhäute), Nervenscheiden oder die Hypophyse.

❶ Jede Tumorart tritt im Gehirn sowohl an bestimmten Orten, als auch während bestimmter Lebensalter bevorzugt auf. Ein typischer Tumor von Kindern und Jugendlichen ist z.B. das Medulloblastom. Alte Menschen erkranken häufig an einem Meningeom, Glioblastom, Neurinom oder Hypophysenadenom.

❷ Die Malignität hängt von der Art des Tumors, der Wachstumsgeschwindigkeit, der Neigung zur Metastasierung (Bildung von Tochtergeschwülsten) und seinem Wachstumsort ab. Jeder Tumor wirkt raumfordernd und kann einen Hirndruckanstieg verursachen. Deshalb können auch benigne (gutartige) Tumoren einen malignen (bösartigen) Verlauf nehmen.

Vom Zelltyp zählen zu den **benignen** Tumoren Neurinom, Meningeom und Hypophysenadenom. Als **maligne** werden Glioblastom und Medulloblastom bezeichnet.

Klinik

Folgende Symptome weisen darauf hin, daß ein Gehirntumor vorliegt:

- Psychische Befunde, wie Antriebsminderung, Interesselosigkeit, Bewußtseinsstörung
- Epileptische Anfälle
- Neurologische Ausfälle je nach Ort des Tumorsitzes, z.B. Parese (☞ 3), Ataxie (☞ 1.2.5, 8.3)
- Hirndruckzeichen (☞ 2.1).

Diagnostik

- Neurologische Untersuchung, um Ausfälle und Herdsymptome zu bestimmen
- Im EEG stellen sich ggf. Herdbefunde dar
- Das CCT und das MRT zeigen Lage und Größe des Tumors an. Hieraus kann häufig bereits auf die Tumorart geschlossen werden.

- Operation
- Chemotherapie
- Bestrahlung.

Therapie

Eine operative Entfernung ist von Göße und Lage des Tumors abhängig. Voraussetzung für eine Operation ist ein relativ geringes Risiko für bleibende neurologische Ausfälle. Je nach Zelltyp sind Bestrahlung und Chemotherapie als Therapie möglich.

2.2.1 Medulloblastom

- Maligner Tumor
- Kleinhirn
- Kinder und Jugendliche.

Das Medulloblastom ist der häufigste maligne Hirntumor bei Kindern und Jugendlichen und ist meist im Kleinhirn lokalisiert. Er zeichnet sich durch schnelles Wachstum aus.

Klinik

- Schnelles Wachstum
- Operation und Strahlentherapie.

- Erbrechen, Kopfschmerzen, Stauungspapille
- Kleinhirnsymptome mit Ataxie
- Hypotonie.

Therapie und Prognose

Das Medulloblastom ist sehr strahlenempfindlich. An eine **Operation** schließt sich daher eine **Strahlentherapie** an, dennoch treten häufig Rezidive auf.

2.2.2 Astrozytom

- Ausgehend von Gliazellen
- Kleinhirn, Stammganglien, Hirnstamm, Thalamus

- Operation
- Selten Rezidive.

Dieser Tumor geht von Astrozyten (einer Gliazell-Art) aus und wächst im ZNS, v.a. im Großhirn. Er tritt meist zw. dem 25. und 40. Lj. auf. Es erkranken auch Kinder und Jugendliche; in diesen Fällen befindet sich der Tumor meist im Kleinhirn.

Klinik

- Nackenschmerzen, Erbrechen, psychische Veränderungen
- Großhirnsymptome: Allmählich zunehmende Hemiparese, Stirnhirnsyndrom (Veränderung von Antrieb und Affektivität), epileptische Anfälle
- Kleinhirnsymptome: Ataxie und Nystagmus (☞ 8.3).

Therapie und Prognose

Ein Astrozytom des Kleinhirns ist gut operabel und tritt in der Regel nicht erneut auf. In anderen Hirnarealen ist eine Operation nicht oder nur eingeschränkt möglich, so daß die Prognose dann sehr schlecht sein kann.

2.2.3 Glioblastom

- Ausgehend von Gliazellen
- Höheres Lebensalter
- Männer erkranken häufiger als Frauen

- Schnelles und infiltratives Wachstum
- Keine Operation möglich
- Strahlen- und Chemotherapie, Kortikoide.

Dieser Tumor geht – ähnlich wie das Astrozytom und das Medulloblastom – von der Glia aus. Am Glioblastom erkranken vor allem Menschen um das 50. Lebensjahr. Männer sind häufiger betroffen als Frauen. Der Tumor wächst schnell und infiltrierend in das umgebende Gewebe.

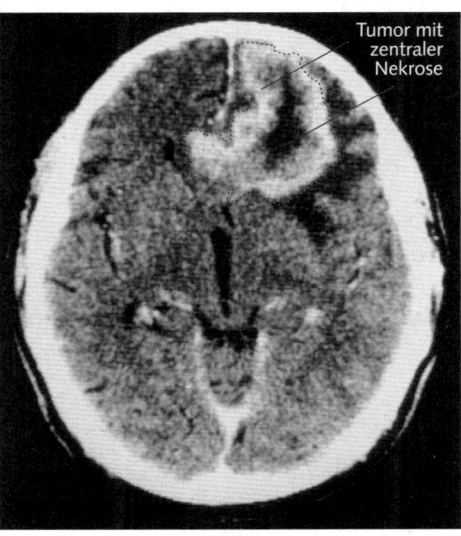

Abb. 2.2 Gliazelltumor im CT[X113]

Klinik

- Kopfschmerzen u.a. Hirndruckzeichen
- Hemiparesen (☞ 5.1.2)
- Epileptische Anfälle
- Wesensveränderung.

Therapie und Prognose

Eine totale Entfernung des Tumors ist nicht möglich. Strahlentherapie, Zytostatika, teilweise Entfernung und Kortikoide können das Leben der Patienten um einige Monate verlängern.

2.2.4 Neurinom

- Ausgehend von SCHWANNschen Zellen
- Befall von N.VIII und Hinterwurzeln
- Mittleres Lebensalter
- Operation.

Dieser Tumor stammt von den SCHWANNschen Zellen, die die Markscheide eines Nerven bilden, ab. Sie treten am VIII. Hirnnerven (N. vestibulocochlearis) als Akustikusneurinom (»Kleinhirnbrückenwinkeltumor«) und an den Hinterwurzeln des Rückenmarks auf. Es erkranken Menschen im mittleren Lebensalter.

Klinik

- Einseitige Hörverschlechterun und Ohrgeräusche sind Leitsymptome
- Schwindel (☞ 1.2.5) mit Fallneigung zur Herdseite
- Kleinhirnsymptome: Nystagmus, Ataxie (☞ 8.3)
- Da das Neurinom auch auf andere Hirnnerven drückt, periphere Fazialisparese (☞ 13.3.1), Ausfälle des N. trigeminus mit Sensibilitätsstörungen und abgeschwächtem Kornealreflex
- Hirndruckzeichen.

Ein Neurinom im Wurzelbereich des Rückenmarks (sog. Sanduhrneurinom) kann zu Schmerzen und im weiteren Verlauf zu einer Querschnittslähmung führen.

Therapie und Prognose

Bei rechtzeitiger **OP** kann der Tumor vollständig entfernt werden.

2.2.5 Meningeom

- Ausgehend von den Meningen
- Wachstum langsam, verdrängend und infiltrierend

- Mittleres Lebensalter
- Operation.

Meningeome gehen von dem Gewebe der Hirnhäute *(Meningen)* aus. Sie wachsen sehr langsam, verdrängen das Gehirn und infiltrieren den umgebenden Knochen. Sie treten erst im mittleren Lebensalter in Erscheinung.

Klinik

- Epileptische Anfälle
- Neurologische Herdsymptome je nach Lokalisation des Tumors: z.B. Kopfschmerzen in der Augenhöhle und Sehstörungen bei einem Keilbeinmeningeom, Kleinhirnsymptome bei einem Tentoriummeningeom
- Hirndruckzeichen treten erst spät auf.

Therapie und Prognose

Ein Meningeom hat eine gute Prognose, da es häufig vollständig operativ entfernt werden kann.

2.2.6 ▬ Hypophysenadenome

- Ausgehend von Drüsenzellen der Adenohypophyse
- Hormonaktiv oder hormoninaktiv.

Adenome sind Tumoren, deren Ursprung Drüsenzellen sind. Die Hypophyse produziert sog. glandotrope Hormone, d.h. Hormone, die wiederum die Hormon-Produktion anderer Hormondrüsen steuern, z.B. der Schilddrüse oder der Nebenniere. Die Hypophyse besteht aus einem Vorderlappen, der auch als Adenohypophyse bezeichnet wird, und einem Hinterlappen, auch Neurohypophyse genannt. Hypophysenadenome gehen von den Drüsenzellen des Vorderlappens aus, und sind entweder *hormonaktiv*, d.h. es kommt zu einer vermehrten Produktion von Hypophysenhormonen, oder *hormoninaktiv*.

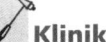 **Klinik**

❸   Die Hypophyse liegt in der Sella turcica *(lat. = Türkensattel)* des Keilbeins. Durch Kompression der benachbarten Sehnerven-Kreuzung kommt es zu allgemeinen Symptomen:

- Gesichtsfeldeinschränkungen (bitemporale Hemianopsie, sog. Scheuklappenblindheit)
- Kopfschmerzen.

Hormonaktive Tumoren sezernieren:
- Wachstumshormon
- ACTH
- Geschlechtshormone.

Hormonaktive Tumoren verursachen folgende Symptome:

- Akromegalie bei Erwachsenen und Riesenwuchs bei Jugendlichen mit Vergrößerung der Akren Nase, Kinn, Hände durch die Produktion von Wachstumshormon (GH)
- Cushing-Syndrom mit Stammfettsucht, Bluthochdruck, Osteoporose, diabetische Stoffwechsellage aufgund erhöhter Kortisol-Spiegel durch vermehrte ACTH - Produktion
- Impotenz und Libidoverlust beim Mann und Infertilität und gesteigerte Milchproduktion bei der Frau durch Einfluß auf Geschlechtshormone (vermehrte Prolaktin-Produktion).

Hormoninaktive Tumoren führen zu Mangel an:
- ACTH
- TSH
- Geschlechts-hormonen.

Hormoninaktive Adenome führen zu einer Einschränkung der Produktion eines oder mehrerer Hormone. Es kommt zu

- Addison-Syndrom durch ACTH-Mangel
- Apathie und andere Symptome einer Hypothyreose durch TSH-Mangel
- Amenorrhoe, Libido- und Potenzverlust durch Gonadotropin-Mangel.

- Operation
- Hormonsubstitution.

Therapie

Aufgrund seiner Lage wird der Tumor durch die Nase oder den Schädel operativ entfernt: Transnasaler oder transkranieller Zugangsweg. Häufig fällt nach der Operation die Produktion eines oder mehrerer Hormone aus, die dann durch Medikamente ersetzt werden müssen.

2.2.7 Hirnmetastasen

- Häufig bei Bronchial- und Mamma-Ca
- Multiples Auftreten
- In der Nähe von Arterien.

Hirnmetastasen gehen von verschiedenen Tumoren aus: Am häufigsten stammen sie vom Bronchial- oder Mammakarzinom. Da die Tumorzellen hämatogen (über das Blut) gestreut werden, finden sich die Metastasen in der Nähe von Arterien. In der Regel kommen gleichzeitig mehrere Absiedlungen vor.

Klinik

Die Symptome treten innerhalb weniger Wochen auf:
- Bewußtseinstrübung, Verwirrtheit
- Herdsymptome
- Epileptische Anfälle.

Therapie und Prognose

Eine Operation wird meistens nur bei einzelnen rindennahen Hirnmetastasen durchgeführt, die früh diagnostiziert werden konnten. Zytostatika, Strahlentherapie und Kortikoide verlängern bei inoperablen Metastasen die Überlebenszeit des Patienten.

2.3 Hydrozephalus

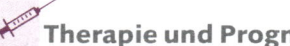

Beim Hydrozephalus (»Wasserkopf«) sind die Liquorräume vergrößert, wodurch Hirngewebe verdrängt und geschädigt wird.

Ursache

Ungleichgewicht zw. Liquorproduktion und -abfluß.

Zum Hydrozephalus führt ein Ungleichgewicht zwischen Sekretion und Resorption des Liquors (☞ 1.3.5). Physiologisch wird der Liquor im Subarachnoidalraum resorbiert. Resorptionsflächen und Abflußwege (3. und 4. Ventrikel) können durch Tumoren, Verwachsungen oder Entzündungen blockiert sein. Dadurch kommt es zu einem Überschuß von Liquor und in der Folge zu einem erhöhten Hirndruck (☞ 2.1).

Klinik

- Säuglinge → Erweiterte Fontanellen
- Kinder und Erwachsene → Psychoorganische Symptome.

❶ Die Symptome sind vom Lebensalter abhängig:
Bei Säuglingen sind die Schädelnähte noch nicht geschlossen, sodaß sich durch den Druck des gestauten Liquors die Fontanellen erweitern.

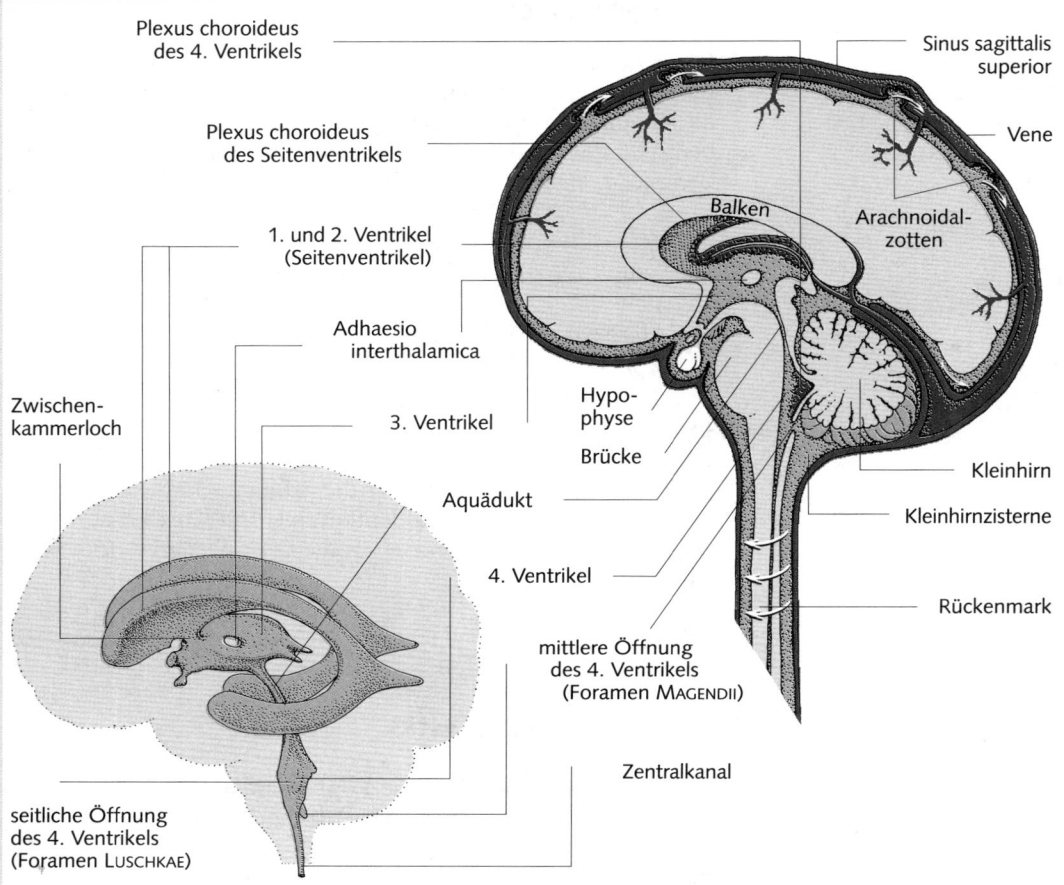

Abb. 2.3 Das Ventrikelsystem des Gehirns. Die beiden Seitenventrikel sind über die Zwischenkammerlöcher mit dem 3. Ventrikel verbunden. Der dünne Aquädukt verbindet den 3. mit dem 4. Ventrikel. Von dort aus bestehen zwei seitliche und eine mittlere Öffnung zum Subarachnoidalraum. [A400–190]

Nach dem Schluß der Schädelnähte (ca. ab 3. Lebensjahr) treten psychoorganische Symptome auf:

- Verlangsamung
- Störung von Merkfähigkeit und Konzentration (☞ Psychiatrie, 2.2)
- Gangunsicherheit
- Kopfschmerzen
- Blaseninkontinenz
- Hirndruckzeichen.

- Forcierte Diurese
- Ventrikelshunt.

Therapie und Prognose

Medikamentös wird durch Diurese (erhöhte Urinausscheidung) eine Abnahme der Liquormenge erreicht.

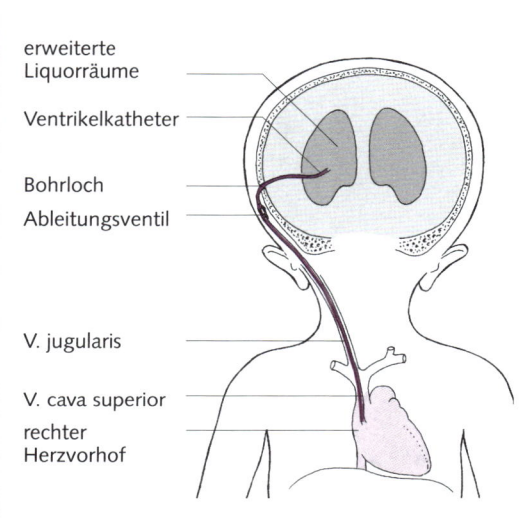

erweiterte Liquorräume

Ventrikelkatheter

Bohrloch

Ableitungsventil

V. jugularis

V. cava superior

rechter Herzvorhof

Abb. 2.4
Liquorableitung in den rechten Vorhof. [A400–190]

Operativ wird über ein Bohrloch im Schädelknochen ein sog. Ventrikelkatheter in die erweiterten Seitenventrikel vorgeschoben und eine künstliche Verbindung zwischen Liquorraum und Herzvorhof oder Bauchhöhle gelegt. Durch diesen **Shunt** fließt der überschüssige Liquor über die V. jugularis in den rechten Vorhof oder in die Bauchhöhle ab. Wenn die Shunt-Operation rechtzeitig erfolgt, bleiben keine oder nur geringe Schäden zurück.

Wenn der Liquorstau durch Verwachsungen oder einen Tumor verursacht wird, werden diese nach Möglichkeit entfernt.

? Übungsfragen

❶ Worin unterscheidet sich der Hydrozephalus beim Erwachsenen und beim Säugling?

3 | Lähmungen

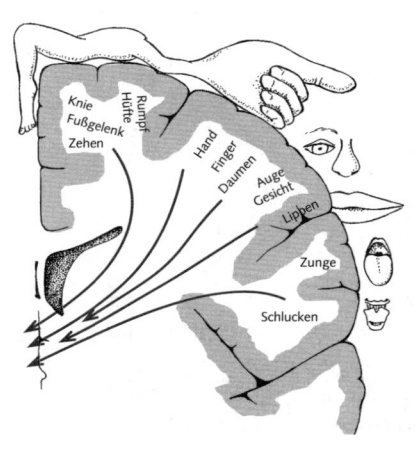

Abb. 3.1
Homunkulus im Bereich
des primären motorischen
Rindenfeldes. Das Körper-
schema steht dabei auf
dem Kopf. Körperbereiche,
deren Bewegung größere
Präzision verlangt, sind hier
stärker repräsentiert.
[A400–190]

Die Willkürmotorik wird vom primären motorischen Rindenfeld, das in der vorderen Zentralwindung *(Gyrus praecentralis)* des Großhirns liegt, gesteuert. Dort liegt das erste motorische Neuron. Je nach Komplexität der Bewegung sind unterschiedlich viele Neurone dafür notwendig. Der sog. **Homunkulus** stellt diese unterschiedliche Gewichtung des motorischen Rindenfeldes des menschlichen Körpers dar.

Von der Hirnrinde ziehen die Axone, gebündelt in der Pyramidenbahn, durch die innere Kapsel zunächst ins verlängerte Mark. Dort kreuzen die meisten Fasern zur Gegenseite und verlaufen in der weißen Substanz des Rückenmarks (☞ Abb 10.1).

Im Vorderhorn des Rückenmarks enden die Nervenbahnen des ersten motorischen Neurons und treffen auf das zweite motorische Neuron. Dessen Axone verlassen das Rückenmark segmental mit dem Spinalnerven und erreichen schließlich die Muskelfasern.

Bei Schäden des motorischen Rindenfeldes oder der Nervenbahnen erhält die Muskulatur keine Nervenreize, das bedeutet, sie ist gelähmt. Je nach Ort und dem Ausmaß der Schädigung fallen unterschiedliche Muskelgruppen aus.

Ist das erste motorische Neuron betroffen, spricht man von einer **zentralen Lähmung.** Ein Schaden am zweiten motorischen Neuron führt zur **peripheren Lähmung.** Störungen im Muskel führen zur **myogenen Lähmung.**

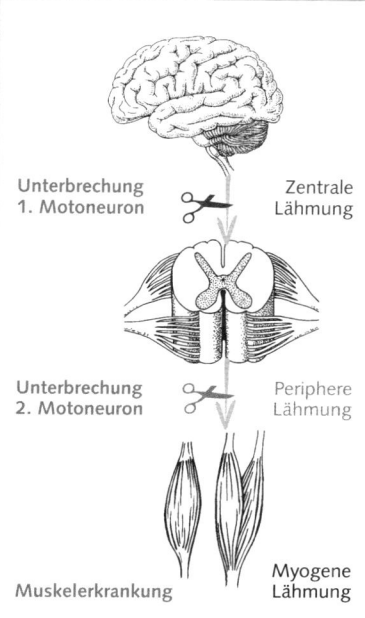

Unterbrechung 1. Motoneuron — Zentrale Lähmung

Unterbrechung 2. Motoneuron — Periphere Lähmung

Muskelerkrankung — Myogene Lähmung

Abb. 3.2 Zentrale, periphere und myogene Lähmungen. [A400–190]

Man unterscheidet verschiedenen Arten und Formen von Lähmungen:

- **Parese** (Inkomplette Lähmung): Minderung einer oder mehrerer nervaler Funktionen
- **Plegie** (Komplette Lähmung): Ausfall der motorischen und sensiblen nervalen Funktion
- **Tetraplegie:** Schädigung des Halsmarks mit kompletter Lähmung aller vier Extremitäten
- **Paraplegie:** Schädigung ab Brustmarkbereich mit kompletter Lähmung zweier symmetrischer Extremitäten (z.B. beide Beine)
- **Spastische Lähmung:** erhöhter Muskeltonus
- **Schlaffe Lähmung:** schlaffer Muskeltonus.

3.1 Zentrale Lähmung

Ursachen zentraler Lähmung:
- Tumoren
- Schlaganfall
- Rückenmarks-verletzung.

- Spastik
- Masseninnervation
- Eigenreflexe ↑
- Pathologische Reflexe
- Keine Muskel-atrophie.

❶ Zentrale Lähmungen sind Folge einer Schädigung des 1. Motoneurons durch Tumor (☞ 2.2), Schlaganfall (☞ 5.1) oder direkter Verletzung des Rückenmarkes (☞ 12.1). Die mögliche Schädigung liegt im gesamten Verlauf des ersten motorischen Neurons zwischen der motorischen Rinde und dem Vorderhorn des Rückenmarks.

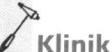
Klinik

❷ Leitsymptom ist die **spastische Lähmung.**
Zusätzliche Symptome sind:
- Verlust der Feinmotorik: Beim Versuch, eine einfache Bewegung auszuführen, wird die Muskulatur der gesamten Extremität aktiviert, sog. *Masseninnervation*
- Gesteigerte Eigenreflexe, außerdem treten sog. pathologische Reflexe (spastische Zeichen) auf, z.B. BABINSKI-Reflex (☞ 1.2.2).

❸ Typisch ist, daß **keine Muskelatrophie** und keine Entartungsreaktion auftritt, da das periphere Neuron intakt bleibt.
Wenn die Schädigung oberhalb der Kreuzung der Pyramidenbahn liegt, treten die Symptome auf der Gegenseite auf. Spezielle Symptome und Therapie werden im Kapitel 5.1 vorgestellt.

Physiotherapie

Je nach Befund sind häufig tonussenkende Maßnahmen sowie die Anregung von Sensibilität und Willkürmotorik erforderlich. In der Frühphase stehen spastikhemmende Lagerungen im Vordergrund.

3.2 Periphere Lähmung

Ursachen:

- Vorderhorn-
  schädigung
- Spinalwurzel- und
  Plexusschaden
- Schaden eines
  peripheren Nerven.

Leitsymptome:

- Schlaffe Lähmung
- Muskeltonus ↓
- Eigenreflexe erloschen
- Keine pathologischen
  Reflexe
- Parese oder Plegie
- Muskelatrophie.

Ursache peripherer Lähmungen ist eine Schädigung des zweiten motorischen Neurons. Dieses hat seinen Zellkern im Vorderhorn des Rückenmarks. Es verläuft durch Spinalwurzel und Plexus, um schließlich Teil eines peripheren Nerven zu werden. Zu einer Läsion kann es in jeder dieser Strukturen kommen. Dabei unterscheiden sich die Symptome abhängig vom Ort der Schädigung.

Klinik

❹ Leitsymptom der peripheren Lähmung ist die **schlaffe Lähmung:**

- *Hypotoner Muskeltonus,* d.h. Herabsetzung der Grundspannung des Muskels
- *Parese*, d.h. Verminderung der groben Kraft und Sensibiliät oder *Plegie* als vollständige Lähmung
- *Atrophie* der Muskulatur, da diese keine Nervenimpulse erhält
- Eigenreflexe sind aufgehoben, pathologische Reflexe kommen nicht vor.

Bei einer Schädigung der **Vorderwurzel** sind alle Muskeln, die von diesem Teil des Rückenmarks innerviert werden, betroffen. Wird der **Plexus** geschädigt, kommt es neben motorischen Ausfällen auch zu Sensibilitätsstörungen.

Die Symptome von Schädigungen einzelner Nerven sind in Kapitel 13.3 beschrieben.

Physiotherapie

Wichtig ist die passive Gelenkmobilisation zur Kontrakturprophylaxe, der Anreiz zur aktiven Bewegung, um die Muskelkraft so weit wie möglich zu erhalten und zu verbessern, und die Schulung von Kompensationsbewegungen. Ggf. kommt eine Stimulation durch Strom (Reizstrom) oder durch Kältereize (Eisbehandlung) zum Einsatz.

? Übungsfragen

❶ Wo liegt die Schädigung bei einer zentralen Lähmung?

❷ Welchen Lähmungstyp sieht man bei der zentralen Lähmung?

❸ Was charakterisiert eine spastische Lähmung?

❹ Welches ist das Leitsymptom einer peripheren Lähmung?

4 Anfallsleiden

Epilepsie:
Unkontrollierte
Entladung von
Nervenzellen.

Unter dem Begriff Anfallsleiden werden verschiedene Erscheinungsformen von sog. epileptischen Anfällen zusammengefaßt. Synonym wird auch von *Epilepsien* gesprochen. Allen gemein ist, daß sich Nervenzellen des Gehirns spontan unkontrolliert entladen und es zu epileptischen Anfällen kommt. Etwa 10 % der Bevölkerung zeigen eine solche erhöhte Anfallsbereitschaft. Die Hälfte von ihnen haben einmalig im Leben einen Anfall, wiederholte epileptische Anfälle kommen bei 0,5 % aller Menschen vor. Die meisten Erkrankungen beginnen vor dem 25. Lebensjahr.

4.1. Ursachen und Symptome der Anfallsleiden

Die Epilepsien werden abhängig von ihren Ursachen in zwei Gruppen eingeteilt:

Einteilung
der Epilepsien:
- Idiopathisch
  ↔ Symptomatisch
- Fokal
  ↔ Generalisiert.

- Bei einer *genuinen* (angeborenen) oder *idiopathischen* Epilepsie (ca. 50 % aller Epilepsien) läßt sich keine Ursache für das Anfallsleiden bestimmen
- Als *symptomatisch* werden die Epilepsien bezeichnet, denen eine Hirnschädigung zugrunde liegt wie Tumor, Blutung, Entzündung, Trauma oder Alkoholintoxikation.

Einteilung

Anfallsleiden treten in verschiedenen Formen und mit unterschiedlichen Verläufen auf. So können entweder das gesamte Gehirn oder nur Teilbereiche von der unkontrollierten Entladung betroffen sein. Deshalb werden die Anfälle in zwei Gruppen eingeteilt: **Generalisierte** (☞ 4.3) und **fokale Anfälle** (☞ 4.4).

Die Entladung bleibt oft nicht auf einzelne Zellen begrenzt und kann sich ungehemmt über das gesamte Hirngewebe oder einzelne Hirnareale ausbreiten, deshalb können auch fokale Anfäll in einen generalisierten Anfall münden. Symptome und Therapie der einzelnen Anfallsformen werden weiter unten vorgestellt.

Ursachen

- ↑ Erregbarkeit der Hirnzellen
- ↓ der Krampfschwelle
- Spontanentladungen.

Ursache von Anfallsleiden, egal welcher Form, ist eine erhöhte Erregbarkeit der Gehirnzellen. Folgende Einflüsse setzen die sog. Krampfschwelle der Zellen herab; die Zellen entladen sich damit leichter:

- Stoffwechselstörungen
- Medikamente
- Schlafentzug
- Alkohol
- Hyperventilation
- Hypoglykämie.

Bestimmte Auslöser können zu einer Spontanentladung der Nervenzellen führen. Hierzu zählen u.a. Licht- und andere Sinnesreize, sowie Alkoholkonsum und Schlafentzug.

Symptome

Es gibt mehrere typische Syptome oder Erscheinungen bei epileptischen Anfällen.

- **Aura** *(lat., gr. = Schein, Lufthauch,* ☞ 4.4.2)
- **Absence:** Plötzliche Abwesenheit über 10–30 Sek. Der Patient hält in seiner Tätigkeit inne, hat einen starren Blick, blasse Hautfarbe und zeigt keine Reaktion auf Ansprache. In der Regel stürzt er jedoch nicht
- Tonische und myoklonische **Anfälle** mit Sturz des Patienten
  - tonisch = dauernde Kontraktion der gesamten Körpermuskulatur oder nur einiger Muskeln
  - myoklonisch = kurze, unkontrollierte Muskelkontraktion.

4.2 Diagnostik und Therapie der Anfallsleiden

Diagnostik

- EEG mit typischen Wellenformen
- Provokations-methoden
- CCT, MRT
- CK ↑.

- **EEG:** Häufig sind während und kurz nach einem Anfall im EEG typische Wellenformen nachzuweisen. Allerdings kommen bei Epileptikern auch normale Hirnströme vor. In diesem Fall wird durch Provokationsmethoden wie Hyperventilation, Stimulation durch Lichtreize oder Schlafentzug versucht, die Epilepsie-Wellen auszulösen
- In **CCT** und **MRT** lassen sich bei der symptomatischen Epilepsie Hirnschädigungen nachweisen
- Nach einem Anfall läßt sich häufig im Labor eine Erhöhung des Enzyms Creatinkinase (CK) und des Hormons Prolaktin nachweisen. Die CK ist ein Enzym aus Muskelzellen, welches bei vermehrter Muskelaktivität, die bei einem Anfall auftritt, freigesetzt wird.

Differentialdiagnose

Synkope:
- Kürzere Dauer
- Amnesie
- Ohnmacht.

Synkope: Kollaps wegen vorübergehender Mangeldurchblutung des Gehirns. Es kann eine kurzzeitige Amnesie (Erinnerungslücke) bestehen. Eine Synkope dauert in der Regel kürzer als ein generalisierter epileptischer Anfall. Den Patienten wird schwarz vor Augen. Sie sinken danach mit einem schlaffen Muskeltonus zu Boden.

Psychogener Anfall:
- Keine Verletzungen
- Muskelzuckungen nicht tonisch-klonisch
- Zugekniffene Augen
- Opisthotonus.

Psychogener Anfall: Diese Anfallsform wird als Konversionssyndrom gedeutet (☞ Psychiatrie, 6.4). Im Unterschied zu einem epileptischen Anfall gleiten die Patienten zu Boden, ohne sich zu verletzen, die Muskelzuckungen sind nicht tonisch-klonisch und die Augen werden zugekniffen. Es kann ein Opisthotonus auftreten mit Zurückwerfen des Kopfes und Überstrecken des Rumpfes.

Therapie

Verschiedene **Medikamente** stehen einer Prophylaxe und einer Therapie eines epileptischen Anfalls und Anfallsleidens zur Verfügung. Antiepileptika (Antikonvulsiva) werden gegeben, um die Krampfschwelle zu erhöhen.

Wenn eine medikamentöse Therapie nicht wirksam ist, kann bei bestimmten Epilepsieformen durch eine neurochirurgische **Operationen** die Ausgangsregion für Anfälle entfernt werden.

Lebensführung

Auslösende Reize meiden!

Epilepsie-Erkrankte, deren letzter Anfall weniger als zwei Jahre zurückliegt, sollten nicht Auto fahren und keine Maschinen bedienen. Bei bekannter Anfallsneigung müssen auslösende Reize wie Flackerlicht (alte Fernseher, Disco-Besuch), Schlafentzug und Alkoholkonsum vermieden werden.

Physiotherapie

Im Anfall:

- Spitze und harte Gegenstände aus der Umgebung des Patienten entfernen, damit er sich nicht verletzt
- Patient beruhigen und von äußeren Reizen abschirmen
- Patient nicht festhalten
- Atmung, RR und Puls sowie Pupillenreaktion streng kontrollieren
- Wichtig ist auch, die Art und Form des Anfalles genau zu beobachten: Ist der Patient bewußtlos? Wie ist die Muskelaktivität: tonisch oder klonisch?

4.3 Generalisierte Krampfanfälle

- Kinder und Jugendliche → Petit mal
- Erwachsene → Grand mal.

Bei generalisierten Anfällen wird das gesamte Gehirn von den pathologischen Entladungen erfaßt. Zu dieser Gruppe zählen die **Petit mal-Anfälle,** an denen Kinder und Jugendliche erkranken sowie **Grand mal-Anfälle** der Erwachsenen.

4.3.1 Petit mal-Anfälle

Petit-mal-Anfälle, aus dem Französischen übersetzt »kleines Übel«, sog. kleine epileptische Anfälle, treten im Kindes- und Jugendalter auf. Sie zeichnen sich häufig durch Absencen mit Bewußtseinsstörungen und Myoklonien aus. Jede Anfallsart tritt in einem jeweils typischen Lebensalter erstmals auf.

Petit mal-Anfälle:
- Altersgebunden
- Absencen
- Bewußtseinsstörungen
- Myoklonien.

Blitz-Nick-Salaam-Anfälle

- 1. Lebensjahr
- Bei Hirnschädigung und Stoffwechselstörungen
- Wenige Sekunden andauernd

Blitz-Nick-Salaam-Anfälle (BNS-Anfälle) treten erstmals im ersten Lebensjahr auf. Die einzelnen Krämpfe dauern nur wenige Sekunden. In einer Serie können aber bis zu 50 Anfälle aufeinanderfolgen. Ursache sind vor allem Hirnschädigungen und Stoffwechselerkrankungen.

Klinik

- Anfallsserien
- Evtl. später Übergang in fokale oder generalisierte Anfälle.

- Ruckartige *(Blitz)* Vorwärtsbewegung des Kopfes *(Nick)*
- Einschlagen der Arme (wie beim *Salaam*-Gruß)
- Anheben von Beinen und Rumpf
- Bewußtseinstrübung.

Prognose

Ohne Behandlung oder bei zu spät einsetzender Therapie kommt es zu Hirnschädigungen, die sich in einer Hemmung von körperlicher und geistiger Entwicklung zeigen. BNS-Krämpfe enden mit dem 5. Lebensjahr und können in fokale oder generalisierte Anfälle übergehen (s.u.).

Myoklonisch-astatische Anfälle

- 4. Lebensjahr
- Ähnlich wie BNS-Krämpfe
- Auftreten nach dem Erwachen.

Myoklonisch-astatische Anfälle *(myoklonisch = blitzartige, unregelmäßige Muskelzuckung; astatisch = unfähig zu stehen)* sind in ihrer Erscheinung den BNS-Anfällen ähnlich. Sie beginnen jedoch erst im 4. Lebensjahr. Meist kommt es nach dem morgendlichen Erwachen zu diesen Anfällen.

⚲ **Klinik**

- Plötzlicher Tonusverlust (Kind stürzt wie vom Blitz getroffen zu Boden)
- Beugung der Arme
- Bewegung von Muskeln des Gesichtes und Mundes.

Pyknolepsie

- 4.–14. Lebensjahr
- Genetische Ursachen
- Anfallsserien
- Dauer wenige Sekunden

- Ausheilung oder Übergang in kleine oder große Anfälle.

Die Pyknolepsie ist durch sehr häufig hintereinander auftretende Anfälle gekennzeichnet, z.T. mehr als 100 pro Tag. Jeder einzelne Anfall dauert nur wenige Sekunden. Die Erkrankung beginnt zwischen dem 4. und 14. Lebensjahr und ist genetisch bedingt.

⚲ **Klinik**

- Absence (☞ 4.1.1)
- Rhythmische Bewegungen von Augenlid, Kopf und Armen
- Keine Aura im Unterschied zu psychomotorischen Anfällen.

Prognose

Bei je einem Drittel der Erkrankten kommt es zu einer Ausheilung, zu weiterbestehenden kleinen Anfällen oder zu einem Übergang in große Anfälle.

Impulsiv Petit mal

- Pubertät
- Genetische Ursachen
- Auftreten nach dem Erwachen.

Das Impulsiv Petit mal tritt erstmals in der Pubertät auf. Die Erkrankung ist genetisch bedingt. Zu Anfällen kommt es kurz nach dem Aufwachen.

⚲ **Klinik**

- Zucken von Armen und Schultern (Tasse wird z.B. weggeschleudert), der Patient stürzt jedoch nicht
- Leichte Bewußtseinstrübung.

4.3.2 Grand mal-Anfälle

- 5.–25. Lebensjahr
- Nach oder bei Hirnschaden
- Entwicklung aus anderen Anfallsformen möglich
- Dauer von wenigen Minuten
- Typische Symptome
- Therapie mit verschiedenen Antiepileptika.

Eine genuine Grand mal-Epilepsie beginnt häufig zwischen dem 5. und 25. Lebensjahr. Ist sie durch eine frühkindliche Hirnschädigung verursacht, setzt die Erkrankung früher ein. Ein späterer Beginn ist häufig Zeichen einer Hirnerkrankung (Tumor, Narbe nach einem Hirninfarkt u.a.). Grand mal-Anfälle können sich auch aus anderen epileptischen Anfallsarten entwickeln.

Klinik

Ein generalisierter Anfall dauert in der Regel wenige Minuten an. Die Symptome treten in etwa in folgender Reihenfolge auf:

- Initialschrei
- Tonische Krämpfe mit überstreckten Beinen, die Arme sind gebeugt oder gestreckt
- Klonische Zuckungen

Weitere Symptome sind:

- Weite, lichtstarre Pupillen, verdrehte Augen
- Zungenbiß
- Einnässen, Einkoten
- Terminalschlaf (im Anschluß an einen Anfall)
- Bewußtseinsstörung während oder im Anschluß an einen Anfall.

Während bzw. nach dem Anfall kann es zu Frakturen und Muskelkater durch plötzliche starke Muskelkontraktionen kommen.

Therapie

Verschiedene Antiepileptika werden einzeln oder in Kombination angewendet.

4.4 Fokale Anfälle

- Jedes Lebensalter
- Herdsymptome
- Meist bedingt durch Raumforderungen
- Evtl. Generalisation
- Bewußtsein erhalten.

Bei fokalen Anfällen sind nur einzelne Hirnareale von der epileptischen Erregung betroffen: Die Symptome beschränken sich auf die entsprechenden Körperregionen. Das Bewußtsein bleibt bei den meisten Formen erhalten. Diese Anfälle können in jedem Lebensalter einsetzen und werden meistens durch hirnorganische Veränderungen (z.B. Tumor) verursacht. Fokale Anfälle können sekundär generalisieren.

4.4.1 Einfache fokale Anfälle

- JACKSON- und Adversiv-Anfälle
- Aura
- Empfindungs- störungen
- Motorische Störungen
- Bewußtsein ungetrübt
- Evtl. Operation.

Bei diesen Anfällen kommt es zu isolierten Wahrnehmungsstörungen, Empfindungsstörungen oder motorischen Symptomen - abhängig von der betroffenen Hirnregion. Die Wahrnehmungsstörungen können alle Sinnesgebiete betreffen und werden als Aura bezeichnet. Sie imponieren beispielsweise als kurze optische oder szenische Halluzinationen. Das Bewußtsein ist bei einfachen fokalen Anfällen nicht gestört.

Zu der Gruppe der einfachen Anfällen zählen die JACKSON-Anfälle und die Adversiv-Anfälle.

JACKSON-Anfälle

Bei den JACKSON-Anfällen wird zwischen **motorischen** JACKSON-Anfällen, bei denen nur Muskelzuckungen auftreten, und **sensiblen** Jackson-Anfällen, die sich durch Mißempfindungen auszeichnen, unterschieden. Die Symptome breiten sich über eine Körperhälfte aus. Selten gehen sie auch auf die andere Körperhälfte über. Typischerweise treten sie bei Hirntumoren auf.

Adversiv-Anfälle

Adversiv-Anfälle *(lat. Versus = gegen, nach)* zeichnen sich durch typische Wendebewegungen aus. Der Patient blickt zur Seite, dreht den Kopf zum angehobenen Arm und verharrt in dieser »Fechter-Stellung«.

Therapie
- Medikamentöse Therapie
- Ggf. neurochirurgische Entfernung des Tumors.

4.4.2 Komplexe fokale Anfälle

- Entwicklung aus einfachen fokalen Anfällen
- Motorische, sensible, sensorische Symptome
- Bewußtseinsstörungen.

Komplexe fokale Anfälle entwickeln sich aus einfachen fokalen Anfällen. Zusätzlich zu den motorischen, sensiblen und sensorischen Symptomen zeigen die Patienten eine Bewußtseinsstörung. Eine Variante aus dieser Gruppe sind psychomotorische Anfälle.

Psychomotorische Anfälle

Psychomotorische Anfälle treten relativ häufig auf. Gekennzeichnet sind sie durch Zuckungen der mimischen Muskulatur.

Klinik

- Aura
- Bewußtseinstrübung
- Mimische Zuckungen
- Amnesie.

Ein psychomotorischer Anfall verläuft in zwei Stadien:

1. Stadium
❸ **Aura** mit körperlichen und psychischen Symptomen:
- Veränderung der Sinneswahrnehmung
- Stimmungsänderung, die Patienten sind ängstlich
- Halluzinationen, Déjà-vu-Gefühl (☞ Psychiatrie, 2.2).

2. Stadium
- Bewußtseinstrübung, die bis zu 2 Minuten andauern kann
- Orale Automatismen wie Kauen, Schmatzen, Schlucken u.a.
- Vegetative Symptome: Pupillenerweiterung, Speichelfluß, Harndrang
- Patienten fallen nicht zu Boden
- Amnesie für die Zeit des Anfalls.

4.5 Status epilepticus

Folgen epileptische Anfälle aufeinander, ohne daß der Patient das Bewußtsein wiedererlangt, spricht man von einem Status epilepticus. Dieser ist lebensbedrohlich: Es kann sich ein Hirnödem entwickeln, das schließlich zu einem Herz- Kreislaufversagen führt.

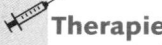

Therapie

Gabe von speziellen Medikamenten, um die Krämpfe zu beenden.

4.6 Psychische Veränderungen im Rahmen eines Anfallsleidens

Bei einer Epilepsie können unterschiedliche psychische Veränderungen auftreten. Eine epileptische **Wesensänderung** tritt bei etwa einem Drittel der Anfallskranken auf.

Klinik

Kennzeichen der epileptischen Wesensveränderung:
- Verlangsamung
- Antriebsmangel
- Euphorie, Depressivität
- Gereiztheit, Aggressivität
- Demenz
- Psychosen.

- Typische Symptome sind *Verlangsamung* in Denken und Antrieb sowie *Gereiztheit* mit Neigung zu Aggressivität und Wutausbrüchen
- Nach einem Anfall werden *Dämmerzustände* (☞ Psychiatrie, 4.1.3) beobachtet. Das Bewußtsein ist verändert, und der Patient wirkt in sich versunken. Es besteht eine Amnesie für die Zeit dieses Zustandes. Im Gegensatz zu einem Dämmerzustand ist bei einer *paranoid-halluzinatorischen epileptischen Psychose* im Anschluß an einen Anfall das Bewußtsein nicht gestört. Die Psychose kann Wochen bis Monate anhalten. Symptome und Therapie entsprechen der Schizophrenie (☞ Psychiatrie, 5.1)
- In einem Krankheitsverlauf mit häufigen und schweren Anfällen kann sich eine *epileptische Demenz* entwickeln. Ursache dafür ist die hirnorganische Schädigung aufgrund der Anfälle und Stürze auf den Kopf. Die Symptome entsprechen einem chron. hirnorganischen Psychosyndrom (☞ Psychiatrie, 4.2) mit Minderung der intellektuellen Leistung. Wesensänderung und Demenz werden verstärkt durch die (Neben-) Wirkung der antiepileptischen Medikamente. Weiterhin können bei Epilepsiekranken *Verstimmungszustände* auftreten, die Stunden bis Tage anhalten und mit einem Anfall enden. Euphorie oder Depressivität mit Neigung zu Suizid.

4.7 — Narkolepsie

- Beginn meist während Kindheit oder Pubertät
- Plötzliches starkes Schlafbedürfnis
- Selten affektiver Muskeltonusverlust.

Narkolepsie ist eine seltene Krankheit mit anfallsweise einsetzendem unwiderstehlichem Schlafbedürfnis, selten einhergehend mit affektivem Tonusverlust der Körpermuskulatur, meist mit Kindheit oder Pubertät beginnend (idiopathisch), selten als symptomatische Krankheit (traumatisch, entzündlich, beim Tumor oder Multipler Sklerose).

4.8 — MENIÈREsche Erkrankung

Veränderung der Gehörflüssigkeit.

Meist eine einseitig auf Störungen der Zusammensetzung der Flüssigkeit in der Gehörschnecke beruhenden Krankheit mit anfallsweise auftretenden Symptomen.

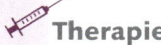

Klinik und Diagnostik
- Ohrensausen, Drehschwindel, Übelkeit, Erbrechen
- Schwerhörigkeit bis Hörverlust
- Nystagmus.

Therapie
Medikamentöse symptomatische Behandlung, psychische Führung der Patienten

4.9 — Tetanie

Tetanische Anfälle können durch meist psychogene Hyperventilation (☞ Psychiatrie, 6.4.2 Hyperventilationssyndrom) ausgelöst werden.

- Oft durch Hyperventilation ausgelöst
- Sensorische Mißempfindungen
- Krämpfe
- Selten Bewußtseinsstörung.

Klinik und Diagnostik
- Taubheitsgefühl, Mißempfindungen um den Mund, an Händen und Füßen
- Schmerzhafte tonische Krämpfe der distalen Extremitätenmuskulatur (Pfötchenstellung, Spitzfuß-Varus-Stellung der Füße)
- Meist klares Bewußtsein.

Therapie
Psychische Betreuung, Atemtraining

? Übungsfragen

1. Wodurch können epileptische Anfälle ausgelöst werden?
2. Wie unterscheiden sich Grand mal- von Petit mal-Anfällen?
3. Was ist eine Aura und wann tritt sie auf?
4. Wodurch ist ein Status epilepticus charakterisiert?

5   Gefäßbedingte Erkrankungen

5.1   Zerebrale Ischämien

Zerebrale Ischämien, d.h. Durchblutungsstörungen des Gehirns, beeinträchtigen die Blutversorgung in den betroffenen Hirnarealen und führen zum plötzlichen Auftreten von neurologischen Symptomen. Sie stellen die häufigste Ursache eines »Schlaganfalles« dar.

Abhängig von Dauer und Erscheinungsbild werden vier Verlaufsformen der zerebralen Ischämie unterschieden, wobei TIA und PRIND immer als Warnhinweise auf einen Hirninfarkt zu deuten sind:

- Bilden sich die neurologischen Symptome wie Seh- oder Sensibilitätsstörungen innerhalb von 24 Stunden zurück, spricht man von einer **TIA = T**ransitorisch **i**schämische **A**ttacke, *(transitorisch, lat.= vorübergehend)*. Eine TIA kann sich auch in drop attacks (Stürzen ohne Bewußtseinsverlust, kurzzeitige Sehstörungen) und Episoden mit Gedächtnisverlust zeigen. Da eine TIA als Vorläufer eines Hirninfarktes gilt, sollte nach einem solchen Ereignis eine intensive Diagnostik erfolgen
- Bleiben die Ausfälle z.B. bis zu drei Wochen bestehen, handelt es sich um ein **PRIND = P**rolongiertes **r**eversibles **i**schämisches **n**eurologisches **D**efizit
- Bei zunehmender Symptomatik, die nur teilweise reversibel ist, liegt ein **PS** *(progressiv stroke)* vor
- Länger bestehende Ausfälle werden als **Hirninfarkt** bezeichnet. Durch den Untergang von Hirngewebe entsteht eine bleibende neurologische Symptomatik, die sich nur inkomplett oder gar nicht zurückbildet bzw. zum Tode führt. Der Hirninfarkt steht an dritter Stelle der Todesursachen.

TIA:
- Seh-und Sensibilitätsstörungen
- Drop attacks
- Kurzfristiger Gedächtnisverlust
- Rückbildung in 24 h.

PRIND:
- Symptome ähnlich wie bei TIA
- Rückbildung bis zu 3 Wochen.

5.1.1 Ursachen zerebraler Ischämien

Die eigentliche Ursache einer zerebralen Ischämie liegt immer in einer Verengung von den versorgenden Gefäße, welche unterschiedlich verursacht sein kann:

- Gefäßwandveränderungen der hirnversorgenden Gefäße
- Verschluß durch Embolien, meist arteriell oder vom Herzen
- Störungen der Hämodynamik.

Gefäßwandveränderungen

Risikofaktoren der Arteriosklerose:
- Bluthochdruck
- Diabetes mellitus
- Rauchen
- Orale Kontrazeptiva
- Hyperlipidämie
- Gefäßerkrankungen anderer Organe.

Die häufigste Ursache ist die **Arteriosklerose** (»Gefäßverkalkung«) der hirnversorgenden Arterien. Durch Ablagerungen von fett- und kalkhaltigen Stoffwechselprodukten in der Gefäßwand nimmt der Durchmesser der Arterien ab, und die Durchblutung des zu versorgenden Gebietes ist vermindert. Die Plaques können sich lösen und ein Blutgefäß verstopfen. Im Gehirn kommt es so zu den obengenannten Symptomen.

Bekannte *Risikofaktoren* für Gefäßwandveränderungen sind Bluthochdruck, Diabetes mellitus, Zigarettenrauchen, orale Kontrazeptiva und Hyperlipidämie (erhöhte Blutfette). Gefäßerkrankungen anderer Organe (Koronare Herzkrankheit und periphere Verschlußkrankheit) weisen darauf hin, daß auch die Gefäße der hirnversorgenden Arterien geschädigt sind.

Weiterhin können Gefäße auch von außen durch andere Ursachen wie Hämatome oder Tumoren verengt werden.

Embolien

Risikofaktoren der Embolie:
- Herzrhythmus-störungen
- Künstliche Herzklappen.

Zusätzlich können sich an den Ablagerungen Thromben (Blutgerinnsel) bilden. Lösen sich diese, so werden sie mit dem Blutstrom in kleinere Arterien gespült und verstopfen diese.

Thromben, die Embolien verursachen, treten häufig auch bei Herzrhythmusstörungen (z.B. Vorhofflimmern) durch den unregelmäßigen Blutfluß im Herzen sowie an künstlichen Herzklappen auf. Aus dem Herzen werden die Gerinnsel über den Blutstrom in das Gehirn geschwemmt und verschließen dort kleine Gefäße.

Hämodynamisch verursachte Ischämien

Embolierisiko ↑ bei:
- ↑ Hämatokrit
- Immobilität
- Thrombosen.

Bei erhöhtem Hämatokrit ist durch die hohe Anzahl von Erythrozyten die Blutviskosität verändert. Es gelangt weniger Blut durch die verengten Gefäße ins Gehirn. Ein ähnlicher Effekt stellt sich ein, wenn der Blutdruck zu niedrig ist. Zudem kann bei Immobilität die Fließgeschwindigkeit durch eine venöse Stase so verlangsamt sein, daß die Gefahr der Thrombenbildung steigt. Die Thrombosegefahr ist auch durch eine veränderte Blutgerinnung erhöht.

5.1.2 Hirninfarkt

Der Hirninfarkt, Schlaganfall, Gehirnschlag, zerebraler Insult oder Apoplex ist mit 15 % aller Todesfälle eine sehr häufige Erkrankung.

Klinik

- Kontralaterale Hemiparese
- Aphasie
- Bewußtseins störungen
- Sensibilitätsstörungen
- Inkontinenz.

Die Symptome des Hirninfarktes sind davon abhängig, welche Hirnarterie verschlossen und welches Hirnareal (sog. Infarktbezirk) betroffen ist.

Da sowohl die absteigenden motorischen als auch die aufsteigenden sensiblen Nervenbahnen kreuzen, werden die neurologischen Ausfälle immer auf der entgegengesetzten Körperhälfte sichtbar.

Häufiges Symptom eines Hirninfarktes ist die **kontralaterale Hemiparese**, die halbseitige Muskellähmung oder -schwäche (☞ 3.1) an der entgegengesetzten Körperhälfte zum Infarktgebiet. Die Muskellähmung ist zunächst immer schlaff, erst nach einigen Tagen entwickelt sich eine **Spastik**.

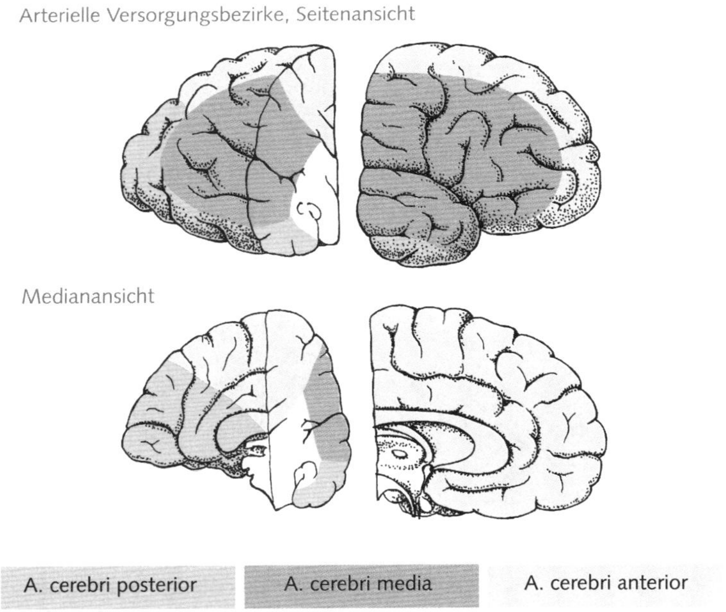

Arterielle Versorgungsbezirke, Seitenansicht

Medianansicht

Abb. 5.1
Die arterielle Versorgung der Großhirnabschnitte. Entsprechend der Funktion der einzelnen Hirnabschnitte treten eim Verschluß der versorgenden Arterien ganz unterschiedliche neurologische Ausfälle auf [A300-190]

| A. cerebri posterior | A. cerebri media | A. cerebri anterior |

Hirninfarkte im vorderen Kreislauf

Sensomotorische Funktionsausfälle bei Verschluß der:
- Arteriae cerebrae ant./med./post.
- Arteria carotis interna.

Verschluß der Arteria cerebri media und Arteria carotis interna

- Kontralaterale brachiofazialbetonte Hemiparese. Bei der zentralen Fazialisparese besteht ein kontralateraler Ausfall der Gesichtsmotorik. Nur die Stirnmuskeln funktionieren, da der Stirnteil des N. fazialis von beiden Kortexseiten innerviert wird (☞ 13.3.1)
- Kontralaterale Sensibilitätsstörungen (☞ 1.2.4)
- Sehstörungen (kontralaterale Hemianopsie, ☞ 1.2.8)
- Aphasie, Apraxie, wenn die dominante Hemisphäre betroffen ist (☞ 1.2.8).

Verschluß der Arteria cerebri posterior

- Leichte kontralaterale Hemiparese
- Kontralaterale Sensibilitätsstörungen (Tiefensensibilität, Hyperpathie, ☞ 1.2.4)
- Sehstörungen (kontralaterale Hemianopsie, ☞ 1.2.8; bei beidseitigem Verschluß kortikale Blindheit).

Verschluß der Arteria cerebri anterior

- Kontralaterale beinbetonte Hemiparese
- Kontralaterale Sensibilitätsstörungen
- Antriebsmangel und andere psychische Auffälligkeiten
- Inkontinenz.

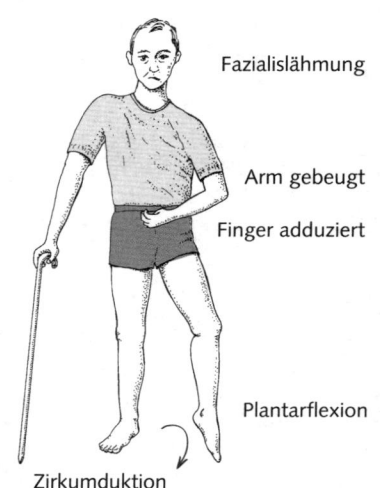

Fazialislähmung

Arm gebeugt

Finger adduziert

Plantarflexion

Zirkumduktion

Abb. 5.2 Patient mit linksseitiger Parese [A300–190]

Hirninfarkte im hinteren Kreislauf

Sensomotorische Funktionsausfälle bei:
- Verschluß der Kleinhirnarterien
- Verschluß der Arteriae vertebralis und basilaris
- generellen Hirnischämien
- Hirnstamminsulten.

Verschluß der Arteria vertebralis und Arteria basilaris

- Augenmuskelparesen (N. III, IV und VI, ☞ 1.2.1)
- Zungenparese (N. XII)
- Kontralaterale Hemiparese
- Kontralaterale Sensibilitätsstörung.

Verschluß der Kleinhirnarterien

- Gleichseitige Koordinationsstörungen mit Ataxie, Dysmetrie, Dysdiadochokinese (☞ 8.3)
- Schwindel (☞ 1.2.4)

- Kontralaterale Hemiparese und Sensibilitätsstörung
- Große raumfordernde Kleinhirninfarkte führen zu Hirndrucksymptomatik (☞ 2.1) bei Liquorabflußstörungen.

Schwere Hirnstamminsulte

- Augen- und andere Hirnnervenlähmungen
- Paraparese der Beine oder Tetraparese mit Betonung der Beine.

Pseudobulbärparalyse

Weiterhin kann es durch Ischämie bei Hirnarteriensklerose zur Pseudobulbärparalyse (Differentialdiagnose Bulbärparalyse, ☞ 11.2) kommen. Dabei liegt ein beidseitiger Schaden der Pyramidenbahn im Verlauf zum Hirnstamm vor. Es resultiert beiderseits eine spastische Parese der Schlund- und Zungenmuskulatur (Hirnnerven IX-XII). Außerdem treten Schluck- und Sprechstörungen auf und es besteht Aspirationsgefahr. Auffällig sind auch Zwangslachen und Zwangsweinen.

5.1.3 Diagnostik und Therapie des Hirninfarktes

Diagnostik

Breite Diagnostik wegen unterschiedlichen Ursachen.

Da ein Hirninfarkt verschiedene Ursachen haben kann, ist eine breite Diagnostik notwendig. Zusätzlich wird so das Ausmaß der Funktionsbeeinträchtigung und der organischen Schäden festgestellt.

- Untersuchung des Blutzuckerspiegels, um eine Hypoglykämie (Unterzuckerung) auszuschließen
- Bei einer **neurologischen Untersuchung** werden die Ausfälle dokumentiert; der **Babinski-Reflex** ist bereits frühzeitig positiv (☞ 1.2.2)
- Bei der **Auskultation** der Halsgefäße deuten Strömungsgeräusche auf Stenosen hin
- Im **CCT** wird der Infarkt häufig erst nach dem 3. Tag als Bereich mit verminderter Dichte sichtbar. Somit kann eine Hirnblutung ausgeschlossen werden, die sich sofort als Areal mit erhöhter Dichte zeigt
- Das **EKG** sichert ein Vorhofflimmern; in der **Echokardiographie** sind Thromben auf den Herzklappen oder in der Herzkammer sichtbar
- Die **Doppler-sonographie** kann Stenosen der hirnversorgenden Arterien nachweisen
- Mit Hilfe der **Angiographie** wird der Ort eines Gefäßverschlusses gefunden
- Das **EEG** kann einen Herdbefund oder Allgemeinveränderungen zeigen.

Erweiterung der äußeren Liquorräume infolge Atrophie der Hirnwindungen

wäßriger Hohlraum (Restzustand nach Schlaganfall)

1. und 2. Ventrikel

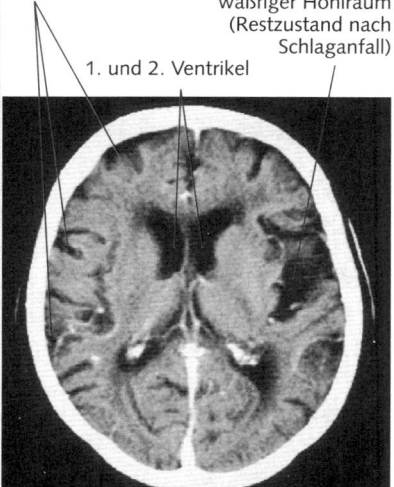

Abb. 5.3 Ausgedehnter Schlaganfall im CCT. Die rechtsseitige dunkle Höhle entspricht abgestorbenem Hirngewebe. Als weiteren Befund erkennt man eine Erweiterung der äußeren Liquorräume. [B117]

Differentialdiagnose

Folgende Erkrankungen können dieselben Symptome eines Schlaganfalls zeigen und müssen deshalb ausgeschlossen werden:

- Intrazerebrale Massenblutungen, z.B. durch Riß eines Aneurysmas (☞ 5.3) oder durch Gerinnungsstörungen
- Hypertensive Krise
- Hypoglykämischer Schock.

Therapie

Durch die medikamentöse Therapie soll der eingetretene Schaden begrenzt und weiteren Hirninfarkten vorgebeugt werden:

- Atmung und Kreislauf sichern
- Durchblutungsförderung
- Auflösung von Blutgerinseln
- Heparinisierung.

Zur Prophylaxe eines Hirninfarktes bei hämodynamisch relevanter Arteria-carotis-interna-Stenose auch Operation möglich.

Prognose

Je nach Ausprägung des Infarktbezirkes bilden sich die Symptome wieder zurück. Mit entscheidend für die Prognose ist eine schnelle und adäquate Versorgung des Patienten nach dem Infarkt.

Physiotherapie

- Frühzeitig Bewegungsübungen
- Ataxie berücksichtigen
- Gangschulung
- Gleichgewichts-training.

Entscheidend ist die frühzeitige Mobilisierung durch aktive Bewegungsübungen der gesunden unter Einbeziehung der paretischen Körperseite. Wichtiger Bestandteil der Therapie sind neben der Behandlung der Hemiparese die Behandlung der Ataxie, Gangschulung und Gleichgewichtstraining.

? Übungsfragen

❶ Was ist eine TIA?

❷ Welche Ursachen für einen Schlaganfall kennen Sie?

❸ Was versteht man unter einer Aphasie?

❹ Welche Art Lähmung tritt beim Schlaganfall häufig ein?

❺ Was ist bei der Physiotherapie besonders wichtig?

5.2 Sinusthrombose

Folgen einer Sinus-
thrombose:
- Abflußbehinderung
- Hirnödem
- Stauungsblutungen.

❶ Das Blut aus den Hirnvenen wird von Sammelgefäßen, den sog. *Sinus* aufgenommen. Durch eine Thrombose dieser Gefäße, einer Sinusthrombose, wird der Blutabfluß des Gehirns behindert und es kann zu einem *Hirnödem* (☞ 2.1) und *Stauungsblutungen* kommen.

Ursachen

Thrombosen von Hirnvenen und Sinus treten auf in der zweiten Hälfte einer Schwangerschaft, unter Einnahme von Ovulationshemmern, parallel zu Infektionen von Nasennebenhöhle und Mittelohr, bei Meningitis, Hirntrauma und Hirntumor.

Klinik

- Akut einsetzender lokaler Kopfschmerz
- Übelkeit und Erbrechen
- Neurologische, oft beidseitige Herdsymptome mit Paresen (☞ 5.1.2)
- Epileptische Anfälle
- Hirndruckzeichen (☞ 2.1)
- Nackensteifheit
- Psychische Symptome mit Verlust des Antriebs und ggf. Bewußtseinsstörung.

Diagnostik

- Die Körpertemperatur ist erhöht
- Entzündungszeichen im Blut (BSG, Leukozytose) nachweisbar
- Das EEG zeigt einen Herdbefund
- Im CCT werden Stauungsblutungen dargestellt. Nach Kontrastmittelgabe lassen sich auch die Thromben in Venen und Sinus diagnostizieren
- Bei der Angiographie fällt eine Verlangsamung der Hirndurchblutung und die fehlende Darstellung des thrombosierten Gefäßes auf.

Therapie

- Gerinnungshemmende Medikamente, damit sich die Thrombose nicht auf weitere Gefäße ausdehnt
- Medikamentöse Behandlung des Hirnödems.

? Übungsfragen

❶ Was ist eine Sinusthrombose?

5.3 Aneurysma und Subarachnoidalblutung

Ein Aneurysma ist eine sackartige Ausstülpung der Arterienwand. Aneurysmen finden sich häufig in den Gefäßen der Hirnbasis im Bereich des Circulus arteriosus Willisi. Wenn sie eine entsprechende Größe haben, können sie Nerven an der Hirnbasis eindrücken und entspechend neurologische Ausfälle auslösen. Die Kompression des N. oculomotorius und N. abducens führt zur Lähmung der Augenmuskeln.

Platzt ein Aneurysma, kommt es zu einer Subarachnoidalblutung (SAB). Hierbei sammelt sich Blut im Subarachnoidalraum, der zwischen den beiden Hirnhäuten Pia mater und Arachnoidea liegt und normalerweise mit Liquor gefüllt ist (☞ 8.2).

Da sich die Ursache und Therapie beider Krankheitsbilder ähnlich sind, werden sie in diesem Kapitel zusammengefaßt.

Ursache

Ein Aneurysma entsteht durch eine angeborene Fehlbildung der Arterienwand, Veränderungen der Gefäßwand durch Arteriosklerose oder Entzündungen.

60 % aller SAB sind auf ein Aneurysma zurückzuführen. Aber auch andere Gefäßschäden, Hypertonus und in seltenen Fällen ein Trauma können eine SAB verursachen.

Klinik

Leitsymptom eines **Aneurysmas** sind anfallsartige Kopfschmerzen und vorübergehende Ausfälle von Hirnnerven.

Die **akute** SAB zeigt sich durch:
- Plötzlich einsetzenden, extrem starken Kopfschmerz, der sich in den Rücken ausbreitet
- Meningismus (☞ 6.1)
- Augenmuskellähmung, erweiterte, lichtstarre Pupille
- Kontralaterale Hemiparese und Hemianästhesie
- Bewußtseinsstörung bis zum Koma (☞ 1.2.7) durch zunehmenden Hirndruck
- Vegetative Symptome, wie Übelkeit und Erbrechen
- Epileptische Anfälle
- Hirndruckzeichen (☞ 2.1).

Diagnostik

Ein Aneursyma wird mittels einer Angiographie (☞ 1.3.7) dargestellt

Zur Diagnostik einer SAB dienen
- Lumbalpunktion (Nachweis von blutigem Liquor)
- Angiographie.

Im CCT ist die Blutung nicht immer zu erkennen, nach 3 Tagen nimmt die Nachweisbarkeit ab.

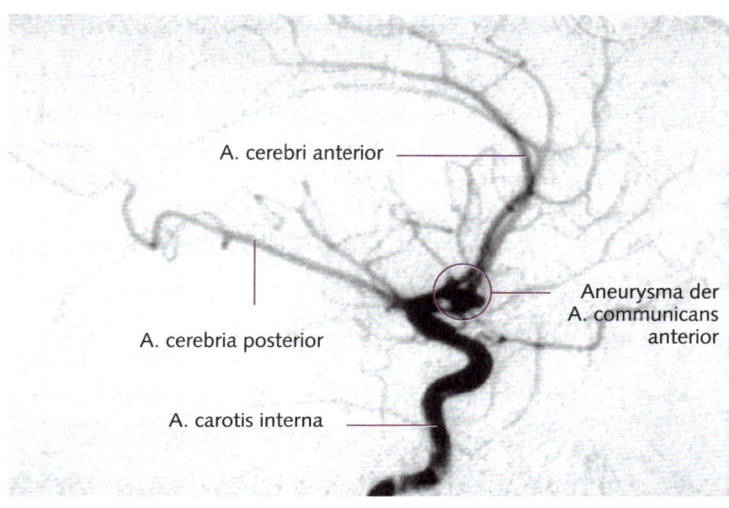

Abb. 5.4
Hirnarterien-Aneurysma in der Angiographie. Im Bereich der A. communis anterior ist eine Gefäßerweiterung zu erkennen [T170]

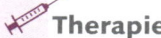

Therapie

- Sicherung der Vitalfunktionen
- Schmerztherapie und Sedierung
- Kortikoide
- Operation.

- Stabilisierung und engmaschige Überwachung von Kreislauf, Atmung und Bewußtseinslage
- Sedierung (Ruhigstellung)
- Analgesierung (Schmerzbekämpfung)
- Hirnödembehandlung mit Glukokortikoiden
- Abklemmung, sog. *clipping*, des Aneurysmas in einer neurochirurgischen Operation.

Prognose

Ohne Operation sterben innerhalb von fünf Jahren 70 % der Patienten.

Nach einer SAB:

- **Rezidivblutungen** sind relativ häufig und haben eine erhöhte Mortalität
- **Gefäßspasmen** im Bereich der Blutung können zu einem Hirninfarkt führen
- Durch Abflußstörung des Liquors kann ein **Hydrozephalus** entstehen.

? Übungsfragen

❶ Was ist die häufigste Ursache für eine SAB?

❷ Mit welchem Symptom kommen die Patienten ins Krankenhaus?

5.4 Arteriovenöses Angiom

- Angeborene arterio-venöse Gefäßmißbildung
- Mangeldurchblutung nachgeschalteter Hirngebiete
- Gefahr einer Hirnblutung.

Eine Angiom ist eine angeborene Gefäßmißbildung. Die Gefäße wuchern und bilden ein **Gefäßknäuel**. In dieser Wucherung sind Arterien und Venen *(arteriovenös)* direkt - also ohne zwischengeschaltetes Kapillarbett - miteinander verbunden. Da dieses Gefäßknäuel durchblutet ist, wird dem Gehirn Blut entzogen, und es kommt zu einer mangelhaften Blutversorgung nachgeschalteter Hirnareale. Die Gefahr eines arteriovenösen Angioms besteht im Zerreißen und einer folgenden schweren Hirnblutung.

Klinik

- Kopfschmerz
- Fokale epileptische Anfälle
- Neurologische Herdsymptome, z.B. Hemiparese, Aphasie, Hemianopsie (☞ 1.2.8).

Diagnostik

- Im CCT wird nach Kontrastmittelgabe das Angiom dargestellt
- Auch das MRT zeigt die Lage des Angioms
- In der Angiographie läßt sich das Ausmaß des Angioms genau bestimmen.

Therapie

- Operation
- Bestrahlung.

Wenn möglich werden Angiome operativ entfernt. Ein inoperables Angiom wird bestrahlt, um die Blutgefäße verkümmern zu lassen.

Entzündliche Erkrankungen

- Meningitis
- Enzephalitis
- Myelitis
- Meningoenzephalitis.

Verschiedene Erreger (meistens Bakterien und Viren) infizieren Hirnhäute, Gehirn und Rückenmark. Je nach betroffenem Gebiet kommt es zu einer *Meningitis* (Hirnhautentzündung), *Enzephalitis* (Gehirnentzündung) oder *Myelitis* (Rückenmarksentzündung). Durch die enge anatomische Nähe treten häufig auch kombinierte Entzündungen (z.B. Meningoenzephalitis) auf.

Einige Infektionen, die speziell das Nervensystem betreffen, zeichnen sich durch einen besonderen Krankheitsverlauf aus und werden am Ende des Kapitels besprochen.

6.1 Meningitis

Entzündung der Hirnhäute.

Als Meningitis wird eine Entzündung der Hirnhäute (Meningen) bezeichnet, die meistens durch Bakterien, seltener durch Viren hervorgerufen wird. Wenn eine Meningitis auf die Hirnrinde übergreift, spricht man von einer Meningoenzephalitis.

Ursachen

Die Erreger der Meningitis können auf verschiedene Weise in das Gehirn gelangen:

- **Fortgeleitet** von Entzündungen in Mittelohr, Mastoid oder Nasennebenhöhlen
- **Hämatogen** (im Blut transportiert) ausgehend von Infektionen anderer Organe
- **Traumatisch** durch eine offene Hirnverletzung.

Haupterreger eitriger Meningitiden:
- Kinder → Hämophilus influenzae
- Erwachsene → Pneumokokken.

Eine Meningitis läßt sich den Erregern entsprechend einteilen: Die *eitrige* Meningitis wird durch Bakterien verursacht. Häufigster Erreger bei Erwachsenen sind Pneumokokken, bei Kindern Hämophilus influenzae. Daneben können auch andere Bakterien zu einer Meningitis führen (z.B. Meningokokken, Streptokokken, Staphylokokken, Pseudomonas). Im Liquor werden vor allem Granulozyten nachgewiesen.

Haupterreger lympho-
zytärer Meningitiden:
- Masern- und Mumps-
  virus
- Varizellen-Virus
- FSME-Virus
- HI-Virus.

Eine *lymphozytäre* Meningitis wird vor allem durch Viren aus-gelöst. Die Bezeichnung erklärt sich aus der erhöhten Anzahl von Lymphozyten im Liquor. Meistens handelt es sich um die Komplikation einer allgemeinen Virusinfektion, die auf eine andere Körperregion beschränkt war wie Mumps, Windpocken, Masern. Es gibt aber auch Viren, die direkt das Gehirn befallen, wie es bei der Frühsommer-Meningoenzephalitis (FSME) oder dem HI-Virus der Fall ist. Eine lymphozytäre Meningitis kann aber auch durch bestimmte Bakterien hervorgerufen werden (z.B. Tuberkulose, Borreliose).

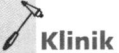
Klinik

- Meningismus
- Kopfschmerzen
- Fieber
- Licht-, Lärm- und
  Berührungs-
  empfindlichkeit
- Epileptische Anfälle
- Neurologische
  Ausfälle
- Evtl. Bewußtseins-
  störungen.

❶ Leitsymptom der Meningitis ist der **Meningismus** (Nakkensteifigkeit), bei dem der Patient starke Schmerzen angibt, wenn er im Liegen die Beine hochzieht oder versucht, den Kopf auf die Brust zu beugen. Weitere Symptome sind Kopfschmerzen und Fieber.

Die Patienten reagieren empfindlich auf Licht, Geräusche und Berührung. Sie liegen auf dem Rücken in einer typischen Schonhaltung (Hohlkreuz und gebeugte Extremitäten), die Ausdruck der Reizung der Hirnhäute ist.

BRUDZINSKI-Zeichen

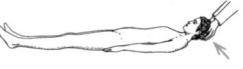

Positiver BRUDZINSKI
passive Kopfbewegung nach
vorn führt zum reflektorischen
Anziehen der Beine

KERNIG-Zeichen

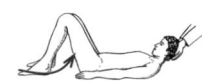

Positiver KERNIG
Hüft- und Kniegelenk um 90° gebeugt,
Schmerzen beim Strecken des Knie-
gelenkes nach oben.

LASÈGUE-Zeichen

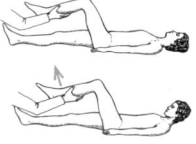

Positiver LASÈGUE
Pat. liegt flach, Anheben des gestreckten
Beins führt zu Rückenschmerz (positiv bei
Bandscheibenvorfall, Ischias-Syndrom,
»Meningismus«)

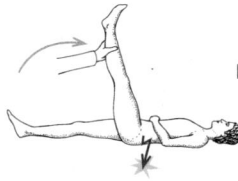

Abb. 6.1
Klinische Meningitis-
zeichen [A300–190]

Es treten epileptische Anfälle und umschriebene neurologische Ausfälle (z.B. Störung einzelner Hirnnerven) auf. Wenn darüberhinaus Müdigkeit, Bewußtseinsstörungen und Verwirrtheit auffallen, kann dies ein Hinweis für die Beteiligung des Gehirns, also einer Enzephalitis (☞ 6.3), sein.

Diagnostik

- Wichtig ist die Anamnese: bestehende Virusinfektionen, Schädel-Hirn-Trauma, Infektionen oder Operationen im Hals-Nasen-Ohren-Bereich
- Bei der **körperlichen Untersuchung** sind die Austrittspunkte des N. trigeminus schmerzhaft. Neben dem Meningismus werden auch andere typische Symptome beobachtet: LASÈGUE-, BRUDZINSKI- und KERNIG-Zeichen (☞ 1.2.4).
- Im **Labor** finden sich die Entzündungszeichen erhöhte BSG, Leukozytose, u.U. Lymphozytose
- Die Untersuchung des **Liquor** zeigt eine Zellzahlvermehrung. Je nach Typ der Meningitis enthält er vermehrt Leukozyten oder Lymphozyten. Es lassen sich Erreger (Bakterien) oder Antikörper (gegen Bakterien oder Viren) bestimmen
- Durch **Röntgenaufnahmen** und **CCT** werden Frakturen der Schädelbasis und Entzündungen von Nasennebenhöhlen, Mastoid und Mittelohr nachgewiesen.

Differentialdiagnostisch muß bei einem Meningismus immer auch an die Subarachnoidalblutung (☞ 5.3) gedacht werden. Bei dieser Erkrankung lassen sich keine Entzündungszeichen nachweisen, der Liquor ist jedoch blutig.

Therapie

- Symptomatisch
- Infektbekämpfung.

❷ Bei einer Meningitis erfolgt eine symptomatische Therapie mit Bettruhe, Fiebersenkung und Abschirmung von Reizen.

- **Antibiotika** müssen bei Verdacht auf bakterieller Ursache sobald als möglich gegeben werden. Die Therapie beginnt erst nach der Lumbalpunktion, da sich die Wahl der Antibiotika nach Erregern und Antibiogramm richtet
- **Virostatika** verhindern die Vermehrung von Viren
- Mit **Tuberkulostatika** in einer Dreierkombination wird die tuberkulöse Meningitis behandelt.

Prognose

Virusmeningitis
→ günstiger Verlauf
Bakt. Meningitis
→ häufig Komplikationen

Die Prognose einer Virusmeningitis ist am günstigsten. Die Letalität beträgt bei ihr etwa 10 %. An der bakteriellen Meningitis sterben 20–50 % der Erkrankten, an der tuberkulösen 25 %. Mögliche Komplikationen einer Meningitis sind:

- Hirnabszeß
- Schädigung der Hirnnerven
- Epileptische Anfälle
- Hydrozephalus.

? Übungsfragen

❶ Was ist Meningismus?

❷ Wie wird die Meningitis behandelt?

6.2 ▬ Hirnabszeß

Abgekapselter eitriger Abszeß.

Ein Hirnabszeß ist eine abgekapselte eitrige (bakterielle) Entzündung im Hirngewebe. Die Letalität liegt bei 10–20 %. Jeder vierte Überlebende wird später an einer Epilepsie leiden.

Ursache

❶ Ähnlich wie bei einer Meningitis können die Erreger über drei Wege in das Gehirn gelangen:

- **Fortgeleitet** von Infektionen im Hals-Nasen-Ohren-Bereich
- **Hämatogen** meistens von einer eitrigen Lungenentzündung oder Endokarditis
- **Traumatisch** durch eine offene Hirnverletzung. Erste Symptome zeigen sich mitunter erst Monate später.

Klinik

Akut → Kopfschmerz, Fieber, Meningismus, Bewußtseinstrübung. Chronisch → Herdsymptome, Anfälle, Hirndruckzeichen.

Die Symtome sind vielfältig. Nur bei akuten Erkrankungen werden Kopfschmerzen, Fieber, Nackensteifigkeit und Bewußtseinstrübung beobachtet. Bei chronischen Abszessen treten zunächst neurologische Herdsymptome (z.B. Hemiparese oder Sensibilitätstörungen) und epileptische Anfälle auf durch umschriebene Funktionsausfälle in der Region des Abszesses. Es können sich Zeichen eines erhöhten Hirndrucks (☞ 2.1) zeigen.

Diagnostik

- Neurologischer Status
- Im CCT lassen sich Abszesse gut darstellen
- Im EEG fallen ein Herdbefund sowie Anfallspotentiale auf
- Im Labor sind nur bei einem Teil der Erkrankten Entzündungszeichen (erhöhte BSG, Leukozytose) nachzuweisen
- Ein direkter Erregernachweis ist nur bei Punktion des Abszesses möglich
- Der Liquorbefund zeigt häufig eine leicht erhöhte Zellzahl.

Therapie

- Antibiotika
- Operation.

❷ Ein frischer, noch nicht vollständig abgekapselter Abszeß wird mit **Antibiotika** behandelt. Abgekapselte Abszesse werden operativ eröffnet und entfernt.

? Übungsfragen

❶ Wie entsteht ein Hirnabszeß?

❷ Welche Therapieformen kennen Sie?

6.3 — Enzephalitis

Entzündung des Hirngewebes.

Unter einer Enzephalitis versteht man eine Entzündung des Hirngewebes, die meistens durch Viren ausgelöst wird. Häufig tritt gleichzeitig eine *Meningitis* (Hirnhautentzündung, ☞ 6.1) und eine *Myelitis* (Rückenmarksentzündung, ☞ 6.4) auf.

Ursache

Häufigster Erreger: Herpes simplex-Virus.

Eine Enzephalitis entsteht entweder im Rahmen einer Virusinfektion des gesamten Organismus oder durch Viren, die ausschließlich Nervenzellen infizieren. Die befallenen Zellen werden hierbei beschädigt und sterben schließlich ab.

Der häufigste Erreger einer Enzephalitis ist das **Herpes-Simplex-Virus** (☞ 6.5.2). Außerdem werden Enzephalitiden ausgelöst u.a. durch Rötelnvirus, Masernvirus, FSME und HIV.

Klinik

Leitsymptome und evtl. Auftreten von organischen Psychosen.

❶ Leitsymptome der Enzephalitis sind
- Bewußtseinsstörungen
- Epileptische Anfälle
- Neurologische Herdsymptome (z.B. umschriebene Lähmungen).

Es können **organische Psychosen** (☞ Psychiatrie, 4.1) mit Desorientiertheit, Antriebsstörungen und selten auch Halluzinationen auftreten. Wenn gleichzeitig die Hirnhäute erkranken, finden sich die Symptome einer Meningitis (☞ 6.1).

Diagnostik

- Die Liquoruntersuchung zeigt eine Vermehrung der Lymphozyten; ggf. Nachweis von Antikörpern gegen Viren
- Im EEG wird eine Allgemeinveränderung beobachtet
- Bestimmte Enzephalitiden lassen sich einige Tage nach Krankheitsbeginn im CCT diagnostizieren, z.B. bei Herpes Simplex.

Therapie und Prognose

Therapie bei V.a.
Herpes-Enzephalitis:
Aciclovir.
Unbehandelt hohe
Letalität!

❷ Medikamentöse Behandlung: Aciclovir (z.B. Zovirax®) wirkt gegen Herpes-Simplex-Viren. Da diese Viren die häufigsten Erreger einer Virusenzephalitis sind, wird mit der Therapie schon beim Krankheitsverdacht begonnen. Nur so kann die Prognose erheblich verbessert werden.

Unbehandelt versterben 70 % aller an einer Herpes-Simplex-Enzephalitis Erkrankten. Durch die Therapie sinkt die Letalität auf 20 %. Bei der Hälfte der Erkrankten bleiben neurologische Ausfälle zurück.

? Übungsfragen

❶ Nennen Sie typische Symptome einer Enzephalitis!

❷ Wie wird die Enzephalitis behandelt?

6.4 Myelitis und Poliomyelitis

Myelitis

Als Myelitis wird die Entzündung des Rückenmarks bezeichnet. Sie tritt bei verschiedenen Infektionen mit Viren (z.B. FSME, Zytomegalie, HIV) und Bakterien (z.B. Treponema pallidum, Borrelien, Tuberkelbakterien) auf.

Poliomyelitis

- Infektion mit Polio-Virus
- Befall von Vorderhörnern und Hirnrinde
- Grippeähnliche Symptomatik
- Meningitis
- Lähmungen
- Keine medikamentöse Therapie bekannt, aber Prophylaxe durch Schutzimpfung.

Die Poliomyelitis, sog. Kinderlähmung, kommt seit Einführung der Schutzimpfung (Schluckimpfung) nur noch selten vor. Allerdings tritt sie in Ländern ohne gesetzliche Schutzimpfung häufiger auf, weshalb gerade bei Auslandsreisen auf einen ausreichenden Impfschutz geachtet werden muß.

Ursache

Die Kinderlähmung entsteht durch eine Infektion mit dem Polio-Virus, das von Mensch zu Mensch durch Schmierinfektion übertragen wird. Das Virus vermehrt sich zunächst in der Schleimhaut des Darms und gelangt mit dem Blut in das Nervensystem. Es zerstört Ganglienzellen im Vorderhorn des Rückenmarks, in der Hirnrinde und in anderen Regionen des ZNS.

Klinik

Zunächst tritt ein **allgemeines Krankheitsgefühl** mit grippeähnlichen Symptomen und Durchfall auf. Es kann sich auch eine lymphozytäre Meningitis (☞ 6.1) entwickeln. Bei einigen Erkrankungen kommt es zu **Lähmungen** der Extremitätenmuskeln und selten auch der Atemmuskulatur.

Therapie

Es wird zur Prophylaxe eine orale Schutzimpfung mit abgeschwächten Erregern empfohlen.

Eine medikamentöse Therapie bei Ausbruch gibt es nicht. Wegen der Ansteckungsgefahr werden die Erkrankten isoliert. Bei einer Atemlähmung müssen die Patienten beatmet werden.

Physiotherapie

Nach einer Poliomyelitis können schlaffe Lähmungen zurückbleiben. Durch eine physiotherapeutische Behandlung müssen die vorhandenen Funktionen erhalten und gefördert, sowie Sekundärschäden verhindert werden.

6.5 ▬ Virale Infektionen

6.5.1 ▬ Frühsommer-Meningo-Enzephalitis

- Infektion mit FSME-Virus durch Zeckenbiß
- Befall von Hirnstamm, Hirnnervenkernen, Vorderhornzellen
- Erst grippeähnliche Symptome, später Meningoenzephalitis, Myelitis
- Symptomatische Therapie
- Schutzimpfung möglich.

❶ Die Viren der Frühsommer-Meningo-Enzephalitis (FSME) werden wie die Erreger der Borreliose (☞ 6.6.1) durch Zecken auf den Menschen übertragen. Hauptsächlich in Süddeutschland und in Österreich ist ihr Vorkommen endemisch. Besonders betroffen sind neben Land- und Forstwirten auch Urlauber, die sich in den Endemiegebieten aufhalten.

Das Virus der FSME befällt den Hirnstamm, die motorischen Hirnnervenkerne und die Vorderhornzellen des Rückenmarkes. Somit kann es sowohl eine Meningoenzephalitis als auch eine Myelitis verursachen.

Klinik und Diagnostik

Die FSME verläuft in zwei Phasen
1. Phase (nach ca. 1 Woche): hohes Fieber mit grippeähnlichen Symptomen
2. Phase (bei 10 % der Infizierten): erneuter Fieberanstieg mit Symptomen der Meningitis, Enzephalitis und Myelitis.
Die FSME wird durch den Nachweis von Antikörpern in Liquor und Serum diagnostiziert.

Therapie

Es ist nur eine symptomatische Therapie möglich, z.B. Fiebersenkung.

Prognose und Prophylaxe

Bei 1 % der Erkrankten verläuft die FSME tödlich.

❶ Zur Prophylaxe wird vor dem Aufenthalt in Endemiegebieten eine Schutzimpfung empfohlen.

6.5.2 Herpes-simplex-Enzephalitis

- Häufigste Enzephalitis
- Vorkommen oft bei Immunschwäche
- Erst unspezifische Prodromalsymptome, später Herdsymptomatik, Krampfanfälle, EEG-Veränderungen
- Therapie mit Virostatika.

❷ Das Herpes-simplex-Virus (HSV) ist relativ weit verbreitet. Es läßt sich bei 80–90 % der Bevölkerung nachweisen. In der Regel verlaufen Infektionen mit HSV ohne Beschwerden oder nur mit einer lokalen Hautreaktion:

- HSV Typ I verursacht den Herpes labialis
- HSV Typ II den Herpes genitalis.

Die Herpes-simplex-Enzephalitis ist die häufigste Virusenzephalitis. Der Erreger dringt über die Riechschleimhaut und den N. olfactorius in das Gehirn ein.

❸ HSV-Infektionen können vor allem bei immungeschwächten (AIDS-Erkrankte, Patienten unter Immunsuppressiva) und streßgeplagten Menschen auch auf das Gehirn übergreifen. HSV Typ I verursacht dann eine Enzephalitis, HSV Typ II eine Meningitis.

Klinik

Die Enzephalitis mit HSV Typ I führt anfangs zu unspezifischen Symptomen wie Fieber, Müdigkeit und Kopfschmerzen. An dieses Prodromalstadium schließen sich Herdsymptome in Form einer Aphasie, Halbseitenlähmung oder Geruchsstörungen sowie Krampfanfälle und Bewußtseinsstörungen an.

Diagnostik

- Klinisch über typische Symptome wie Aphasie, Anfälle, Bewußtseinstrübung
- Die Liquoruntersuchung ergibt Erhöhung von Zellzahl und Eiweißgehalt; Antikörper lassen sich erst nach 1 Woche nachweisen
- Das EEG zeigt Herdbefund, Allgemeinveränderung und epileptische Anfallsbereitschaft
- Im CCT und MRT markieren sich nach wenigen Tagen hypodense (aufgelockerte) Areale bzw. Nekrosen.

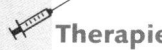

Therapie

Schon bei einem Krankheitsverdacht durch o.g. Symptome und EEG-Veränderungen wird mit einer virostatischen Therapie begonnen.

6.5.3 Herpes Zoster

Reinfektion mit Varizella-Zoster-Virus → Gürtelrose.

Der Erreger des Herpes Zoster ist identisch mit dem Windpokken-Virus (Varizella-Zoster-Virus). Wenn Viren nach einer Windpocken-Infektion in Spinalganglien zurückbleiben, können sie sich unter bestimmten Voraussetzungen im Erwachsenenalter erneut vermehren. Sie führen dann in dem Hautareal, das durch Nerven aus dem entsprechendem Ganglion sensibel versorgt wird, zu typischen Hautbläschen und neurologischen Symptomen.

Klinik

- Schmerzen
- Sensibilitätsstörungen
- Motorische Ausfälle
- Meningitis, Enzephalitis, Myelitis
- Zosterneuralgie.

❹ Es zeigen sich Bläschen, die meistens in den gürtelförmigen Hautsegmenten des Rumpfes auftreten, deshalb »Gürtelrose«. Es können auch andere Hautareale betroffen sein, z.B. das Gesicht durch Äste des N. trigeminus, sog. »Kopfrose«.

Weitere Symptome sind:
- Schmerzen und Sensibilitätsstörungen in dem betroffenen Hautareal
- Ein Zoster ophthalmicus verursacht Sehstörungen
- Motorische Ausfälle, z.B. eine periphere Fazialisparese mit Ausfall aller gleichseitig gelegener Gesichtsmuskeln.

Mögliche Komplikationen sind eine Meningitis, Enzephalitis oder Myelitis.

❺ Der Herpes Zoster heilt in der Regel folgenlos ab. Bei älteren Patienten kann eine postherpetische **Zosterneuralgie** mit ziehenden oder brennenden Dauerschmerzen zurückbleiben.

Diagnostik und Therapie

- Aciclovir
- Kortikoide
- Carbamazepin, Antidepressiva.

Entscheidend ist das klinische Bild.
Ein Virostatikum wird oral oder i.v. gegeben und hemmt die Vermehrung der Viren. Die rechtzeitige Gabe von Virostatika und ggf. eine Therapie mit Glukokortikoiden können die Ausbildung einer Zosterneuralgie verhindern.
Eine Zosterneuralgie wird mit Antikonvulsiva oder trizyklischen Antidepressiva behandelt.

6.5.4 ── AIDS

(engl. acquired immuno deficiency syndrom)

❻ Das HI-Virus *(human-immunodeficiency-Virus)* ist lymphotrop und neurotrop, d.h. es befällt »gerne« Lymphozyten und Nervenzellen. Dadurch kommt es zur Immunschwäche mit opportunistischen Infektionen und zu neurologischer Symptomatik (☞ Psychiatrie, 4.2.4).

Klinik

Symptome sind von befallenen Strukturen abhängig.
Gefahr opportunistischer Infektionen ↑.

Verschiedene Strukturen des Nervensystems können infiziert werden. Es zeigen sich dann entsprechend Symptome einer Enzephalitis, Meningitis, Myelitis (mit Schwäche der Beine) oder Polyneuropathie (☞ 13.1).

Kurz nach der Infektion tritt in seltenen Fällen eine **akute Meningoenzephalitis** auf. Eine **chronische Meningitis** führt zu Hirnnerven-Ausfällen. Im weiteren Verlauf der Erkrankung entwickelt sich häufig eine **subakute HIV-Enzephalopathie** mit psychischen Symptomen und Paraparese, die dann in die HIV-assoziierte **Demenz** übergehen kann.

Diagnostik

Opportunistische Infektionserreger bei HIV:
- Toxoplasmen
- Zytomegalie-Viren
- Herpes-Viren.

- Nachweis von Antikörpern gegen das HI-Virus in Blut und Liquor
- Bei opportunistischen Infektionen des Gehirns mit Toxoplasmen, Zytomegalie-Viren, Herpes-simplex-Viren können Erreger oder Antikörper in Blut und Serum nachgewiesen werden
- Im CCT findet sich eine Hirnatrophie.

Therapie

Eine kausale Therapie oder Impfung gibt es nicht, daher ist die Infektionsprophylaxe mit sexualhygienischer und sozialer Beratung von großer Bedeutung.

Azidothymidin (Retrovir®) hemmt die Vermehrung von HI-Viren und mildert den Verlauf der Erkrankung. Bei opportunistischen Infektionen werden diese mit Antibiotika und Virostatika therapiert.

Übungsfragen

❶ Wie wird die FSME übertragen und welchen Schutz gibt es vor der Infektion?

❷ Welche Erkrankungen können Herpes-Simplex-Viren verursachen?

❸ Welche Patienten sind besonders durch eine Herpes-Simplex-Enzephalopathie gefährdet?

❹ Nennen Sie das typische Symptom eines Herpes Zoster!

❺ Was ist der Unterschied zwischen einer primären und einer sekundären Infektion des Nervensystems im Rahmen von AIDS?

6.6 Bakterielle Infektionen

6.6.1 Borreliose

Infektion mit Borrelia burgdorferi.

❶ Die Borreliose gehört zu den bakteriellen Infektionen des Nervensystems. Der Erreger, *Borrelia burgdorferi,* wird durch einen Zeckenbiß übertragen. Vom Speichel der Zecken gelangen die Borrelien über das Blut bis ins ZNS. Durch den Befall des Nervensystems treten im Verlauf der Infektion verschiedene internistische und neurologische Symptome auf.

Klinik

Typische Stadien der Erkrankung.

Die Krankheit verläuft in mehreren Stadien.
1. Stadium: Das *Erythema chronicum migrans* ist eine Hautrötung, die sich in den ersten Tagen bis Wochen nach dem Zeckenbiß um die Bißstelle herum bildet und sich langsam ausbreitet. Zudem treten allgemeine Entzündungszeichen wie Krankheitsgefühl, Fieber u.a. hinzu.
2. Stadium: Ca. einen Monat nach dem Zeckenbiß kommt es zu einer *lymphozytären Meningitis, Myelitis* oder *Hirnnervenlähmungen* (v.a. N. facialis) und Polyradikuloneuritis (Infektion mehrerer Spinalnerven-Wurzeln und dazugehöriger Nervenabschnitte) mit Schmerzen an Rumpf und Extremitäten und peripheren Paresen.
3. Stadium: Nach mehr als einem Jahr schubweise verlaufende *Enzephalomyelitis* (kombinierte Gehirn- und Rückenmarksentzündung).
Neben den neurologischen werden auch internistische Erkrankungen wie Arthritis, Myokarditis sowie Hauterkrankungen beobachtet.

Diagnostik

- In der Anamnese findet sich ein Zeckenstich. Allerdings können sich viele Erkrankte weder an den Stich noch an das typische Erythema migrans erinnern
- Im Liquor werden Antikörper und Zeichen einer lymphozytären Entzündung gefunden
- Das CCT und MRT zeigen im dritten Stadium ähnliche Befunde wie bei der Multiplen Sklerose (☞ 7).

Therapie und Prognose

Antibiotikatherapie.

Mit Antibiotika läßt sich die Entzündung gut behandeln. Meistens bilden sich die Symptome zurück, im dritten Stadium allerdings nur unvollständig.

6.6.2 Neurolues

Neurolues als Tertiärstadium der Infektion mit Treponema pallidum.
- Meldepflicht
- Therapie mit Penizillin.

Verlauf in drei Stadien:
- Primärstadium
  → Papel im Genitalbereich
- Sekundärstadium
  → Exanthem, Luische Meningitis
- Tertiärstadium
  → Lues cerebrospinalis, Progressive Paralyse, Tabes dorsalis.

Die Lues, auch Syphilis genannt, gehört zu den meldepflichtigen Geschlechtskrankheiten. Der Erreger ist *Treponema pallidum*, welches alle Gewebe des Körpers befallen kann. Es treten verschiedene neurologische und psychiatrische Symptome auf (☞ Psychiatrie).

Klinik

Die Krankheit verläuft in drei Stadien:
Das Primärstadium (1–3 Wochen nach der Infektion) ist durch eine gerötete, nässende Papel (sog. harter Schanker) im Genitalbereich sowie vergrößerte Leistenlymphknoten gekennzeichnet. Diese Symptome verschwinden spontan nach 5 Wochen.

Im Sekundärstadium (2–3 Monate nach der Infektion) tritt als Leitsymptom ein Exanthem in Erscheinung. Neben vielfältigen internistischen und dermatologischen Erkrankungen kann sich jetzt eine *luische Meningitis* ausbilden.

Die Symptome der internistischen Erkrankungen des Sekundärstadiums können sich auch ohne Therapie zurückbilden. Es besteht dann ebenso wie nach einer nicht ausreichend behandelten Lues die Gefahr, daß weitere fünf bis 50 Jahre später das Tertiärstadium auftritt. Dieses ist gekennzeichnet durch einen nekrotischen Zerfall der betroffenen Organe. Im Bereich des Nervensystems bildet sich die **Neurolues** mit unterschiedlichen, im folgenden beschriebenen Krankheitsbildern:
- Lues cerebrospinalis
- Progressive Paralyse (Psychiatrie, ☞ 4.2.4)
- Tabes dorsalis.

Diagnostik

- Nachweis der Antikörper gegen Treponema pallidum in Blut und Liquor über TPHA-Test (**T**reponema-**p**allidum-**H**ämagglutinations-Test), FTA-Abs-Test (**F**luoreszenz-**T**reponema-**A**ntikörper-**A**bsorptions-Test)
- Im CCT werden Läsionen nachgewiesen.

Therapie
Die Lues wird antibiotisch behandelt.

Lues cerebrospinalis

- Entzündung der Hirngefäße
- Allgemeinsymptome
- Neurologische Ausfälle
- Ischämische Insulte
- Demenz.

Bei dieser Form der Lues kommt es zur Entzündung der Gefäßinnenwände des Gehirns. Es kommt zur Schwellung und Einengung der Gefäße und damit zur verminderten Blutversorgung des Gewebes mit der Folge ischämischer Hirnschäden.

Klinik

Neben den typischen Lues-Symptomen und Allgemeinsymptomen (Kopfschmerzen, Leistungsschwäche) treten auch neurologische Ausfälle im Sinne von rezidivierenden ischämischen Insulten (☞ 5.1) auf. Im weiteren Verlauf kann sich eine Demenz entwickeln.

Progressive Paralyse

Enzephalitis von Frontalhirn und Stammganglien

Unter progressiver Paralyse wird eine Enzephalitis des Frontalhirns und der Stammganglien mit fortschreitendem Untergang von Gehirngewebe verstanden (☞ Psychiatrie, 4.2.4).

Klinik

- Persönlichkeitsveränderungen
- Leistungsabfall
- Affektlabilität
- Psychiatrische Symptome.

Leitsymptome sind Persönlichkeitsänderung mit Leistungsabfall und Affektlabilität. Es treten außerdem verschiedene neurologische und psychiatrische Symptome auf:

- Störungen von Merkfähigkeit, Gedächtnis und Konzentration, die bis zur Demenz fortschreiten
- Affektive Störungen wie Manie oder Depression
- Artikulationsstörungen und Koordinationsstörungen
- Unsicherheit von Bewegungen
- Fehlende oder mangelhafte Pupillenreaktion
- Epileptische Anfälle
- Zentrale Lähmung im Endstadium.

Tabes dorsalis

Befall von Hinterwurzeln und Hintersträngen

Bei der Tabes dorsalis *(lat. tabescere = schmelzen)* bilden sich die Hinterwurzeln und Hinterstränge des Rückenmarks zurück.

Klinik

- Störung der Schmerzempfindung
- Sensible Störungen
- Augensymptome
- Ataxie.

Das Leitsymptom der Tabes dorsalis ist die Störung der Schmerzempfindlichkeit. Schmerzreize werden erst mit Verzögerung, im weiteren Verlauf der Krankheit gar nicht mehr wahrgenommen. Zudem kommt es auch zu Störungen anderer sensibler Qualitäten (Vibration, Lagesinn).

Weitere Symptome sind:

- Sensible Ataxie und Ausfall der Reflexe sowie Hypotonie der Muskulatur im Rahmen der Degeneration der Hinterstränge und Hinterwurzeln
- Lichtstarre, entrundete Pupillen
- Sehstörungen durch eine Atrophie des N. opticus
- Lähmung der Augenmuskeln.

6.6.3 Tetanus

- Infektion mit Clostridium tetani
- Befall der motorischen Vorderhornzellen

❷ Tetanus (Wundstarrkrampf) wird ausgelöst durch das Toxin des Bakteriums *Clostridium tetani*. Dieser Erreger kommt überall vor und gelangt durch verschmutzte Wunden (selten auch durch Operationen) in den Körper. Im Rückenmark blockiert das Toxin einen Regulationsmechanismus der motorischen Vorderhornzellen. Die Folge ist eine unkontrollierte Kontraktion der Muskeln.

Klinik

- Muskelkrämpfe, Risus sardonicus
- Typische EMG-Veränderungen.

Nach unspezifischen Prodromi (Kopfschmerzen, Mattigkeit) zeigen sich unterschiedlich lokalisiert Muskelkrämpfe, die durch äußere Reize wie Licht und Lärm ausgelöst werden:

- Kieferklemme und typischer Risus sardonicus (»teuflisches Grinsen« durch Verkrampfung der mimischen Muskulatur)
- Streckkrampf der Extremitäten mit Opisthotonus (extreme Beugung ins Hohlkreuz)
- In kurzer Zeit Generalisation der Muskelspasmen bei erhaltenem Bewußtsein
- Tod bei 20–30 % der Erkrankten durch Atemlähmung.

Diagnostik

Im EMG zeigen sich typische Aktivitätsmuster, die durch akustische und taktile Reize verstärkt werden.

Therapie und Prophylaxe

- Antitoxingabe
- Offene Wundbehandlung
- Antibiotika
- Sedierung, Muskelrelaxation
- Hochkalorische Infusionen
- Prophylaxe durch Schutzimpfung.

Der Patient muß intensivmedizinisch betreut werden:

- Gabe von Antikörpern gegen das Toxin
- Hochkalorische Infusionstherapie
- Offene Wundbehandlung
- Antibiotika
- Sedierung und Muskelrelaxierung
- Abschirmung gegen äußere Reize.

❸ Durch einen vorhandenen Impfschutz mittels regelmäßiger Tetanusschutzimpfung wird die Erkrankung verhindert. Bei fehlendem Impfschutz wird passiv mit Antikörpern gegen das Tetanus-Toxin geimpft.

6.7 CREUTZFELDT-JAKOB-Krankheit

- Degenerative Hirnerkrankung
- Ausgelöst durch Prionen
- Enzephalopathie
- Ähnlichkeit mit BSE und Scrapie.

Die CREUTZFELDT-JAKOB-Krankheit *(Creuztfeld-Jakob-Disease = CJD)* ist eine degenerative Erkrankung des Gehirns, die durch infektiöse Prion-Moleküle (s.u.) ausgelöst wird. Es entsteht eine sog. spongiforme Enzephalopathie, bei der das Hirngewebe »schwammartig« zersetzt wird. Die CJD tritt mit einer Häufigkeit von 1 : 1 Million auf. Die Krankheit führt innerhalb weniger Monate zum Tod.

Es sind weitere Erkrankungen mit einem vergleichbaren Erreger und einer ähnlichen morphologischen Schädigung beim Menschen und bei verschiedenen Tierarten bekannt. Die bekanntesten Vertreter aus letztgenannter Gruppe sind die **bovine spongiforme Enzephalopathie** (BSE oder „Rinderwahnsinn") und **Scrapie** (Traberkrankheit bei Schafen und Ziegen).

Ursache

Zelluntergang durch Veränderung körpereigener Prionen. Veränderte Prionen sind infektiös.

Prione sind Eiweißmoleküle, die physiologisch auf der Oberfläche von Nervenzellen vorkommen. Mitunter kommt es zur Veränderung der Eiweißstruktur des Prions und damit seiner Raumstruktur. Aus noch nicht geklärter Ursache gehen Zellen mit einem derartigen pathologischen Prion-Molekül unter. Offenbar sind pathologische Prione infektiös: Wenn sie in Kontakt mit einem physiologischen Prion kommen, können sie dieses in ein pathologisches umwandeln. Im Sinne einer Kettenreaktion breitet sich die Infektion über das ganze Gehirn aus.

Drei verschiedene Ursachen und Verläufe werden bei der CJD beobachtet:
- Sporadisches Auftreten
- Familiäre Form
- Durch Infektion verursachte Erkrankung.

Bei allen Formen wird eine genetische Veranlagung vermutet.

Infektion von
Hirngewebe durch:
- Infiziertes Gewebe
- Wachstumshormon
- Schlecht desinfizierte
  Instrumente.

Die Infektion erfolgt durch direkten Kontakt von Hirngewebe mit infiziertem Gewebe, beispielsweise bei Transplantation von Dura und Kornea, Gabe von menschlichem Wachstumshormon oder bei Einsatz unzureichend desinfizierter chirurgischer Instrumente. Ob die CJD durch die Nahrung übertragen wird oder ob der Verzehr von BSE-verseuchtem Rindfleisch zu einer CJD-Infektion führt, war bei Drucklegung des Buches umstritten.

Klinik

Leitsymptome der CJD sind **Demenz** und **Myoklonien.** Außerdem werden beobachtet: Ataxie, zentrale Paresen, extrapyramidale Störungen, pathologische Reflexe und gesteigerte Eigenreflexe.

Diagnostik

Hinweise geben typische **EEG**-Veränderungen, die allerdings nicht bei allen Patienten auftreten. Die Verdachtsdiagnose stützt sich auf die Symptomentrias **Demenz, Myklonie** und **triphasische EEG-Komplexe.** Die Diagnose kann häufig erst nach dem Tod durch eine Obduktion sicher gestellt werden.

Differentialdiagnostisch ist immer an andere, weitaus häufigere Demenzursachen zu denken.

7 Multiple Sklerose

Die Multiple Sklerose (MS) ist eine chronisch entzündliche Erkrankung des zentralen Nervensystems. In Mitteleuropa erkranken zwischen 3 und 7 von 10.000 Menschen. Die ersten Symptome der MS zeigen sich zwischen dem 20. und 40. Lebensjahr. Durch nacheinander verlaufende Schübe können verschiedene Systeme betroffen sein. Häufig wird der Begriff **Enzephalomyelitis disseminata** (wörtlich übersetzt: ausgesäte, gestreute Entzündung des Gehirns und Rückenmarkes) synonym verwandt.

Ursache

Die Ursache der MS ist noch nicht geklärt. Vermutlich handelt es sich um eine Erkrankung, an deren Auftreten unterschiedliche Faktoren beteiligt sind: Vererbung, Autoimmunstörung und u.U. Virusinfektion mit Slow-Virus.

❶ Es betrifft vor allem die weiße Substanz des gesamten ZNS. Herdförmig lösen sich die Markscheiden der Nervenzellen auf, weshalb eine Weiterleitung nervaler Erregungen an diesen Stellen nicht mehr möglich ist. An den »multiplen« (vielen) Entmarkungsherden wird das Nervengewebe durch eine Narbe ersetzt und es kommt zu einer »Sklerose«.

Klinik

Leitsymptome der MS sind der (meistens) schubweise oder chronisch progrediente Verlauf und die Kombination von verschiedenen neurologischen Ausfällen.

- **Motorische Störungen:** Störung der Feinmotorik und zentrale Paresen mit Spastik oder Hemi- oder Tetraplegie
- **Sensibilitätsstörung** an Händen und Füßen mit Schmerzen, Mißempfindung, Taubheitsgefühl u.a.
- **Kleinhirnstörung:** Intentionstremor, skandierende (mühsame, stockende) Sprache, Ataxie.

Diese Störungen führen gemeinsam zu einem unsicheren, breitbeinigen, steifen Gangbild.

Weitere Folgen der Entmarkung sind:
- Nystagmus (☞ 1.2.5), Doppelbilder durch Augenmuskellähmungen, (vorübergehende) Erblindung durch Optikusneuritis (Sehnerventzündung) sowie Sehstörungen, die das zentrale Sehen betreffen

- Inkontinenz
- Psychische Veränderungen (z.B. Euphorie, Demenz) mit emotionaler Labilität, später auch psychomotorischer Verlangsamung und affektiven Störungen (☞ Psychiatrie, 2).

Diagnostik

- Im **Liquor** ist vor allem die Zahl der Antikörper (IgG) erhöht
- **Evozierte Potentiale** zeigen Störungen der Nervenleitung
- Im **MRT** werden Entmarkungsherde sichtbar.

Verlauf

Verlaufsformen der MS:
- Schubförmiger Verlauf mit Remissionen
- Bleibende Defekte
- Chronisch progredienter Verlauf ohne vollständige Remissionen.

❷ Die Erkrankung verläuft überwiegend in Schüben, die meistens nicht länger als 2 Monate andauern. Nach einem Schub können sich die neurologischen Ausfälle fast vollständig zurückbilden, d.h. **Verlauf mit Remission.** Patienten leben und arbeiten dann wieder unbehindert. Allerdings nehmen die bleibenden Schäden mit jedem Schub zu.

Bei einem Drittel der Patienten nimmt die MS einen **chronisch progredienten Verlauf.** In diesem Fall kommt es zu keiner oder nur einer geringen Rückbildung der neurologischen Symptome.

Ein Viertel der Patienten verstirbt innerhalb von 15 Jahren nach Ausbruch der MS. Bei der Hälfte der Erkrankten nimmt die MS einen gutartigen Verlauf mit einer Überlebenswahrscheinlichkeit von 30 Jahren oder länger.

Therapie

- Kortikoide
- Immunstimulantien
- Muskelrelaxantien
- Physiotherapie.

- Eine ursächliche Therapie der MS ist nicht bekannt.
- Zur symptomatischen Behandlung werden Kortikoide verabreicht, um die Dauer des Schubes zu verkürzen. Außerdem wird u.a. mit Immunstimulanzien und Muskelrelaxanzien behandelt.

Physiotherapie

- Kompensation der Bewegungsstörungen
- Vermeidung von Folgeschäden
- Funktionserhaltung der vorhandenen Muskulatur.

❸ Die Physiotherapie bei MS besteht überwiegend darin, die vorübergehenden oder bleibenden Bewegungsstörungen zu kompensieren, Sekundärschäden zu vermeiden sowie die vorhandenen Funktionen zu erhalten. Eine Überforderung muß in jedem Fall vermieden werden, da sie einen Schub auslösen kann.

? Übungsfragen

❶ Welche anatomischen Strukturen erkranken bei der Multiplen Sklerose?

❷ Wie sieht der typische Verlauf einer MS aus?

❸ Was ist die Aufgabe der Physiotherapie bei MS-Patienten?

8   Verletzungen des Gehirns

8.1   Schädelverletzung und Hirntrauma

❶   Wenn stumpfe Gewalt auf den Schädel einwirkt, kommt es – abhängig von der Stärke des Schlages oder Stoßes – zu unterschiedlich ausgeprägten Beschwerden oder Störungen des knöchernen Schädels oder der Gehirnmasse:

Eine Schädelverletzung betrifft den knöchernen Schädel. Bei einem Hirntrauma wird die Hirnsubstanz vorübergehend oder dauernd in Mitleidenschaft gezogen.

Sind Schädel und Gehirn gleichzeitig verletzt, spricht man von einem **Schädel-Hirn-Trauma** (SHT). Abhängig vom klinischen Befund wird das SHT in verschiedene Grade eingeteilt:
- **SHT 1. Grades:** Bewußtlosigkeit kürzer als 5 Minuten
- **SHT 2. Grades:** Bewußtlosigkeit zwischen 5 und 30 Minuten und vorübergehende neurologische Schäden
- **SHT 3. Grades:** Bewußtlosigkeit länger als 30 Minuten und bleibende neurologische Schäden.

8.1.1   Schädelprellung und Schädelfraktur

Klinik

Eine Schädelprellung geht meist mit Kopfschmerzen ohne neurologische Ausfälle und Bewußtseinsstörungen einher. Bei einer Schädelfraktur können die Kalotte oder die Schädelbasis betroffen sein. Symptome sind:
- Schmerzen
- Neurologische Ausfälle und epileptische Anfälle durch lokale Reizung, wenn Knochenfragmente auf die Hirnrinde drücken.

Bei einer Schädelbasisfraktur zeigen sich folgende Symptome
- Brillenhämatom, Blutung oder Liquorfluß aus Nase und Gehörgang
- Hirnnervenausfälle, z.B. Riechstörung.

Marginalien:

- Schädelverletzung → Knochenschaden
- Hirntrauma → Hirnsubstanzschaden
- SHT → Knochen- und Hirnverletzung.

Einteilung der SHT in 3 Schweregrade

Verletzungen des Schädels:
- Schädelprellung
- Schädelfraktur
- Schädelbasisfraktur.

Diagnostik

- Anamnese
- Klinik
- Röntgen
- CCT.

Die Anamnese und typische Symptome sind meist richtungsweisend. Röntgenaufnahmen zeigen in der Regel nur eine Kalottenfraktur; eine Schädelbasisfraktur wird im CCT gesichert. Die Schädelprellung wird aufgrund der Beschwerden diagnostiziert.

Therapie

- Analgetika
- Bettruhe
- Evtl. Operation.

Die Therapie der Schädelprellung beschränkt sich auf die Gabe von Analgetika und Bettruhe des Patienten. Bei Frakturen und Blutungen ist evtl. eine **Operation** notwendig.

Als **Komplikationen** kommen Hämatome und Entzündungen vor.

8.1.2 Hirntrauma

Commotio cerebri

- Leichtes Hirntrauma
- Kurzzeitige Hirnfunktionsstörung
- Bewußtseinsstörung ≤ 1 Std.
- Keine bleibenden Schäden
- Bettruhe und Analgetika als Therapie
- Spontanheilung nach ca. 3 Wochen.

❷ Die *Commotio cerebri* (Gehirnerschütterung) ist eine leichte Form des Hirntraumas. Dabei tritt eine vorübergehende Funktionsstörung der Hirnrinde auf. Die Hirnsubstanz wird nicht geschädigt.

Leitsymptome der Commotio cerebri sind

- **Bewußtlosigkeit** oder Somnolenz, die wenige Sekunden bis zu einer Stunde andauert
- **Retrograde Amnesie:** Erinnerungsstörungen für die Zeit vor dem Unfall (Psychiatrie, ☞ 2.2)
- **Anterograde Amnesie:** Erinnerungsstörungen für die Zeit nach dem Unfall (Psychiatrie, ☞ 2.2)
- Übelkeit und Erbrechen, Kopfschmerzen.

Diagnostik und Therapie

Da es zu keinen bleibenden Schäden kommt, läßt sich eine Gehirnerschütterung mit technischen Methoden nicht nachweisen. Nach kurzzeitiger Bettruhe (im abgedunkelten Raum) und Gabe von Analgetika bilden sich die Beschwerden innerhalb weniger Wochen zurück. Wegen der Gefahr der Hirnblutung (☞ 8.2) ist eine engmaschige Überwachung im Krankenhaus erforderlich.

- Hirnprellung
- Schädigung der Hirnsubstanz
- Blutungen, Nekrosen
- Hirnödem
- Bewußtseins-störung ≥ 1 Std.
- Folgeschäden mögl.

Contusio cerebri

Contusio cerebri bezeichnet die Hirnprellung. Die Hirnsubstanz erleidet Schädigungen, wenn sie durch die Wucht eines Schlages oder Aufpralls gegen den Schädelknochen gequetscht wird. Es kommt zu Gewebeschäden mit kleinen Blutungen, Nekrosen und folgendem Hirnödem (SHT 2. und 3. Grades).

Klinik

Bewußtseinsstörung, die länger als wenige Minuten andauert, ist das Leitsymptom. Außerdem treten auf:

- **Neurologische Herdsymptome** wie Lähmungen, Sensibili-tätsstörungen, epileptische Anfälle
- **Psychiatrische Störungen,** wie Koma, Delir und Demenz können im Verlauf auftreten
- In schweren Fällen bei Schädigung des Hirnstammes auch ein **Apallisches Syndrom** oder **Locked-in-Syndrom** (☞ 2.1).

Diagnostik

- Das EEG ist im akuten Zustand verlangsamt und zeigt einen Herdbefund
- Im CCT werden Substanzschäden und Blutungen sichtbar.

Therapie

- In der Akuttherapie Stabilisierung und Sicherung von Kreis-lauf und Atmung
- Osmotherapie (☞ 2.1) wegen des Hirnödems.

Prognose

Auf eine Contusio cerebri können Spätschäden folgen:

- Neurologische Spätschäden richten sich nach der Schwere der Verletzung; in leichten Fällen können Herdsymptome bleiben, z.B. epileptische Anfälle
- Traumatischer Spätabszeß

Psychische Spätschäden sind

- Wesensänderung mit Antriebsarmut und Verflachung der Persönlichkeit
- Nachlassen der intellektuellen Fähigkeiten und der Belast-barkeit.

Übungsfragen

❶ Was unterscheidet eine Schädelverletzung von einem Hirntrauma?

❷ Was kennzeichnet eine Commotio cerebri?

8.2 Hirnblutungen

Lokalisationen von
Hirnblutungen:
- Epidural
- Subdural
- Intrazerebral.
Diagnosestellung
mit CCT.

❶ Durch ein äußeres Trauma können Blutgefäße im Gehirn reißen. Es kommt zu einer Blutung in die Zwischenräume der Hirnhäute oder in das Gehirn: (von außen nach innen) **epidural, subdural, subarachnoidal** und **intrazerebral.** Die Subarachnoidalblutung wird häufiger durch eine Aneurysma-Ruptur als durch ein Trauma verursacht (☞ 5.3). Mittel der Wahl, um die Diagnose Hirnblutung zu sichern, ist das CCT.

Bei jeder Schädelverletzung oder Hirntrauma besteht die Gefahr einer folgenden Hirnblutung. Diese ist durch wiedereinsetzende Schläfrigkeit und Hirndruckzeichen wie Übelkeit, veränderte Pupillenreaktion und Druckpuls zu erkennen. Deshalb muß jeder Patient nach einem Schädeltrauma mit Bewußtlosigkeit mind. 24 Stunden engmaschig überwacht werden.

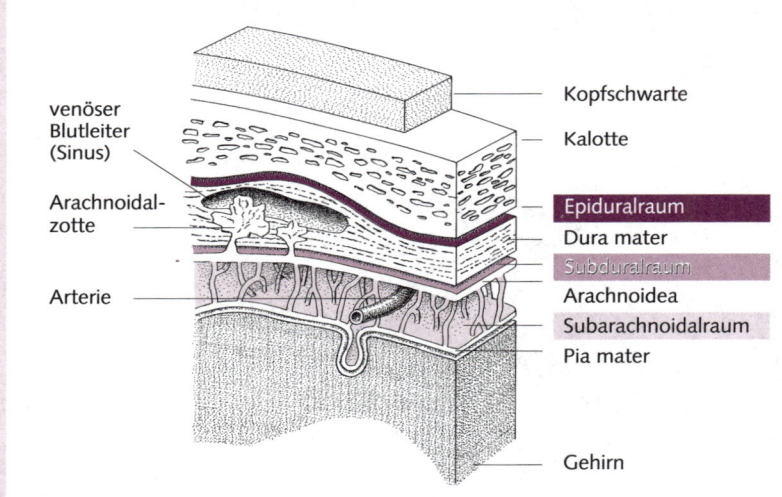

Abb. 8.1
Hirnhäute [A300–190]

8.2.1 Epidurales Hämatom

Epiduralblutung
→ Ruptur der A.
meningea media.

Beim epiduralen *(epi = oberhalb)* Hämatom zerreißt meistens die A. meningea media durch ihre exponierte Lage in der Schläfenregion. Es bildet sich ein Hämatom zwischen Dura (harter Hirnhaut) und Schädelknochen.

Klinik und Diagnostik

- **Bewußtseinstrübung** als Leitsymptom, welche einige Minuten oder Stunden nach dem Trauma einsetzt
- **Halbseitige Lähmung** der gegenüberliegenden Körperhälfte
- **Pupillenerweiterung** auf der Seite des Hämatoms.

Im weiteren Verlauf kann es durch den steigenden Hirndruck zu Einklemmungssyndromen kommen (☞ 2.1).
Die Diagnose wird im **CCT** gestellt.

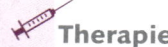

Therapie

Sofort Entlastung schaffen!

Der Schädel muß schnell eröffnet werden (Trepanation), um das Hämatom abzulassen und so den Druck auf die Gehirnmasse abzuschwächen. 70–90 % der Betroffenen sind nach einer solchen Operation wieder voll arbeitsfähig.

8.2.2 Subdurales Hämatom

Subdurales Hämatom → Ruptur von Venen.

❷ Beim subduralen *(sub = unterhalb)* Hämatom bildet sich nach einer Schädigung von Venen ein Bluterguß zwischen Dura mater und Arachnoidea. In manchen Fällen kann ein leichtes Trauma für die Entstehung dieses Hämatoms ausreichen. Es wird zwischen akutem und chronischem subduralen Hämatom unterschieden.

Klinik und Diagnostik

Unterscheidung von akutem und chronischem SDH.

Akutes subdurales Hämatom

- Bewußtseinstrübung direkt im Anschluß an das Trauma
- Einseitige Mydriasis und Hemiparese.

Chronisches subdurales Hämatom

- Die Symptome zeigen sich häufig erst Tage oder Wochen nach dem Unfall
- Langsam zunehmende Störung von Bewußtsein und Antrieb als Leitsymptom
- Steigender Hirndruck.

Das Hämatom ist im CCT gut zu erkennen.

Therapie

Ein großes Hämatom muß operativ entfernt werden, kleinere Hämatome werden resorbiert.

8.2.3 ▬ Intrazerebrales Hämatom

Intrazerebrales
Hämatom → oft
Aneurysmaruptur.

Das intrazerebrale Hämatom ist gekennzeichnet durch eine Blutung im Gehirn. Ursachen sind Trauma oder Riß eines Aneurysmas (☞ 5.3).

Klinik und Diagnostik

- Kopfschmerzen
- Bewußtseinstrübung
- Hemiparese als Leitsymptom, die bei Verletzung eines kleines Blutgefäßes erst nach einem beschwerdefreien Intervall auftritt
- Aphasie.

Das CCT weist bestehende Blutungsherde auf.

Therapie und Prognose

Frühzeitige Operation
oder Punktion.

Große Hämatome, die zu einer Massenverschiebung und Einklemmung (☞ 2.1) führen, müssen operativ entfernt oder, falls dies nicht möglich ist, punktiert werden. Ein Hirnödem wird mit Medikamenten behandelt.

Die Letalität ist relativ hoch. Es kann sich ein Apallisches oder Locked-in-Syndrom (☞ 2.1) entwickeln.

? Übungsfragen

❶ Welche unterschiedlichen Hirnblutungen gibt es und wie werden sie diagnostiziert?

❷ Was ist ein subdurales Hämatom?

8.3 ▬ Schädigungen des Kleinhirns

Unterscheidung
zwischen angeborenem
und erworbenem
Kleinhirnsyndrom.

Erworbene oder angeborene Erkrankungen des Kleinhirns werden unter dem Begriff **Kleinhirnsyndrom** zusammengefaßt. Das Kleinhirn kann sowohl durch Gewalteinwirkung als auch durch Tumore, athrophische Prozesse, Vergiftungen oder Entzündungen geschädigt werden. Ein Kleinhirnsyndrom kann bereits im Säuglingsalter auftreten (angeborenes Kleinhirnsyndrom). Bei Kleinhirnschädigung kommt es zu Störungen der Bewegungskoordination (Ataxie, ☞ 1.2.5.).

Ursachen

Mögliche Ursachen:
- Raumfordernde Prozesse
- Degeneration
- Entzündungen
- angeborene Fehl- od. Mangelentwicklung.

- Angeborene **Fehl-** oder **Mangelentwicklung** des Kleinhirns
- Trauma
- **Kleinhirntumor:** Medulloblastom (☞ 2.2.1), Astrozytom (☞ 2.2.2), Kleinhirnbrückenwinkeltumor (☞ 2.2.4), Metastasen (☞ 2.2)
- **Kleinhirninfarkt:** Meist durch Gefäßwandveränderungen der entsprechenden Arterie verursacht (☞ 5.1)
- **Kleinhirnblutung:** Je nach Ausdehnung kann die Blutung rasch raumfordernd wirken und Liquorabflußstörungen verursachen
- **Entzündliche Erkrankungen:** z.B. Multiple Sklerose (☞ 7)
- **Degenerative Erkrankungen:** z.B. FRIEDREICHsche Ataxie (☞ 11.1) oder erblich bedingte Systemdegenerationen.

 ### Klinik

Beim angeborenen Kleinhirnsyndrom zeigen sich
- Hypotonus
- Hyperkinese
- Störungen der Gang- und Sprachentwicklung
- Geistiger Entwicklungsrückstand.

Leitsymptome der Kleinhirnschädigung: ataktische Bewegungsstörungen. Unterscheidung zwischen medialen und lateralen Kleinhirnzeichen.

Bei erworbenen Kleinhirnsyndromen liegen meist **ataktische Bewegungsstörungen** (☞ 1.2.5) vor. Dies sind die Leitsymptome der Kleinhirnschädigung. Je nach Ort der Störung treten unterschiedliche Zeichen auf.

❷ Man unterscheidet mediale und laterale Kleinhirnzeichen. Sind die Symptome einseitig vorhanden, zeigen sie eine gleichseitige Schädigung des Kleinhirns an.

Mediale Kleinhirnzeichen

Typische Symptome bei Schädigung des mittleren Kleinhirnanteils.

Bei einer Schädigung des mittleren Kleinhirnanteils (Kleinhirnwurm) zeigen sich typische Symptome.
- **Rumpfataxie:** Fallneigung zur betroffenen Seite, aufrechter Sitz nicht möglich.
- **Gangataxie:** Breitbeiniger Gang mit Abweichungen und Fallneigung zur betroffenen Seite, Balancieren auf einer Linie ist nicht möglich.
- **Nystagmus** (☞ 1.2.5)
- **Schwindel** (☞ 1.2.5)
- **Hypotonie** der Muskulatur der betroffenen Seite
- **Skandierendes Sprechen:** Abgehackter Sprachfluß mit deutlicher Betonung jeder einzelnen Silbe
- Abnorme Stütz-, Halte- und Stellreflexe (☞ 1.2.2).

Typische Symptome bei Schädigung der Kleinhirnsphären.

Laterale Kleinhirnzeichen

❸ Bei einer Schädigung der Kleinhirnhemisphären treten ebenfalls typische Symptome auf.

- **Gliedmaßenataxie** (☞ 1.2.5): Ausfahrende, überschießende Zielbewegungen (Dysmetrie)
- **Dysdiadochokinese:** Störung der Feinmotorik bei schnellen Wechselbewegungen, z.B. schnelle Bewegung zum Einschrauben einer Glühbirne
- **Dyssynergie:** Gestörtes Zusammenspiel der Muskeln
- **Intentionstremor** (☞ 1.2.5).

Bei umschriebenem Befall einer Hemisphäre zeigt sich meist ein gleichseitiger Intentionstremor, eine Dysdiadochokinese und eine Hemiataxie der gleichseitigen Extremitäten.

Weitere Symptome einer Kleinhirnschädigung sind:
- Nacken- und Hinterkopfschmerz
- Hirndruckzeichen (☞ 2.1).

Diagnostik

- Neurologische Untersuchung
- CCT oder MRT
- Spiegelung des Augenhintergrundes.

Therapie

- Operation
- Medikamentöse Behandlung
- Symptomatische Therapie.

- **Kleinhirnblutung:** Rasche Operation bei Liquorabflußstörungen
- **Tumorerkrankungen:** Operative Entfernung des Tumors
- **Kleinhirninfarkt:** Medikamentöse Verbesserung der Durchblutung und Rezidivprophylaxe
- **Entzündliche Prozesse:** Symptomatische Therapie, je nach Ursache Antibiotika, Virostatika, Glucocorticoide, Immunsuppressiva
- **Degenerationsprozesse:** Symptomatische Therapie.

Physiotherapie

- Gang- und Gleichgewichtsschulung
- Zielmotorik
- Rumpfstabilisation.

Sehr wichtig sind Übungen zur Verbesserung der Zielmotorik und Stabilisation des Rumpfes. Zusätzlich sollte eine symptombezogene Gangschule und eine Gleichgewichtsschulung erfolgen.

Übungsfragen

❶ Was ist das Leitsymptom der Kleinhirnschädigung?

❷ Welche Kleinhirnzeichen kennen Sie?

❸ Was sind laterale Kleinhirnzeichen?

9   Kopfschmerzerkrankungen

**Wichtige Kopfschmerz-
erkrankungen:**
- Migräne
- Bing-Horton-
  Kopfschmerz
- Spannungs-
  kopfschmerz
- Trigeminusneuralgie
- Analgetika-
  kopfschmerz.

Kopfschmerzen sind ein häufiges Symptom. Zu den wichtigsten Kopfschmerzerkrankungen zählen Migräne, Bing-Horton-Kopfschmerz, Spannungskopfschmerz und Trigeminusneuralgie. Außerdem werden Kopfschmerzen als Nebenwirkung (bei Mißbrauch) von Analgetika beobachtet.

Klinik und Diagnostik

Die typischen Beschwerdebilder der einzelnen Kopfschmerzen reichen meist für eine sichere Diagnosestellung aus. Bei der Migräne findet sich bei 20 % der Betroffenen zusätzlich EEG-Veränderungen.

Differentialdiagnostisch müssen bei akuten, schweren Kopfschmerzen andere Erkrankungen mit neurologischen Symptomen wie Enzephalitis, Hämatome oder Tumoren ausgeschlossen werden.

9.1   Migräne

Frauen erkranken häufiger als Männer.

Bei dieser Erkrankung sind die typischen Kopfschmerzsymptome häufig begleitet von anderen neurologischen Störungen. 5–10 % der Bevölkerung sind betroffen, dabei Frauen doppelt so häufig wie Männer.

Ursachen

Genaue Ursache nicht geklärt. Schmerz durch veränderte Gefäßweite bedingt.

Die genaue Ursache der Migräne ist noch nicht geklärt. Der Transmitter Serotonin spielt vermutlich bei der Entstehung des Migräne-Anfalls eine wichtige Rolle.

Zu Beginn eines Migräneanfalls ziehen sich die Hirnarterien zusammen. Bestimmte Hirnareale werden nicht mehr ausreichend mit Sauerstoff versorgt: Es kommt zu neurologischen Störungen. Anschließend weiten sich die Arterien wieder, was Kopfschmerzen verursacht.

Klinik

<table>
<tr>
<td>

Leitsymptome:

- Anfallsartiger halbseitiger, dumpfer oder pulsierender Kopfschmerz
- Auftreten nachts oder morgens
- Dauer mehrere Stunden
- Langsame Rückbildung.

</td>
<td>

❶ Leitsymptom der Migräne ist ein meistens halbseitiger, dumpf-drückender oder pulsierender Kopfschmerz, der über mehrere Stunden anhält. Die Schmerzen treten anfallsartig, häufig nachts oder morgens auf. Sie entwickeln sich innerhalb von einer halben Stunde oder länger und bilden sich in ähnlichem Tempo wieder zurück. Ein Anfall kündigt sich nicht selten durch folgende Prodromalsymptome an:

</td>
</tr>
</table>

- Übelkeit und Erbrechen
- Schweißausbruch
- Affektlabilität, psychische Reizbarkeit
- Überempfindlichkeit auf Geräusche und Licht
- Störung der Merkfähigkeit und retrograde Amnesie (☞ Psychiatrie, 2.2).

❷ Bei der **Migräne mit Aura** gehen dem Anfall neurologische Herdsymptome voraus: Mißempfindungen, Lähmungen, Wortfindungsstörungen, Gesichtsfeldausfälle und Augenflimmern.

Auslösefaktoren

Bekannte Auslösefaktoren vermeiden.

❸ Verschiedene Auslöser für einen Migräneanfall werden beschrieben:

- Psychische Belastung
- Genuß bestimmter Nahrungsmittel, z.B. Alkohol, Schokolade, Obst, Käse
- Ovulationshemmer
- Nahrungskarenz
- Zuwenig (oder zuviel) Schlaf
- Wetterlage.

Therapie

- Anfallstherapie → Analgetika, Ergotamin
- Medikamentöse Langzeittherapie
- Entspannungsübungen.

Anfälle lassen sich teilweise verhindern, indem Auslösefaktoren gemieden werden.

Ein Migräne-Anfall wird medikamentös mit Analgetika, Koffein oder Ergotamin behandelt. Durch eine medikamentösen **Langzeittherapie** mit Beta-Blockern, Kalzium-Antagonisten oder Methysergid kann Anfällen vorgebeugt werden.

Physiotherapie

BGM, manuelle Segmentmassage, Hydrotherapie und Entspannungsübungen (z.B. autogenes Training) können die Beschwerden lindern und dazu beitragen, Anfälle zu vermeiden.

9.2 Spannungskopfschmerz

- Akute und chronische Verläufe
- Frauen erkranken häufiger als Männer
- Übergang zu Migräne häufig.

Der Spannungskopfschmerz unterscheidet sich von der Migräne vor allem im Beschwerdebild. Die Schmerzen treten nicht anfallsartig auf und neurologische Symptome fehlen. Spannungskopfschmerz kann akut (gelegentlich, für mehrere Stunden) oder chronisch (täglich, konstant) auftreten. Wiederum sind Frauen häufiger betroffen als Männer.

Die Übergänge von Migräne und Spannungskopfschmerz sind fließend. Beide Erkrankungen können auch gleichzeitig vorliegen: In der Zeit zwischen Migräne-Anfällen leiden die Patienten unter einem Spannungskopfschmerz.

Ursachen

Ähnliche Ursache wie bei Migräne.

Vermutlich liegt die Ursache vom Spannungskopfschmerz ähnlich wie bei der Migräne in Veränderungen der Transmitter. Eine Rolle spielen ebenso Gefäßerweiterungen im Gehirn sowie bei vielen Patienten die Anspannung der Kopfmuskulatur. Der Spannungskopfschmerz kann durch psychische Belastungen bzw. Überforderung ausgelöst werden.

Klinik

- Beidseitiger, dumpf-drückender Kopfschmerz
- Lokalisation in Stirn und Nacken
- Keine neurologischen Symptome
- Auftreten nur tagsüber.

❹ Leitsymptom ist ein dumpf-drückender, **beidseitiger** Kopfschmerz, der häufig in Stirn und Nacken lokalisiert ist. Er tritt nie nachts auf.

Therapie

Psychotherapie mit Verhaltenstherapie und autogenem Training kann bei psychischer Überforderung Entlastung bringen.

Auch eine m**edikamentöse Therapie** mit **Analgetika** beim akuten oder **Antidepressiva** beim chronischen Spannungskopfschmerz ist möglich.

Benzodiazepine sind wegen der Gefahr der Abhängigkeit kontraindiziert (☞ Psychiatrie, 7.2).

9.3 — BING-HORTON-Kopfschmerz

Männer erkranken häufiger als Frauen.

❺ Der BING-HORTON-Kopfschmerz, auch **Cluster-Kopf-schmerz** genannt, befällt überwiegend Männer im dritten Lebens-jahrzehnt.

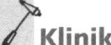

Klinik

- Attackenartig, Schmerz einseitig
- Lokalisation in Auge oder Schläfe
- Neurologische und vegetative Symptome
- Dauer ca. 1 Std.

Leitsymptom ist ein **halbseitiger** Kopfschmerz, der im Auge oder in der Schläfenregion lokalisiert ist. Die Schmerzen setzen attak-kenartig schnell und ohne Vorzeichen ein und dauern etwa eine Stunde. Hinzu kommen weitere Symptome:

- Rötung des Auges und evtl. des Gesichts
- Tränenfluß und Schwellung der Nasenschleimhaut
- HORNER-Syndrom durch Lähmung des N. symphaticus
  - Miosis (Engstellung der Pupille)
  - Ptosis (herabhängendes Lid)
  - Enophthalmus (Augapfel sinkt in die Orbita zurück).

Auslösefaktoren sind Alkohol und Nikotin.

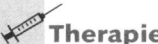

Therapie

Durch Medikamente können Schmerzen gelindert und Anfällen vorgebeugt werden.

? Übungsfragen

❶ Welches ist das Leitsymptom der Migräne?
❷ Was versteht man unter einer Migräne mit Aura?
❸ Wodurch kann ein Migräne-Anfall ausgelöst werden?
❹ Wie ist der Schmerzcharakter des Spannungskopfschmerzes?
❺ Welche Patienten sind gehäuft vom BING-HORTON-Kopfschmerz betroffen?

9.4 Trigeminus-Neuralgie

Frauen erkranken häufiger als Männer.

Die Trigeminus-Neuralgie ist durch charakteristische Schmerzen im Gesicht gekennzeichnet. Sie beginnt in der zweiten Lebenshälfte und betrifft Frauen doppelt so häufig wie Männer.

Ursache

- Trigeminusreizung
- Idiopathisch oder symptomatisch.

❶ Die Neuralgie entsteht durch eine Reizung des N. trigeminus, der mit drei Ästen die Gesichtshaut sensibel innerviert. Die Trigeminus-Neuralgie kann idiopathisch (ohne erkennbare Ursache) oder symptomatisch (begleitend) auftreten. Man vermutet, daß in vielen Fällen eine Verbindung (Kurzschluß) zwischen den Nervenbahnen für taktile Reize und denen für Schmerzreize vorliegt. Weitere mögliche Ursachen sind Gefäßvariationen, die den Nerven irritieren, oder Tumoren wie Meningeom (☞ 2.2.4) oder Neurinom (☞ 2.2.5).

Ähnliche Symptome können durch Knochenerkrankungen der Schädelbasis, Augenkrankheiten und Infektionen im Mund- und Nasenbereich sowie bei der Multiplen Sklerose auftreten.

Klinik

- Blitzartiger Beginn
- Brennende Schmerzen
- Multiple Attacken
- Dauer wenige Sekunden
- Krampf der Gesichtsmuskulatur
- Vegetative Reizerscheinungen.

❷ Leitsymptom ist ein **brennender Schmerz,** der blitzartig einsetzt und wenige Sekunden anhält. Diese Attacken wiederholen sich mehrfach am Tag. Der Schmerz betrifft hauptsächlich den 2. und 3. Ast des N. trigeminus (Ober- und Unterkieferast).

Während der Schmerzattacke zieht sich die Gesichtsmuskulatur in dem betroffenen Areal krampfartig zusammen.

Nach dem Schmerzanfall kommt es zu vegetativen Reizerscheinungen mit Rötung des Hautbezirkes und Sekretion von Tränen-, Nasen- und Speicheldrüsen.

Auslösefaktoren

Am Anfang der Erkrankung setzen die Schmerzen spontan ein. Im weiteren Verlauf werden sie ausgelöst durch äußere Reize wie Berührung, Kälte, Bewegung der Gesichtsmuskulatur.

Therapie

Medikamentöse Therapie mit Analgetika und Antidepressiva. Bei Tumoren oder Gefäßveränderungen ist eine Operation indiziert.

? Übungsfragen

❶ Welche Hauptursache wird für die Trigeminus-Neuralgie vermutet?

❷ Unter welchen Beschwerden leiden die Patienten?

Extrapyramidales
System besteht aus den
Basalganglien und
regelt die Feinabstim-
mung willkürlicher
Bewegung.

Als extrapyramidales System bezeichnet man die motorischen Kerngebiete des zentralen Nervensystems, die nicht zum Pyramidenbahnsystem gehören. Dazu zählen die Basalganglien mit Nucleus caudatus, Putamen, Globus pallidum, Nucleus subthalamicus, Nucleus ruber, Substantia nigra und Formatio reticularis. Das extrapyramidale System ist für die Feinabstimmung der

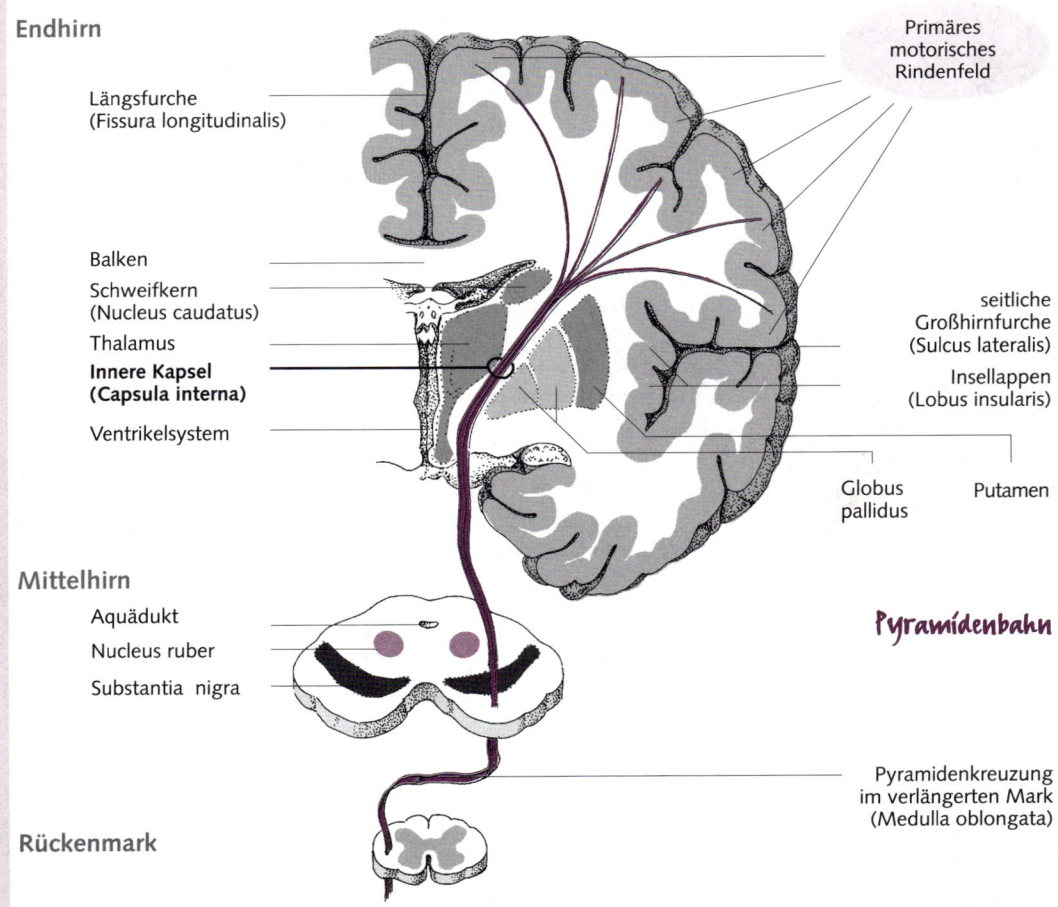

Endhirn

Längsfurche
(Fissura longitudinalis)

Balken
Schweifkern
(Nucleus caudatus)
Thalamus
**Innere Kapsel
(Capsula interna)**
Ventrikelsystem

Primäres
motorisches
Rindenfeld

seitliche
Großhirnfurche
(Sulcus lateralis)
Insellappen
(Lobus insularis)

Globus
pallidus

Putamen

Mittelhirn

Aquädukt
Nucleus ruber
Substantia nigra

Pyramidenbahn

Pyramidenkreuzung
im verlängerten Mark
(Medulla oblongata)

Rückenmark

Abb. 10.1 Gehirn- und Rückenmarksquerschnitt mit Verlauf der Pyramidenbahnen. [A400–190]

willkürlichen Bewegungen zuständig. Es reguliert auch den Muskeltonus bei unwillkürlichen Bewegungen und Bewegungsmustern indem es die Reize aus Großhirn, Kleinhirn und Hirnstamm miteinander verknüpft.

Wenn diese Hirnregionen erkranken, kommt es zu Bewegungsstörungen, die sich in einem akinetisch-rigiden Syndrom (Parkinson-Syndrom) oder hyperkinetisch-hypotonen Syndromen (Chorea, Athetose, Dystonien) äußern.

10.1 PARKINSON-Syndrom

Am PARKINSON-Syndrom erkranken 1–2 ‰ der Bevölkerung, wobei überwiegend Menschen jenseits des 50. Lebensjahrs betroffen sind.

Ursachen

- Dopaminmangel
- Acetylcholin-überschuß
- Idiopathisch
- Symptomatisch.

❶ Beim PARKINSON-Syndrom ist das Verhältnis der beiden Transmitter Dopamin und Acetylcholin gestört, die in den Zellen der Basalganglien gebildet werden. Normalerweise steht die Produktion der beiden Transmitter in einem Gleichgewicht. Beim PARKINSON-Syndrom wird die Subtantia nigra geschädigt, die für die Dopaminproduktion verantwortlich ist. Dadurch wird weniger Dopamin produziert und Acetylcholin ist somit im Überschuß vorhanden. Das PARKINSON-Syndrom tritt idiopathisch oder symptomatisch als Folge oder Begleitung verschiedener Erkrankungen auf.

Unterscheidung von PARKINSON-Syndrom und M. PARKINSON

Häufigste Fom des PARKINSON-Syndroms ist der Morbus PARKINSON, der auch **idiopathisches** PARKINSON-Syndrom genannt wird. Bei dieser Erkrankung sterben Nervenzellen in der Substantia nigra ab. Bisher ist nicht geklärt, wodurch der Krankheitsprozeß ausgelöst wird.

Symptomatisch kommt das PARKINSON-Syndrom vor durch:
- Nebenwirkungen von Medikamenten (☞ Psychiatrie, 3.5.1)
- Viralen Infektionen des Gehirns (☞ 6.5)
- Vergiftungen u.a. mit Kohlenmonoxid
- Störungen des Kupfer- oder Kalzium-Phosphor-Stoffwechsels
- Gehirn-Trauma, z.B. nach Unfällen oder bei Boxern
- Zerebrale Arteriosklerose (☞ 5.1)
- Hirntumoren (☞ 2.2).

⚡ Klinik

Hauptsymptome
- Tremor
- Rigor und Zahnradphänomen
- Akinese.

❷ Drei Hauptsymptome werden beim Parkinson-Syndrom beschrieben:

Tremor

Unkontrollierte Muskelaktivität. Ein Zittern der Finger, sog. »Pillendrehbewegung«, das häufig einseitig beginnt und auf Kopf und Beine übergehen kann. Der Tremor nimmt bei Aufregung zu, bei gezielten Bewegungen ab. Beim PARKINSON-Syndrom handelt es sich um einen **Ruhetremor;** im Gegensatz zum Intentionstremor, der bei Willkürbewegungen auftritt und bei Kleinhirnschädigungen beobachtet wird.

Rigor

Erhöhter Muskeltonus, der bei passiver Bewegung gleichmäßig spürbar ist. Die Exremitäten reagieren bei passiver Bewegung mit ruckartigen Sperrungen, sog. »Zahnradphänomen«.

Akinese

Fehlende oder verlangsamte Motorik (Bradykinese) und fehlende physiologische Mitbewegung. Die Arme schwingen beim Gehen nicht mit. Starten und Beenden einer Bewegung fällt schwer, der Patient geht mit kleinen unsicheren Schritten. Es kommt zu unwillkürlichem »Trippeln« nach vorn, hinten und zur Seite (Pro-, Retro- und Lateropulsion) durch Störung der Haltereflexe. Patienten stürzen häufig. Mimik und Gestik sind verarmt, die Patienten wirken emotionslos, man spricht von einem »Maskengesicht". Die Feinmotorik ist gestört, kleine Bewegungen lassen sich nicht mehr ausführen; was sich in einer mühsamen nach rechts kleiner werdenden Handschrift zeigt (Mikrographie).

Das typische Erscheinungsbild eines PARKINSON-Kranken ist eine gebeugte Körperhaltung mit leicht angewinkelten Armen, die grobschlägig zittern. Die Sprache ist leise und monoton, die Artikulation ist beeinträchtigt.

Ein weiteres wichtiges Symptom ist die **Bradyphrenie,** d.h. die Verlangsamung geistiger Funktionen; Konzentration und Auffassungsgabe sind herabgesetzt.

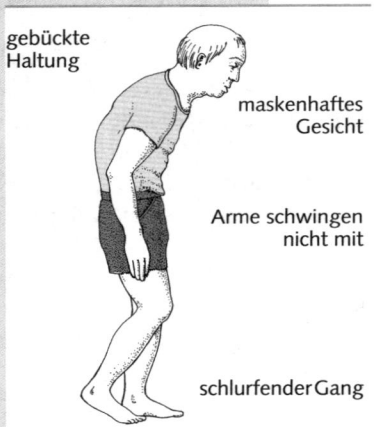

gebückte Haltung

maskenhaftes Gesicht

Arme schwingen nicht mit

schlurfender Gang

Abb. 10.2 Charakteristische Körperhaltung bei M. PARKINSON. [A300–190]

Tremor, Rigor, Akinese und Bradyphrenie werden in zwei Gruppen eingeteilt:
- **Plus-Symptome** mit erhöhter Aktivität: Rigor und Tremor
- **Minus-Symptome** mit erniedrigter Aktivität: Akinese, Bradyphrenie.
❸ Außerdem treten noch weitere Symptome auf.
- **Vegetative Symptome:** Speichelfluß, Schwitzen, Talgsekretion, Obstipation
- **Psychische Symptome:** Stimmungsschwankungen, Depressivität, Demenz.

Diagnostik

- Typisches Beschwerdebild
- CCT und MRT zeigen nicht immer Läsionen im Bereich der Stammganglien
- EEG: Verlangsamung und Herdbefund.

Therapie

- Dopaminsubstitution
- Hemmung des Dopaminabbaus.

Medikamente können das Ungleichgewicht von Dopamin und Acetylcholin wieder ausgleichen, indem sie die Dopamin-Konzentration erhöhen oder die Wirkung von Acetylcholin einschränken.

Physiotherapie

Zur Erhaltung der Beweglichkeit und Selbständigkeit werden passive und aktive Bewegungen möglichst rhythmisch durchgeführt. Weiterhin wird die Aufrichtung des Körpers geübt.

? Übungsfragen

❶ Welche Transmitter stehen beim PARKINSON-Syndrom im Ungleichgewicht?

❷ Was sind die drei Hauptsymptome der Erkrankung?

❸ Welche psychischen Veränderungen treten auf?

10.2 Chorea HUNTINGTON

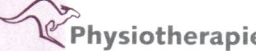

An der Chorea HUNTINGTON erkranken 5–10 von 100.000 Menschen. Erste Symptome zeigen sich meistens nach dem 35. Lebensjahr. Aufgrund des typischen Bewegungsmusters wird im Volksmund auch vom »Veitstanz« gesprochen.

Ursache

Erbkrankheit. Es kommt zur Hirnatrophie und Degeneration des Striatum.

Bei der Chorea HUNTINGTON wird eine Hirnatrophie und eine Degeneration des Corpus striatum beobachtet. Die Erkrankung wird autosomal-dominant vererbt. Bei den Betroffenen liegt eine veränderte Molekülsequenz auf dem Chromosom 4 vor. Kinder von Trägern der Erbsubstanz erkranken mit einer Wahrscheinlichkeit von 50 %.

Klinik

Leitsymptom: Bewegungsstörungen mit Hyperkinese, evtl. verbunden mit psychischen Symptomen.

❶ Leitsymptome der Chorea HUNTINGTON sind **Bewegungsstörungen:**

- Hyperkinese: blitzartig einschießende, unkontrollierte Bewegungen, die beim Gehen zunehmen und aufgrund derer die Patienten häufig stürzen

- Verwaschene Sprache, ständige Kau- und Schluckbewegungen, die eine koordinierte Nahrungsaufnahme zunächst erschweren und schließlich unmöglich machen
- Im Spätstadium der Erkrankung können gelegentlich Rigor und Akinese auftreten.

❷ Außerdem treten **psychische Symptome** auf:
- Die Persönlichkeitsveränderung fällt häufig als erstes Symptom der Chorea HUNTINGTON auf: Patienten werden reizbar und haltlos
- Affektive Enthemmung mit Neigung zu Aggressivität
- Paranoide Psychose
- Demenz im Spätstadium der Erkrankung.

Diagnostik

CCT: Veränderungen des Ncl. caudatus.

- In der Chromosomenanalyse wird die Genveränderungn nachgewiesen
- CCT zeigt die Atrophie von Gehirn und Nucleus caudatus.

Therapie

Medikamentöse Dämpfung der Hyperkinese.

Eine ursächliche Therapie ist nicht bekannt. Psychische Symptome werden mit Neuroleptika behandelt. Die Hyperkinese wird medikamentös gedämpft.
Bei Kinderwunsch von Angehörigen betroffener Familien ist eine **genetische Beratung** zu empfehlen, um zu prüfen, ob sie Träger des veränderten Genes sind und dieses vererben könnten.

Chorea minor

Vorkommen bei:
- Rheumatischem Fieber
- Enzephalitis
- Schwangerschaft.

Die Chorea minor (»die kleine Chorea«) tritt beim rheumatischen Fieber und Entzündungen des Gehirns auf. Bei ihr kommt es lediglich zu den typischen Bewegungsstörungen, die sich nach Therapie der Grunderkrankung wieder zurückbilden. In ca. 30 % der Fälle tritt jedoch ein Rezidiv auf oder es bleiben Restsymptome bestehen.

Chorea gravidarum

Die Chorea gravidarum zeigt die gleiche Symptomatik wie die Chorea minor und tritt vorzugsweise in der ersten Schwangerschaft zwischen dem dritten und fünften Schwangerschaftsmonat auf. Häufig hatten diese Patientinnen in der Kindheit eine Chorea minor.

? Übungsfragen

❶ Welches ist das Leitsymptom einer Chorea HUNTINGTON?

❷ Welche Symptome kommen außerdem häufig vor?

10.3 Dystonie

Muskeltonus verändert durch Läsion der Basalganglien → unwillkürliche Bewegungen, abnorme Körperhaltung.

Eine Dystonie, eine Änderung des normalen Tonus einzelner Muskeln oder Muskelgruppen, zeigt sich durch langsame unwillkürliche tonische Kontraktionen und eine abnorme Körperhaltung. Ursache dafür sind Läsionen der Basalganglien und anderer Strukturen des ZNS.

Klinik

Erscheinungsbilder abhängig von betroffener Muskulatur.

Abhängig von den betroffenen Muskeln kommt es zu unterschiedlichen Symptomen und Erscheinungsbildern. Aufmerksamkeit und innere Erregung verstärken die Symptome.

Torticollis spasticus
Eine lokale Form der Dystonie bei der der Kopf langsam zu einer Seite gedreht und zur Gegenseite angehoben wird. In dieser Stellung verharren die Patienten einige Sekunden.

Blepharospasmus
Unwillkürliches, anhaltendes, krampfartiges Schließen der Augen.

Dysphonie
Sprechstörung durch Anspannung der Kehlkopfmuskulatur.

Schluckstörungen
Durch Dystonie der Mund- und Rachenmuskeln.

Torsionsdystonie
Eine generalisierte Form der Dystonie mit Drehbewegungen des gesamten Rumpfes und Kopfes.

10.4 Athetose

Unwillkürliche, langsame Bewegungen mit extremen Gelenkstellungen.

Die Athetose ist meist Folge einer perinatalen Schädigung.

Klinik

Die Athetose ist durch unwillkürliche, langsame und wurmförmige distal betonte Bewegungen gekennzeichnet. Die Gelenke werden extrem flektiert oder hyperextendiert bishin zur Subluxation der Finger (»Bajonettfinger«).

Degenerative Erkrankungen

Bei degenerativen Erkrankungen gehen über einen längeren Zeitraum hinweg unterschiedliche Nervenzellen zugrunde. Es kommt zu neurologischen Ausfällen und psychischen Störungen. Bei den degenerativen Erkrankungen M. ALZHEIMER, vaskuläre Demenz und PICKsche Atrophie steht die psychische Symptomatik im Vordergrund (☞ Psychiatrie 4.2.2, 4.2.3).

11.1 FRIEDREICHsche Ataxie

Degeneration von Nervenzellen in:
- Hinterhörnern und -strängen
- Pyramidenbahn
- Kleinhirn.

❶ Die FRIEDREICHsche Ataxie gehört zu einer Gruppe von Erkrankungen, bei denen Kleinhirn und afferente (zum Hirn ziehende) Bahnen erkranken. Dabei kommt es zur Degeneration der Nervenzellen in Hinterhorn und Hintersträngen des Rückenmarks, im Kleinhirn und später auch in der Pyramidenbahn. Die Krankheit wird rezessiv vererbt. Sie beginnt vor der Pubertät und verläuft langsam fortschreitend über 30–40 Jahre. Die Patienten sterben meistens an Herzversagen.

Klinik und Diagnostik

- Sensible Ausfälle
- Pyramidenbahnzeichen
- Kleinhirnsyptome
- Demenz
- Zusätzliche Erkrankungen.

Die Lokalisation der Nervenschädigungen bestimmt die Symptome:
- **Störung der sensiblen Nervenbahnen:** Ausfall von Sensibilität (Vibrationsempfinden) und Reflexen an den Beinen, Gangunsicherheit, Ataxie
- **Kleinhirnatrophie:** Intentionstremor, verwackelte Handschrift, skandierende (abgehackte) Sprache
- **Pyramidenbahnschädigung:** pathologische Reflexe und spastische Tonuserhöhung. Später Skelettdeformität durch den anormalen Muskeltonus, z.B. Hohlfuß (FRIEDREICH-Fuß). Außerdem treten abgeschwächte Reflexe und Muskelatrophie auf
- Im Spätstadium der Krankheit entwickelt sich eine **Demenz**
- Zusätzlich kommt es zu körperlichen Symptomen wie **Diabetes mellitus** und **Kardiomyopathie**.

Die Diagnose wird vor allem aus dem **klinischen Bild** gestellt. Die **Nervenleitgeschwindigkeit** der sensiblen Nerven ist herabgesetzt.

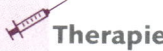

Therapie

Eine kausale Therapie der FRIEDREICHschen Ataxie ist nicht möglich. Die symptomatische Therapie umfaßt eine physiotherapeutische Behandlung zur Vermeidung von Sekundärschäden und zur Beeinflussung der Koordinations- und spastischen Bewegungstörungen.

11.2 Amyotrophe Lateralsklerose

Die Amyotrophe Lateralsklerose (ALS) ist eine Erkrankung von motorischen Nervenkernen und der Pyramidenbahn. Betroffen sind etwa 2–5 von 100.000 Menschen. Die ersten Symptome der ALS zeigen sich im Durchschnitt im Alter von 40–65 Jahren. Die Krankheit verläuft realtiv schnell und dauert im Mittel 3–5 Jahre. Der Tod tritt häufig durch Ateminsuffizienz oder Aspirationspneumonie bei Schluckstörungen ein. Bei einem Teil der Erkrankten wird eine Vererbung der ALS vermutet.

Ursache

- Degeneration der Pyramidenbahn
- Rückbildung von motorischen Nervenkernen.

Bei der ALS tritt eine **nukleäre Atrophie** ein: Es degenerieren die Nervenzellen in der motorischen Rinde, die motorischen Hirnnervenkerne und die Vorderhörner im Rückenmark. Zusätzlich zu dieser Atrophie zeigt sich auch eine **Degeneration der Pyramidenbahn.** Die nicht innervierte Muskulatur atrophiert oder wird spastisch.

Klinik

Als Symptome treten Störungen der Muskelkontraktion auf.

❷ Leitsymptom der ALS ist die Kombination von schlaffen (Vorderhorn erkrankt) und spastischen **Lähmungen** (Pyramidenbahn betroffen).

- Erstes Symptom ist häufig eine **Atrophie** der kleinen Handmuskeln
- **Faszikulationen** (unwillkürliches Muskelzucken)
- **Sprech- und Schluckstörungen,** wenn Hirnnervenkerne betroffen sind. Bei der spinalen Form beschränken sich die Symptome auf Rumpf und Extremitäten
- Störungen der Sensibilität, Blasenentleerung oder Psyche werden *nicht* beobachtet.

Diagnostik

CCT: Keine Veränderungen.

- Das **EMG** zeigt veränderte Potentiale und Faszikulationen
- **Muskelbiopsie:** Atrophierte und (zum Ausgleich) hypertrophierte Muskelzellen liegen nebeneinander
- Im **CCT** ist die Atrophie von Nervenzellen *nicht* nachweisbar, da untergegangene Zellen durch Gliagewebe ersetzt werden.

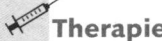
Therapie

Eine kausale Therapie ist nicht möglich. Die symptomatische Therapie besteht aus Physiotherapie zur Prophylaxe von Kontrakturen und Muskelatrophie. Unterstützend werden Medikamente zur Lockerung der Spastik verabreicht.

11.3 Spinale Muskelatrophie

Degeneration des
2. motorischen Neurons
der Vorderhörner.

Bei dieser Erkrankung degeneriert das zweite motorische Neuron im Vorderhorn des Rückenmarks. Je nach Krankheitsbeginn wird zwischen infantiler (WERDNIG-HOFFMANN), juveniler (KUGELBERG-WELANDER) und adulter Form (DUCHENNE-ARAN) unterschieden. Die infantile und juvenile Form sind autosomal und rezessiv erblich. Bei der adulten Form ist die Ursache unbekannt.

Klinik

Leitsymptom: Atrophie
der Handmuskulatur.

Leitsymptom der adulten Form der progressiven spinalen Muskelatrophie ist die Atrophie der kleinen Handmuskeln. Es bildet sich eine **Affenhand** (Atrophie des Daumenballens) oder **Krallenhand** (Atrophie der Mm. interossei). Die beiden anderen Formen der Muskelatrophie betreffen Schulter- oder Beckengürtel. Sensibiliätsstörungen bestehen nicht.

Diagnostik

- Neurologische Untersuchung: Ausfall der Reflexe
- Im **EMG** sind Aktionspotentiale vermindert.

Therapie und Verlauf

Je nach Erkrankungstyp
verschiedene Verläufe.
Keine Therapie bekannt.

Die infantile Form der Erkrankung, die vor allem den Beckengürtel betrifft, hat einen rasch progredienten Verlauf. Durch die Parese der Atemmuskeln kann sich schnell eine Pneumonie entwickeln, die die Kinder selten überleben. Die übrigen Formen schreiten langsam fort,so daß Erkrankte unter physiotherapeutischer Anleitung lernen können, die Ausfälle durch Gebrauch anderer Muskeln zu kompensieren. Eine weitergehende Therapie ist nicht bekannt.

? Übungsfragen

❶ Welche anatomischen Strukturen sind von der FRIEDREICH-Ataxie betroffen?

❷ Welche Lähmungen werden bei der ALS beobachtet?

11.4 Neurale Muskelatrophie

Degeneration von
Neuronen in
- Stammhirn
- Kleinhirnrinde
- Extrapyramidal-
  kernen.

Bei dieser sporadisch auftretenden Erkrankung – auch als Non-ne-Pière-Marie-Krankheit bekannt – degenerieren Neurone im Hirnstamm, in der Kleinhirnrinde und in Kernen des Extrapyramidalen Systems.

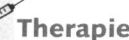
Klinik

- Cerebelläre Gangataxie
- Blickparesen
- Symptome eines Parkinson-Sydroms (☞ 10.1)
- Harn- und Stuhlinkontinenz
- Später Demenz.

Diagnostik

Die Erkrankung ist eine Ausschlußdiagnose, evtl. Nachweis im MRT.

Therapie

Symptomatische
Behandlung,
keine kausale Therapie
bekannt.

Eine kausale Therapie ist nicht bekannt, symptomatische Behandlung durch Physiotherapeuten bei chronisch progredientem Verlauf mit zunehmender Behinderung (☞ 8, 10).

12 Schädigungen des Rückenmarks

Das Rückenmark ist als Teil des ZNS vom Wirbelkanal umschlossen. Es reicht beim Erwachsenen vom ersten Halswirbel bis ca. zum zweiten Lendenwirbel *(Conus medullaris)*. In seiner Mitte befindet sich die graue Substanz *(Substantia grisea)*. Sie enthält die sensiblen und motorischen Nervenzellen mit ihren Verzweigungen. Umgeben ist die graue von der weißen Substanz *(Substantia alba)*, die hauptsächlich aus markhaltigen efferenten (absteigenden) und afferenten (aufsteigenden) Nervenfasern besteht.

Die Strukturen des Rückenmarks können durch verschiedene Ursachen zerstört oder gereizt werden: Traumen, Tumoren, Bandscheibenvorfälle oder Durchblutungsstörungen. Abhängig von der Höhe der Schädigung kommt es zu neurologischen Ausfällen im Segment der Schädigung und den jeweiligen Körperteilen.

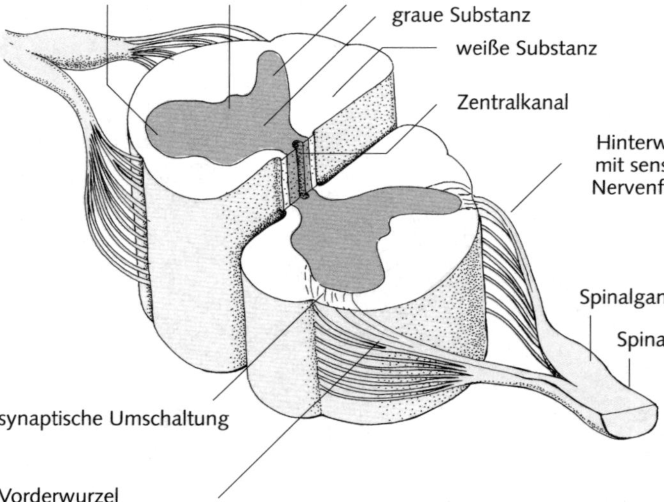

Abb. 12.1
Rückenmark im Querschnitt (Vorder- und Hinterwurzel abgetrennt). Die schmetterlingsförmige graue Substanz besteht aus Vorderhorn, Seitenhorn und Hinterhorn. Der Zentralkanal durchzieht das gesamte Rückenmark und ist mit den Liquorräumen verbunden. [A300–190]

Vorderhorn   Seitenhorn   Hinterhorn

graue Substanz
weiße Substanz
Zentralkanal
Hinterwurzel mit sensiblen Nervenfasern
Spinalganglion
Spinalnerv
synaptische Umschaltung
Vorderwurzel mit motorischen Nervenfasern

12.1 Querschnittssyndrom

Querschnittsyndrom durch Schädigung des Rückenmarks. Querschnittlähmung bei Schädigung aller Strukturen des Rückenmarks.

❶ Ein Querschnittssyndrom entsteht durch mechanische Schädigung des Rückenmarks. Hierbei kommt es je nach Grad der Verletzung zu unterschiedlichen neurologischen Symptomen. Bei der Querschnittslähmung sind alle Strukturen des Rückenmarks geschädigt. Neurologische Funktionen der Motorik und Sensibilität unterhalb der Läsion sind gestört.

Ursache der Schädigung sind z.B. Wirbelfrakturen, Bandscheibenvorfall oder ein Tumor. Des weiteren auch Infektionen oder Blutungen. Häufige Tumoren im Rückenmark sind Neurinome, Meningeome und Gliome. Sie machen sich zunächst durch eine Wurzelreizung bemerkbar, bevor sich ein Querschnittssyndrom ausbildet.

Es wird ein **komplettes** vom **inkompletten Querschnittssyndrom** unterschieden: Beim kompletten Querschnittssyndrom ist das gesamte Rückenmark durchtrennt und es kommt zur vollständigen Lähmung sowie zum Ausfall der gesamten Sensibilität unterhalb der Verletzung. Beim inkompletten Querschnittssyndrom sind nur eine Seite des Rückenmarks oder einzelne Bahnsysteme geschädigt. Dementsprechend sind einige Funktionen erhalten. Es kommt z.B. zu halbseitigen Lähmungen.

 **Klinik**

Leitsymptome:
- Neurologische und sensible Ausfälle unterhalb der Läsion
- Vegetative Störungen
- Kreislaufstörungen.

- Spinaler Schock mit Blutdruck-Abfall
- Ausfall der Motorik und Sensibilität unterhalb der Läsion
- Ausfall der vegetativen Funktion, z.B. Blasenatonie (Überlaufblase), paralytischer Ileus, vasomotorische Störungen, respiratorische Störungen, Wärmeregulationsstörungen
- Steigerung der Muskeleigenreflexe unterhalb der Läsion.

Akuter Beginn → Lähmung schlaff
Langsamer Beginn → Lähmung spastisch.

❷ Setzt die Lähmung plötzlich ein, z.B. bei einer Fraktur eines Wirbels oder einer Blutung, kommt es zunächst zu einer schlaffen Lähmung, die im Verlauf der Erkrankung spastisch wird. Entwickelt sich das Querschnittssyndrom langsam, z.B. durch Wachstum eines Tumors, so tritt direkt eine spastische Lähmung auf.

! Merke

Bei Verletzungen im Bereich des 4. Halswirbels ist der Patient vom Ersticken bedroht, da in dieser Höhe der N. phrenicus austritt, der das Zwerchfell innerviert.

Kaudasyndrom

Schädigung der Cauda equina unterhalb L1.

❸   Bei Schädigung unterhalb des 1. Lendenwirbels ist nicht das Rückenmark selbst betroffen, sondern die Nerven der Cauda equina, die bereits das ZNS verlassen haben (☞ Abb. 1.7). Es kommt zum Kaudasyndrom:
- Schlaffe, weil periphere, Lähmung beider Beine
- Beidseitige radikuläre Schmerzen
- Sensibilitätsstörung an der Oberschenkelinnenseite
- Urin- und Stuhlinkontinenz
- Impotenz.

Therapie
- Ggf. Operation bei instabilen Frakturen oder Tumoren
- Komplikationen wie Dekubitus, Pneumonie oder Kontrakturen vorbeugen
- Frühzeitige Überweisung in eine Rehabilitationseinrichtung.

Brown-Séquard-Syndrom

Halbseitige Rückenmarksschädigung

❹   Bei halbseitiger Rückenmarksschädigung kommt es auf Höhe der Läsion gleichseitig zur schlaffen Parese mit Ausfall des Schmerz- und Temperaturempfindens und unterhalb der Läsion zur spastischen Parese. Auf der Gegenseite kommt es zu dissoziierten Sensibilitätsstörungen mit gesteigertem Schmerz- und Temperaturempfinden bei erhaltener Berührungsempfindlichkeit.

Diagnostik und Therapie des Querschnittsyndroms
- Im **CT** oder **MRT** werden Ursache und Ausmaß der Rückenmarksschädigung dargestellt.
- Ggf. Operation bei instabilen Frakturen und Tumoren
- Für die optimale Versorgung und Förderung wird der Patient frühzeitig in eine Rehabilitationseinrichtung überwiesen.

Prognose
Die Prognose ist abhängig vom Ausmaß der Schädigung. Mitunter können sich die Symptome langsam zurückbilden, wobei sensible Störungen besser heilen als motorische.

Physiotherapie

- Gelenkbeweglichkeit erhalten
- Gleichgewicht trainieren
- Kompensatorisches Muskeltraining
- Funktionstraining.

In der Frühphase stehen Lagerung und Erhaltung der Gelenkbeweglichkeit im Vordergrund. In der Aufbauphase wird mit Aufrichtung und Gleichgewichtsübungen und Bewegungsübergängen begonnen und die erhaltene Muskulatur wird kompensatorisch geschult. Parallel werden Stand- (Stehbrett) und evtl. Gangübungen zur Kreislaufanregung und Rollstuhltraining durchgeführt.

? Übungsfragen

❶ Wie kann ein Querschnittssyndrom entstehen?

❷ Welche Form der Lähmung tritt im Verlauf eines Querschnittssyndroms auf?

❸ Was ist ein Kaudasyndrom?

❹ Was ist die Besonderheit beim Brown-Séquard-Syndrom?

12.2 Wirbelsäulentrauma

Commotio spinalis
→ Vorübergehende Ausfälle.
Contusio spinalis
→ Querschnitts-symptomatik.

Ähnlich wie die Hirntraumen werden Wirbelsäulentraumen in **Commotio spinalis** (Rückenmarkerschütterung) und **Contusio spinalis** (Rückenmarkprellung) eingeteilt. Bei einer Contusio spinalis kann ein komplettes oder inkomplettes Querschnittssyndrom eintreten. Nach einer Commotio spinalis kommt es vorübergehend zu verschiedenen Ausfallserscheinungen.

Klinik der Commotio spinalis

- Gefühlsstörungen an den Extremitäten
- Reflexdifferenzen
- Blasenentleerungsstörungen (selten)
- Keine Lähmungen.

Therapie

Durch Bettruhe bilden sich die Symptome in Stunden bis Tagen zurück.

12.3 Schleudertrauma

Folgen eines Schleudertraumas:
- Reizung oder Quetschung des Rückenmarks
- Wirbelverletzung
- Bandscheibeneinriß evtl. mit Querschnitts-syndrom.

Das Schleudertrauma ist Folge eines typischen Bewegungsmuster des Kopfes bei einem Auffahrunfall: der Kopf wird plötzlich nach hinten und anschießend wieder nach vorne geschleudert. Dies betrifft v.a. von hinten Angefahrene.

Durch die schnelle unkontrollierte Bewegung des Kopfes kommt es zu einer Reizung oder Quetschung des Rückenmarks und zu einer Verletzung der Wirbelgelenke. In seltenen Fällen zerreißt die Bandscheibe oder bricht ein Wirbel. Dann besteht die Gefahr einer Querschnittslähmung.

Klinik

Symptome treten sofort oder mit einer Verzögerung von einigen Stunden auf:

- Kopfschmerzen, Schwindel und Übelkeit
- Schmerzen in Nacken, Schulter und Arm, mit Zwangshaltung des Halses
- Mißempfindungen an Händen und Armen.

Diagnostik

- **Neurologische Untersuchung** zum Ausschluß einer Contusio spinalis
- **Röntgen**-Aufnahme der HWS
- **CT**, um mögliche Bandscheibenschäden zu entdecken.

Therapie

- Ruhigstellung
- Wärme, Massage
- Muskelrelaxantien.

- Ruhigstellung in einer Stützkrawatte bringt anfänglich optimale Entlastung. Je nach Symptomatik wird sie ggf. nur nachts eingesetzt
- Muskelrelaxantien und Analgetika zur Verringerung der Bewegungseinschränkungen und der Schmerzen.

Physiotherapie

Durch Anwendung von Wärme, entlastende Ausstreichungen und leichte aktive Bewegungen können chronischer Beschwerden vermieden werden.

12.4 Bandscheibenvorfall

Formen des Bandscheibenvorfalls:
- Protrusio
- Prolaps
- Sequester.

❶ Die Bandscheibe bildet einen Puffer zwischen zwei Wirbelkörpern. Sie besteht aus einem gallertartigen Kern, dem *Nucleus pulposus*, der von einem Faserring, dem *Anulus fibrosus,* umgeben ist. Durch Alterungsprozesse und Fehlbelastung verkleinert sich der Kern, gleichzeitig wird der Ring brüchig. Bei ungünstigen Bewegungen der Wirbelsäule, meistens beim Heben oder Tragen, kommt es zu einer Vorwölbung des Kernes, einer **Protrusion,** oder zu einem Vorfall des gesamten Kernes, dem **Prolaps.** Mitunter löst sich auch nur ein Teil der Bandscheibe und bildet einen sog. **Sequester.** Die Bandscheibe drückt in der Regel seitlich auf die Nervenwurzeln, die zwischen zwei Wirbeln aus dem Wirbelkanal austreten. Es kommt zu einer Reizung dieser Nerven und neurologischen Störungen im Versorgungsgebiet der betroffenen Nerven. Meistens ist die Lendenwirbelsäule zwischen L4/L5 oder L5/S1 betroffen. Es kommt aber auch relativ häufig im Bereich der Halswirbelsäule (ganz selten auch der Brustwirbelsäule) zu einem Bandscheibenvorfall.

Häufigste Lokalisationen: L4/L5 und L5/S1.

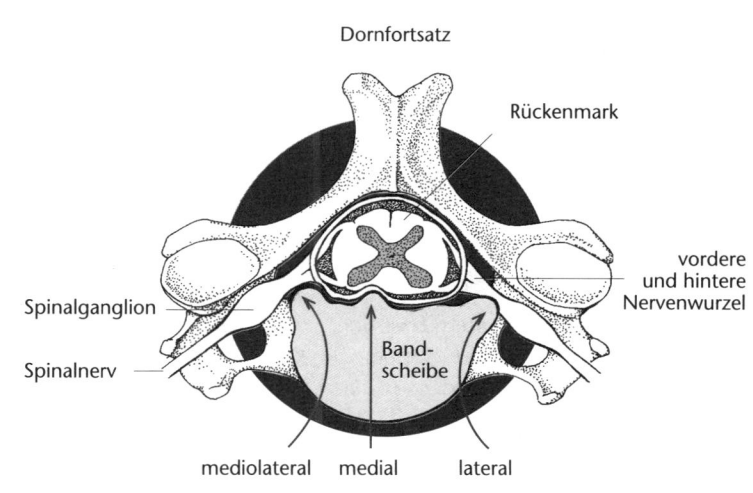

Dornfortsatz

Rückenmark

Spinalganglion

Spinalnerv

Band-
scheibe

vordere
und hintere
Nervenwurzel

mediolateral   medial   lateral

Abb. 12.2
Bandscheibenvorfall.
Abhängig von der Rich-
tung (medial, medio-
lateral, lateral) des Bandscheibenvorfalls werden
unterschiedliche Struktu-
ren abgeklemmt und in
ihrer Funktion beein-
trächtigt. [A400–190]

 **Klinik**

Leitsymptome:
- Starke ausstrahlende
  Rückenschmerzen
- Sensibilitätsstörungen
- Schonhaltung
- LASÈGUE positiv
- Evtl. Lähmungen.

❶   Akute Rückenschmerzen, die in das Versorgungsgebiet der betroffenen Nervenwurzel ausstrahlen, als Leitsymptom; im Lendenwirbelbereich auch »Hexenschuß« oder Lumbago genannt

■   **Sensibilitätsstörungen** mit einem Taubheitsgefühl im betroffenen Segment

■   **Schonhaltung:** Die Rückenmuskulatur verspannt sich und die Lendenlordose wird aufgehoben. Durch diese Fehlhaltung verstärkt sich der Druck auf die Nervenwurzel und damit der Schmerz (Teufelskreis)

■   LASÈGUE-Zeichen: Das Anheben eines gestreckten Beines (die Beugung im Hüftgelenk) verursacht starke Rückenschmerzen (☞ Abb. 6.1)

■   Evtl. treten **Lähmungen** einzelner Muskeln mit einem Ausfall der entsprechenden Reflexe auf.

Bei einem **medialen** Bandscheibenvorfall in den Wirbelkanal kommt es zu
■   Schmerzen (verstärkt durch Husten und Pressen)
■   Aufsteigender, beidseitiger schlaffer Lähmung
■   Blasenentleerungsstörung
■   Sensibilitätsstörung.

❷   Durch Bandscheibenvorfälle kann es zu Wurzelkompressionssyndromen kommen. Am häufigsten sind C5–C8 und L3–L5 sowie S1 betroffen.

Kennmuskeln und Symptome der einzelnen Wurzelkompressionssyndrome

Wurzel	MER ↓	Kennmuskeln	Sensible Ausfälle
C5	BSR	M. deltoideus, M. biceps brachii, M. infraspinatus	Oberarmaußenseite
C6	BSR RPR	M. biceps brachii, M. brachioradialis	radiale Oberarmseite, Unterarm bis Daumen
C7	TSR	M. triceps brachii, M. pronator teres, M. pectoralis major, M. extensor carpi rad.	Unterarmstreckseite Handrücken, Finger 2–4
C8	Trömner	M. interosseus dors., M. abductor dig. quinti, M. abductor poll. br., M. flexor poll. lg., M. flexor carpi ulnaris	Ulnarseite Ober-u. Unterarm
L3	PSR ADR	Adduktoren, M. quadriceps femoris, M. iliopsoas	Oberschenkel bis Knie
L4	PSR	M. quadriceps femoris, M. tibialis anterior	Außenseite Oberschenkel, mittlerer Unterschenkel
L5	TPR	M. ext.hallucis lg., M. tibialis ant., M. tibialis post., M. glutaeus med.	Außenseite Unterschenkel, Fußrücken, Großzehe
S1	ASR	M. triceps surae, M. glutaeus max., M. biceps femoris	Rückseite Unterschenkel, Fußaußenrand

Diagnostik

- Die **neurologische Untersuchung** überprüft Ausfälle von Sensibilität und Reflexen der einzelnen Segmente, um den Bandscheibenvorfall zu lokalisieren
- Eine **Röntgen**-Aufnahme zeigt evtl. eine Einengung des Zwischenwirbelraumes
- Ein **CT** oder MRT stellt die Vorwölbung der Bandscheibe dar und macht u.U. auch Schädigungen an den Nerven sichtbar
- Die **Myelographie** stellt eine Einengung der Nervenwurzel oder des Rückenmarks dar.

Therapie

- Bettruhe im Stufenbett
- Analgetika
- Muskelrelaxation
- Physiotherapie
- Evtl. Operation.

❸ Die Protrusion wird konservativ behandelt:

- Entlastung des Druckes auf den Nucleus pulposus durch Bettruhe, ggf. Liegen auf einer harten Unterlage, Stufenbettlagerung: Diese vermindert den Druck von der Wirbelsäule auf den Nucleus pulposus und damit von der Nervenwurzel und reduziert die Schmerzen

- Schmerzen reduzieren und Muskultur entspannen
  - Lokale Wärmeanwendung durch Rotlicht oder Fango
  - Lokalanästhetikum wird subkutan um das Segment gespritzt, um Schmerzen zu lindern und damit die Verspannung zu lösen
  - Systemische Analgetika.

❹ Lähmungszeichen und Schmerzen, die länger als vier Wochen anhalten, deuten auf einen *irreversiblen Prolaps* hin. Um bleibende Schäden zu vermeiden ist eine neurochirurgische Operation notwendig, in der Teile der Bandscheibe entfernt werden.

Physiotherapie

Vorrangig muß das muskulären Gleichgewichts wiederhergestellt und die bestehende Fehlhaltung aufgehoben werden, um Rezidiven vorzubeugen.

? Übungsfragen

❶ Was passiert bei einem Bandscheibenvorfall?

❷ Wo treten häufig Wurzelkompressionssyndrome auf?

❸ Wie wird ein Bandscheibenvorfall in der Regel behandelt?

❹ Wann muß ein Prolaps operiert werden?

13 Erkrankungen des peripheren Nervensystems

Zum peripheren Nervensystem gehören alle Nervenfasern, die zwischen dem ZNS und den Zielorganen verlaufen.

13.1 Polyneuropathie

Betroffen sind:
Motorische, sensible,
vegetative Nerven.

Bei der Polyneuropathie (*gr. Poly = viel, neuropathie = Nervenerkrankung*) erkranken gleichzeitig motorische, sensible und vegetative Nerven. Es kann sich um degenerative oder entzündliche Erkrankungen handeln.

Die Schädigungen betreffen die Nervenfaser, das Axon selbst oder die Markscheiden, die das Axon umgeben.

Ursache

- Diabetes mellitus als häufigste Ursache
- Alkoholabusus, bestimmte Medikamente, Bleivergiftung u.a.
- Begleitreaktion bei Tumoren und Entzündungen
- Stoffwechselerkrankungen, z.B. Porphyrie, Vitamin-B$_{12}$- und Folsäuremangel.

Klinik

Leitsymptome:
- Schlaffe Lähmungen
- Handschuh- und strumpfförmige Sensibilitätsausfälle
- Mißempfindungen
- Vegetative Störungen.

Leitsymptome der Polyneuropathie sind **schlaffe Lähmungen, Sensibilitätsausfälle, Koordinationsstörungen** (periphere Ataxie), **Mißempfindungen** und **vegetative Störungen.** Zu den vegetativen Ausfällen gehören Störungen der Durchblutung sowie der Blasen- und Mastdarmentleerung.

Typischerweise treten die sensiblen Ausfälle handschuh- und strumpfförmig an den Extremitäten auf, d.h. sie beginnen symmetrisch am distalen Ende der Extremitäten und breiten sich nach proximal aus. Lähmungen hingegen werden in manchen Fällen bereits zu Beginn der Erkrankung proximal (an Schulter und Becken) gefunden.

Die **diabetische Polyneuropathie** befällt die Beine stärker als die Arme.

Diagnostik

- Die **Nervenleitgeschwindigkeit** ist verzögert
- Im **Labor** wird über die Bestimmung der Blutwerte nach einer Ursache der Polyneuropathie gesucht.

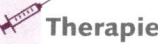

Therapie

Therapie der Grunderkrankung.

Die Therapie beschränkt sich auf die Behandlung der zugrundeliegenden Erkrankungen, z.B. Einstellung des Blutzuckers beim Diabetes mellitus oder Gabe von Vitamin-B-Komplex.

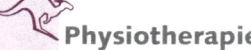

Physiotherapie

Die Lähmungen stehen bei der Behandlung im Vordergrund (☞ 3.2).

Wegen der Sensibilitätsstörungen empfindet der Patient Berührungen und Stimulationen möglicherweise als unangenehm oder schmerzhaft. Außerdem können die Muskeln dehnschmerzhaft sein, so daß endgradige Gelenkstellungen und Dehnreize vermieden werden müssen.

? Übungsfragen

❶ Was sind häufige Ursachen einer Polyneuropathie?

❷ Wie sind die Sensibilitätsstörungen typischerweise verteilt?

❸ Welche Art der Sensibilitätsstörungen tritt zuerst auf?

13.2 ▬ Polyneuritis

Entzündung peripherer Nerven.

Unter Polyneuritis versteht man eine Entzündung der peripheren Nerven. Sie kann im Rahmen von verschiedenen viralen und bakteriellen Infekten auftreten, z.B. bei FSME, Herpes Zoster, Neurolues (☞ 6).

GUILLAIN-BARRÉ-Syndrom

- Autoimmunreaktion
- Polyneuritis und Polyradikulitis.

Das GUILLAIN-BARRÉ-Syndrom ist eine spezielle Form der Polyneuritis. Es tritt in Kombination mit einer Polyradikulitis (Entzündung der Nervenwurzel) auf.

Dieser Erkrankung liegt eine Autoimmunreaktion gegen peripheres Nervengewebe zugrunde. 40 % der Erkrankten hatten zuvor einen bakteriellen oder viralen Infekt.

Klinik

Symmetrische
Lähmungen mit
typischem Verlauf
und Ausfällen.

Leitsymptom des GUILLAIN-BARRÉ-Syndroms ist eine **symmetrische Lähmung** an den Extremitäten, die von distal nach proximal aufsteigt. Hinzu kommen:

- Lähmung der Rumpfmuskulatur durch die Polyneuroradikulitis mit Gefahr der Atemlähmung
- Hirnnervenlähmungen, u.a. Fazialisparese, Einschränkung des Gesichtsfeldes
- Sensible Ausfälle
- Störung des autonomen Nervensystems; Blutdruck, Herzfrequenz etc. werden nicht mehr reguliert.

Diagnostik

- Im **Liquor** findet sich eine Eiweißvermehrung
- Die **Nervenleitgeschwindigkeit** ist verlangsamt
- Die **Nervenbiopsie** zeigt eine Entzündung mit Rückbildung der Markscheiden.

Therapie

- Mit Plasmapherese werden Antikörper aus dem Blut gefiltert
- Gabe von Immunglobulinen
- Maschinelle Beatmung bei Atemlähmung.

Prognose

Die Symptome bilden sich innerhalb einiger Monate zurück.

Physiotherapie

Vom Auftreten der ersten Symptome bis zum Wiedererlangen der vollständigen Funktion müssen die vorhandenen Funktionen und die Atmung intensiv trainiert werden.

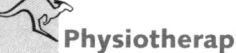

13.3 Schädigung einzelner Nerven

Ursachen von Nerven-
schäden:
- Trauma
- Engpaß-Syndrome
- Falsche Lagerung.

Die häufigste Verletzungsursache einzelner peripherer Nerven ist ein **Trauma,** wobei Druck, Quetschung und Zerrung vor allem die Nervenhülle schädigen. Bei Schnitten oder Frakturen hingegen kann der ganze Nerv durchtrennt werden. Weitere Ursachen von Nervenschädigungen sind **Engpaß-Syndrome** (z.B. Karpaltunnel-Syndrom) und Läsionen durch medizinische Eingriffe wie unsachgemäße Injektionen, enge Gipsverbände oder falsche Lagerungen. Bei **Plexusparesen** sind alle Nerven, die zu einer Extremität ziehen, geschädigt.

Klinik und Diagnostik

- Distale Lähmungen
- Sensibilitätsstörungen
- NLG ↓.

Es kommt zu Funktionsausfällen distal der Läsion: **Lähmungen** einzelner Muskelgruppen oder **Sensibilitätsstörungen** in umschriebenen Hautarealen. Deshalb ist das klinische Bild gleichzeitig ein Pfeiler der Diagnostik. Zusätzlich wird über die **Nervenleitgeschwindigkeit** eine Verlangsamung oder Unterbrechung der Nervenleitung nachgewiesen. Im **EMG** werden Muskelausfälle sichtbar.

Therapie

- Operation
- Elektrotherapie
- Physiotherapie
- Schmerztherapie.

- **Operation:** Bei glatten Nervendurchtrennungen oder Engpaß-Syndromen kann die Funktionsfähigkeit des Nerven operativ wieder hergestellt werden. Beim Heilungsprozeß wächst der Nerv mit einer Geschwindigkeit von durchschnittlich 1 mm/Tag nach distal. Der Nerv findet allerdings nur dann sein Ziel, wenn die Myelinscheide erhalten ist
- **Elektrotherapie:** Bei Druckschäden wird über Elektroreize versucht, den Nerven zu stimulieren, die Wirkung ist jedoch umstritten
- **Physiotherapie:** Durch den Ausfall von einzelnen oder mehreren Muskeln müssen die Gelenke passiv bewegt werden, um einer Versteifung vorzubeugen
- **Schmerztherapie:** Häufig sind Nervenverletzungen mit starken, brennenden Schmerzen verbunden. Es werden peripher wirksame Analgetika verabreicht.

Im folgenden werden häufige Schädigungen von peripheren Nerven im einzelnen vorgestellt.

13.3.1 Fazialisparese

Schädigung des N. facialis.

Hierbei handelt es sich um eine Lähmung der mimischen Gesichtsmuskulatur durch Schädigung des VII. Hirnnervs (N. facialis).

Ursache

- Meistens idiopathisch, vermutlich liegt eine Entzündung zugrunde
- Bei einer **lymphozytären Meningitis** durch neurotrope Viren und Borrelien (☞ 6.1)
- Fraktur, Entzündungen und Tumoren im Bereich der Schädelbasis
- Zugluft.

Klinik

- Gesichtslähmungen
- Geschmacksstörungen
- Tränen- und Speichelsekretionsstörungen
- Hyperakusis.

Leitsymptom der Fazialisparese ist die **Lähmung der Gesichtsmuskulatur.** Da der N. facialis ein gemischter Nerv ist, treten auch sensible und vegetative Ausfälle wie Störungen des Geschmackempfindens oder der Tränen- und Speichelsekretion sowie eine Hyperakusis (gesteigertes Hörempfinden) auf.

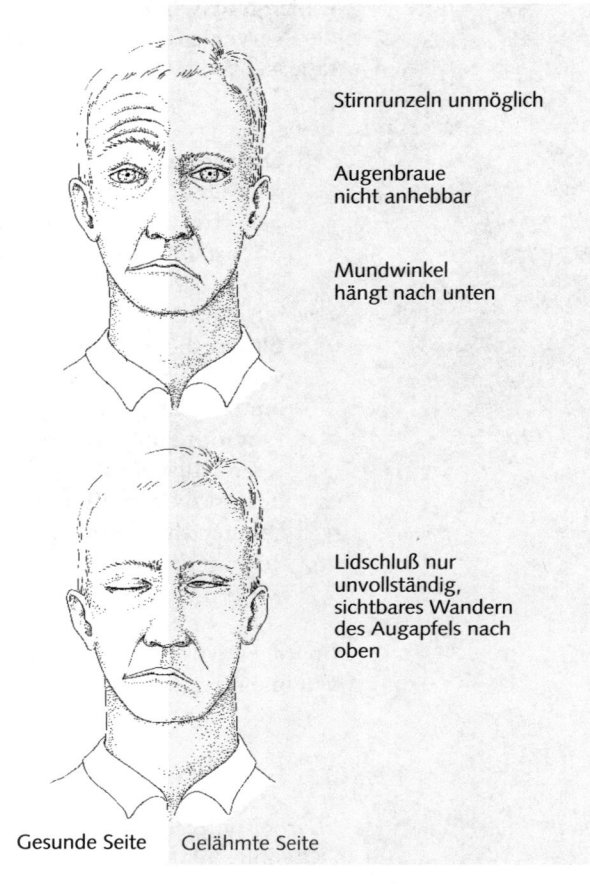

Stirnrunzeln unmöglich

Augenbraue
nicht anhebbar

Mundwinkel
hängt nach unten

Lidschluß nur
unvollständig,
sichtbares Wandern
des Augapfels nach
oben

Gesunde Seite   Gelähmte Seite

Abb. 13.1
Periphere Fazialislähmung

Therapie

- Bei der idiopathischen Fazialisparese werden Glukokortikoide gegeben, um eine Entzündung zu bekämpfen
- **Operation,** falls der N. facialis außerhalb des Schädelknochens durchtrennt ist.

Prognose

Dreiviertel der idiopathischen Fazialisparesen heilen folgenlos aus. Bei den übrigen Erkrankten bleibt ein Defekt zurück: Die Nerven wachsen an der Stelle der Schädigung nicht regelrecht zusammen. Es kommt zu pathologischen Mitbewegungen (beim Augenschluß ziehen sich Wangenmuskeln zusammen) und »Krokodilstränen« (anstelle von Speichelsekretion setzt beim Essen Tränenfluß ein).

- Ausheilung
- Defektheilung
- Pathologische Mitbewegungen.

13.3.2 Paresen des Rumpfes

Ursachen

Paresen im Bereich des Rumpfes entstehen duch Traumen, Druckläsionen, entzündliche Prozesse, nach Thorax-Operationen und selten auch durch Bandscheibenvorfälle.

Klinik

- Halbseitige Schmerzen im Brustkorb oder Bauchraum
- Sensibilitätsstörungen und Paresen
- Paradoxe Bewegungen der Bauchwand bei der Atmung
- Brennender Schmerz im Bereich des M. rectus abdominis (Rectus abdominis Syndrom)

Diagnostik

- Röntgen des Thorax
- EMG
- Labor

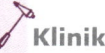
Therapie

Behandlung der Grunderkrankung.

13.3.3 Plexusschäden

Die Plexusschäden werden grob in **Arm-** und **Beinplexusschäden** unterteilt.

Schäden des Armplexus

Ursachen

Zu Armplexusschäden kommt es meistens durch Zerrungen oder Druckschädigungen im Bereich des Schultergelenks.

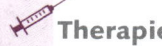
Klinik

Paresen der Arm- und Handmuskulatur.

Die Leitsymptome sind Paresen der gesamten Arm- und Handmuskulatur (bei supraklavikulärer Schädigung auch der Schultermuskulatur).

- Scapula alata: vorstehendes Schulterblatt, das der gelähmte M. serratus anterior nicht mehr am Rumpf fixieren kann
- Rotationsdefizite
- Schwäche der Ober- und Unterarmmuskulatur
- Krallenstellung der Finger mit Hyperextension in den Grundgelenken und Flexion in den Mittel- und Endgelenken
- Abschwächung der Eigenreflexe BSR, RPR, TSR und Trömner
- Mißempfindungen und Trophikstörungen.

Schädigungen des Beinplexus

Ursachen

- Beckentumoren
- Hämatome oder Traumen im Becken- und Hüftbereich
- Während der Entbindung
- Aneurysmen der großen Bauchgefäße.

Klinik

Paresen der Fuß- und Beinmuskulatur.

- Paresen der gesamten Bein- und Fußmuskulatur, einschließlich Hüfte und Gesäß
- Positives Trendelenburg-Zeichen (Absinken des Beckens auf der Spielbeinseite während der Durchschwungphase im Gang)
- Abschwächung der Eigenreflexe PSR, ADR, TPR und ASR
- Mißempfindungen im Bereich des Gesäßes, des Beins und des Fußes.

Therapie von Arm- und Beinplexusschädigungen

- Operation
- Bei bleibenden Schäden Arthrodese.

Die Therapie der Wahl ist bei Arm- und Beinplexusschäden die OP (Nervennaht). Bei bleibenden Schäden wird ggf. eine Arthrodese des betroffenen Gelenkes notwendig.

13.3.4 Paresen der oberen Extremität

Innervation des Armes durch:
- N. radialis
- N. ulnaris
- N. medianus.

Muskeln und Haut der oberen Extremität werden vor allem von drei Nerven innerviert: N. radialis, N. medianus und N. ulnaris. Die typischen Ausfallssymptome lassen sich mit einem einfachen Merksatz zusammenfassen:

! Merke

»Ich schwöre beim Medianus, daß ich mir die Ulna kralle, wenn ich vom Rad falle.«

Radialisparese

Ursachen der Radialisparese:
- Falsche Lagerung
- Druckschädigung
- Unterarmfraktur.

Der N. radialis zieht durch die Achselhöhle und verläuft weiter an der Rückseite des Oberarms, wechselt zur radialen Beugeseite des Unterarms. In seinem Verlauf kann er an verschiedenen Stellen geschädigt werden.

Obere Radialisparese: bei Verletzungen in der Achselhöhle, z.B. durch Fehllagerungen im OP oder Benutzen von Gehstützen, Humerusschaftfraktur.

Mittlere Radialisparese: Der Nerv wird z.B. im Schlaf oder in Narkose gegen den Humerus gedrückt (Parkbanklähmung);

die Schädigung kann aber auch durch eine Humerusfraktur erfolgen.

Untere Radialisparese: Ursache kann eine distale Radiusfraktur sein.

Klinik und Diagnostik

- Fallhand
- Evtl. Trizepsparese
- Sensible Ausfälle →
  Handrücken,
  radiale 2 1/2 Finger.

- Obere und mittlere Radialis: Leitsymptom ist die **Fallhand** mit Störungen der Dorsalextension der Hand und Extension der Finger im Grundgelenk
- Obere Radialisparese: Ausfall u.a. des M. triceps brachii
- Störung der sensiblen Innervation auf der Dorsalseite des Arms, auf dem Handrücken und an 2 1/2 radialen Fingern.

Gesichert wird die Diagnose über die neurologische Funktionsprüfung, z.B. Ausfall des TSR bei der oberen Radialisparese.

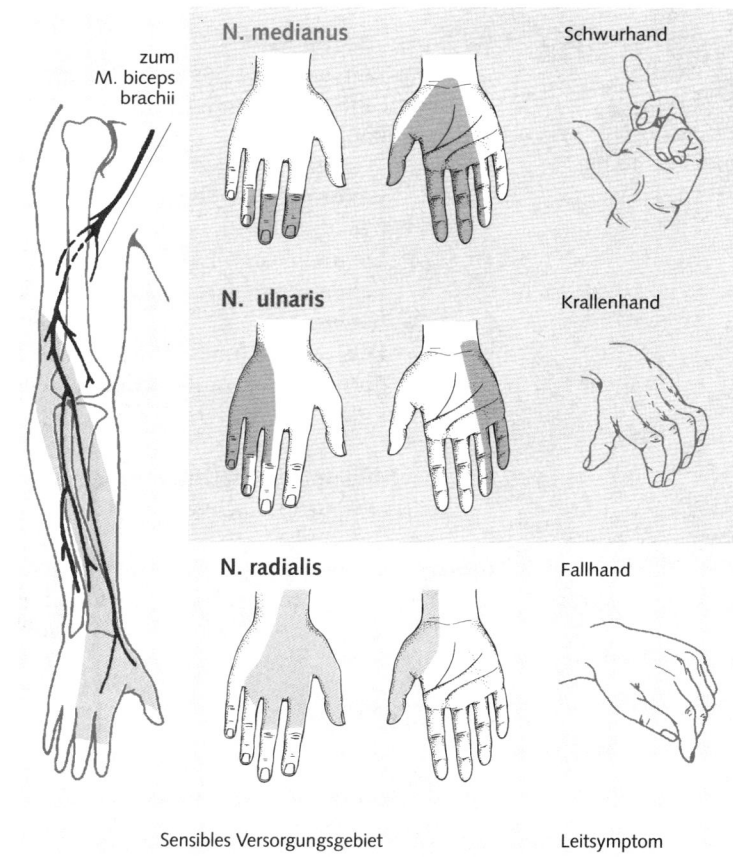

Abb. 13.2
Versorgungsareale der drei
Handnerven N. radialis,
N. ulnaris, N. medianus.
[A400-190, M139]

Medianusparese

Der N. medianus zieht vom Oberarm kommend durch die Mitte der Ellenbeuge und schließlich im Karpaltunnel zur Handinnenseite.

Ursachen

Ursache der Medianusparese:
- Humerusfraktur
- Druckschädigung
- Karpaltunnel-Syndrom.

- Am Oberarm durch Druck des auf dem Arm liegenden schlafenden Partners, sog. Schlaflähmung.
- In der Ellenbeuge durch eine unsachgemäße intravenöse Injektion
- Im Handgelenk durch (Schnitt-)Verletzungen und das **Karpaltunnel-Syndrom:** Im ohnehin engen Karpaltunnel führt eine Entzündung des Handgelenkes oder der Sehnen der Fingerbeuger zu einem Ödem, das den N. medianus quetscht. Weitere Ursachen des Karpaltunnel-Syndroms sind metabolisch (z.B. Diabetes mellitus), toxisch (z.B. Alkohol) oder vaskulär (z.B. durch Thrombose oder Hämatom) bedingt.

Klinik und Diagnostik

- Schwurhand
- Affenhand
- Sensible Ausfälle → Handinnenfläche, Finger 1–3 1/2.

- Leitsymptom der kompletten (oberen) Medianusparese ist die **Schwurhand:** Daumen und Zeigefinger können nicht gebeugt werden
- Wird der Nerv weiter distal, z.B. unterhalb des Retinaculum flexorum an der Beugeseite des Handgelenkes im Karpaltunnel, geschädigt, fallen die Mm. abduktor und opponens des Daumens aus. Es kommt zur **Affenhand,** da der Daumenballen atrophiert. Gegenstände können nicht mehr umgriffen werden
- Die sensible Innervation ist am radialen Abschnitt der Handinnenfläche und an den ersten 3 1/2 Fingern gestört. Es kommt zu Mißempfindungen in diesem Bereich.

Bei Messung der (sensiblen) **Nervenleitgeschwindigkeit** wird der nervale Ausfall nachgewiesen.

Therapie

Karpaltunnel-Syndrom → Retinakulum-spaltung.

Beim Karpaltunnel-Syndrom wird das Retinaculum flexorum geöffnet, um den Druck auf den N. medianus zu vermindern.

Ulnarisparese

Dieser Nerv verläuft über den Oberarm, im Sulcus nervi ulnaris (am sog. »Musikantenknochen«) und zieht schließlich an der ulnaren Seite über das Handgelenk zur Handinnenfläche.

Ursachen

Ursachen der Ulnaris-
parese:
- Schädigung des Ellen-
bogengelenks
- Druckschädigung
- Überdehnung.

- Zu Schädigungen des N. ulnaris kommt es vor allem im Bereich des Ellenbogengelenkes, an dem er dicht unter der Haut verläuft. Ursachen sind Arthrose, Verletzungen und Druck durch falsche Lagerung oder zu enge Verbände
- Eine Überstreckung der Hand, z.B. beim Radfahren, kann durch eine Überdehnung des Nerven zu einer distalen Ulnarisparese führen.

Klinik und Diagnostik

- Krallenhand
- FROMMENTsches
Zeichen
- Sensible Ausfälle →
ulnare Seite von
Hand und Fingern.

- Leitsymptom der vollständigen (hohen) Ulnarisparese ist die **Krallenhand:** Im Grundgelenk können die Finger nicht gebeugt werden, sind somit überstreckt, während im Mittel- und Endgelenk die Streckung ausfällt. Dies führt zu einer Beugung in diesen Gelenken
- Die Innervation des M. adduktor des Daumens fällt aus: Ein Blatt Papier kann nur mit Mühe festgehalten werden (sog. FROMENTsches Zeichen)
- Die **sensible Innervation** der ulnaren Seite von Hand und Fingern ist gestört.

Therapie

Eine Schädigung im Bereich des Sulcus ulnaris kann durch eine Operation behoben werden.

13.3.5 Paresen der unteren Extremität

Femoralisparese

Ursachen
der Femoralisparese:
- Tumore
- Schnittverletzungen
bei Operationen.

Der N. femoralis zieht unter dem Leistenband zur Vorderseite des Oberschenkels und innerviert die Haut und die Strecker des Oberschenkels, unter anderem den M. quadriceps. Gefährdet ist der N. femoralis durch Tumoren im kleinen Becken und bei Schnittverletzungen im Rahmen von Hernien- und Blinddarmoperationen.

Klinik und Diagnostik

Ausfall M. quadrizeps,
M. iliopsas
Sensible Ausfälle →
Vorderseite Ober-,
Innenseite Unter-
schenkel.

- Ausfall von M. iliopsoas, dem Beuger des Hüftgelenks, und M. quadriceps femoris, dem Strecker des Kniegelenks
- Sensibilitätsausfall an der Vorderseite des Oberschenkels und der Innenseite des Unterschenkels.

Ischiadikusparese

Ursachen
der Ischiadikusparese:
- Fraktur ·
- Hüftluxation
- Falsche Injektion.

Der N. ischiadikus zieht aus dem Plexus sacralis kommend durch die Gesäßmuskulatur und versorgt die Beuger des Oberschenkels. Aufgrund seines Verlaufes kann dieser längste und dickste Nerv des menschlichen Körpers durch Fraktur, Luxation im Hüftgelenk oder eine unsachgemäße Injektion in den M. gluteus geschädigt werden.

Die Diagnose wird über die Anamnese und die Klinik des Ausfalls von N. peroneus und N. tibialis gestellt, da diese beiden Nerven Äste des N. ischiadikus sind.

Peroneusparese

Ursachen
der Peroneusparese:
Druckschädigung
durch Verbände oder
falsche Lagerung.

Der N. peroneus zieht am Wadenbeinköpfchen (Caput fibulae) vorbei zum Unterschenkel und innerviert die vorderen Muskeln des Unterschenkels. Der Nerv ist durch seinen oberflächlichen Verlauf am Caput fibulae extrem durch Druck gefährdet, z.B. durch einen Gipsverband oder falsche Lagerung. Zur Reizung des Nerves kommt es z.B. bei starker muskulärer Anstrengung und beim Sitzen mit übereinandergeschlagenen Beinen.

Klinik und Diagnostik

- Steppergang
- Atrophie des
  M. peroneus
- Sensibilitätsstörungen → 1. und 2. Zehe.

- Bei Ausfall des Nerven atrophiert der M. peroneus und der Fuß kann beim Gehen nicht angehoben werden, es kommt zum sog. **Steppergang** (Fußheberschwäche)
- Sensibilitätsausfall vor der 1. und 2. Zehe.

Tibialisparese

Ursachen
der Tibialisparese:
- Knieverletzung
- Tibiafraktur
- Tarsaltunnel-Syndrom.

Der N. tibialis verläuft durch Kniekehle und Wadenmuskulatur. Dort kann er durch Knieverletzungen und Tibiafrakturen geschädigt werden. Er zieht weiter durch den Tarsaltunnel, der vom Innenknöchel und dem Retinaculum flexorum gebildet wird, zur Fußsohle. Bei Frakturen und Verstauchungen des Fußgelenks führen Schwellungen zum sog. **Tarsaltunnel-Syndrom**, wobei der distale Abschnitt des N. tibialis gequetscht werden kann.

Klinik und Diagnostik

- Atrophie des
  M. tibialis posterior
- Zehengang
  unmöglich
- Brennende Fußsohlenschmerzen.

- Atrophie von Wadenmuskulatur (M. tibialis posterior) und Fußgewölbe. Der Patient kann nicht auf Zehen gehen
- Sensibilitätsstörungen an Wade und Fußsohle
- Beim Tarsaltunnel-Syndrom kommt es außerdem zu brennenden Schmerzen an der Fußsohle.

Tarsaltunnel-
Syndrom → Spaltung
des Lig. lacinatum.

✎ Therapie

Das Tarsaltunnel-Syndrom wird durch operative Spaltung des Ligamentum laciniatum behoben.

Ursachen, Symptome, Therapie häufiger peripherer Lähmungen

Nerv	Ursache	Leitsymptom	Klinik/Diagnostik	Therapie
Radialis	Lagerungsschaden, Druck , (»Parkbank-Lähmung«), proximale Radiusfraktur	Fallhand	Ausfall M. triceps brachii, Sensible Störung am Handrücken und den radialen Fingern	op. Revision, Unterarm-schiene
Medianus	Druck auf Oberarm, Karpaltunnelsyndrom	Schwur-hand	Evtl.Daumenballenatrophie, sensible Störung an der radialen Handinnenseite	OP
Ulnaris	Arthrose des Ellenbogen-gelenks, Druck, Überstreckung der Hand	Krallen-hand	Ausfall M. adductor pollicis, sensible Störung der ulnaren Hand- und Fingerseite	
Femoralis	Tumoren im kleinen Becken, Schnittver-letzungen		Ausfall des M. iliopsoas und des M. quadriceps femoris	
Ischiadikus	Fraktur, Hüftluxation fehlerhafte Injektion in den M.glutaeus		vgl. N. tibialis und peronaeus (Äste des N. ischiadikus)	
Peronaeus	Druck, Lagerungs-schaden, schlecht sitzender Gips	Stepper-gang	Fußheberschwäche, Sensibilitätsstörung im Bereich der 1. und 2. Zehe	
Tibialis	Tarsaltunnel-syndrom	kein Zehenstand möglich	Atrophie der Wade und des Fußgewölbes	OP

Muskelerkrankungen

14.1 Muskeldystrophie

- Männer erkranken häufiger als Frauen
- Muskelabbau
- Muskelstoffwechsel-störung
- Evtl. Auslösefaktoren.

Muskeldystrophien sind Erkrankungen der Muskulatur, die durch Abbau von Muskulatur gekennzeichnet sind. Hierzu zählen verschiedene Erbkrankheiten, die sich in ihren Symptomen und ihrem Verlauf unterscheiden. Männer erkranken häufiger als Frauen.

Vermutlich führt eine Störung des Muskelstoffwechsels zu der Muskeldystrophie. Die betroffenen Muskelzellen atrophieren, d.h. sie werden kleiner und schwächer.

Die ersten Symptome treten häufig nach körperlichen Erkrankungen oder außergewöhnlichen körperlichen und seelischen Belastungen auf. Im Krankheitsverlauf können solche Auslösefaktoren zu einer schubartigen Verschlechterung führen.

Klinik

Leitsymptom: Schwäche von Muskelgruppen

Symptom der Muskeldystrophie ist eine Schwäche von ganzen Muskelgruppen. Bei einigen Erkrankungen ist zunächst der **Beckengürtel** mit folgenden Symptomen betroffen:

- Schwäche der Oberschenkelmuskulatur
- Schwäche der Bauchmuskeln mit **Hyperlordose**
- Schwäche des M. gluteus medius mit **Watschelgang**.

Die Lähmung steigt auf bis zur Schultermuskulatur.

- Schnell fortschreitende Lähmungen
- Todesursachen Herzversagen, Infekte.

Muskeldystrophie vom DUCHENNE-Typ

Hier breitet sich die Lähmung so schnell aus, daß die - fast ausschließlich männlichen - Patienten meistens vor dem 25. Lebensjahr an Infekten der Atmungsorgane oder an Herzversagen sterben.

- Atrophien an Oberarm und Schultergürtel
- Scapula alata
- Reaktive Depression.

Faszio-skapulo-humerale Muskeldystrophie

Diese Form der Muskeldytrophie beginnt mit einer Atrophie der Muskeln von Oberarm und Schultergürtel und steigt langsam den Rumpf herab. Symptome sind:

- Schlaffe Gesichtszüge, da auch die mimische Muskulatur beteiligt ist
- Hängende Schultern

- Scapula alata (☞ 13.3.3)
- Viele Patienten sind reaktiv-depressiv verstimmt.

Diagnostik

- Das **EMG** zeigt kürzere und schwächere Aktionspotentiale
- Nach einer **Biopsie** wird der Muskel elektronenmikroskopisch untersucht; zusätzlich lassen sich veränderte Enzyme in den Muskelzellen nachweisen
- Bei einer **Laboruntersuchung** finden sich erhöhte Werte des Muskelenzyms Creatinphosphokinase (CK)
- Bei der genetischen Untersuchung läßt sich bei einigen Muskeldystrophien ein Gendefekt nachweisen. Dies ist bereits vor der Geburt möglich.

Therapie und Verlauf

- Physiotherapie
- Kontrakturprophylaxe
- Eiweißreiche Ernährung.

Die Muskeldystrophie verläuft chronisch progredient. Eine ursächliche Therapie der Muskeldystrophie ist nicht bekannt. Die Patienten benötigen Physiotherapie, um vorhandene Muskelkraft zu erhalten und Kontrakturen zu vermeiden, sowie eiweißreiche Ernährung, um Muskelabbau durch möglichen Eiweißmangel entgegenzuwirken.

14.2 Polymyositis

Polymyositis als Autoimmunerkrankung und Symptom bei
- Infektionen
- Tumoren
- Endokrinen Störungen
- Sklerodermie.

Zu dieser Gruppe gehören verschiedene Erkrankungen, die mit Schwäche, Lähmungen und Schmerzen von Muskeln einhergehen. Die Polymyositis ist ein Symptom im Rahmen von Infektionen, Tumoren, endokrinen Störungen (z.B. Diabetes mellitus) und Sklerodermie.

Die idiopathische Form der Polymyositis betrifft Frauen doppelt so häufig wie Männer und tritt meistens zwischen dem 40. und 60. Lebensjahr auf. Sie ist eine Autoimmunerkrankung, bei der Autoantikörper gegen Muskelgewebe gebildet werden. Im Verlauf können die Muskelfasern degenerieren.

Klinik

Muskelschwäche, Muskelschmerzen, Muskelatrophien beginnen im Kopfbereich und breiten sich nach den unteren Extremitäten aus.

Leitsymptome sind **Muskelschwäche** und **Muskelschmerzen.** Die Muskelschwäche betrifft zunächst die proximalen Muskeln des Schulter- oder Beckengürtels und breitet sich nach kranial bzw. distal aus. Die Muskeln können atrophieren. Weitere Symptome sind:

- Schluckstörung und nasale Sprache durch die Schwäche der Rachenmuskeln
- Hängender Kopf durch Schwäche der Nackenmuskulatur
- Dermatomyositis mit Ödemen und blau-violetter Verfärbung um Augen und Nase sowie an Hals und Schultern.

Die chronische Polymyositis ähnelt im Krankheitsbild der Muskeldystrophie.

Diagnostik

- Im **Labor** finden sich Entzündungszeichen mit erhöhter BSG, Leukozytenzahl und Creatinphosphokinase (CK)
- Nach einer **Biopsie** wird das Muskelgewebe mikroskopisch untersucht
- Das **EMG** zeigt typische Erregungsmuster.

Therapie und Verlauf

- Kortikoide
- Defektheilung.

Glukokortikoide dämmen die Autoimmunreaktion.

Es kommt zu einer Defektheilung. Eine akute Polymyositis führt bei der Hälfte der Erkrankten innerhalb eines Jahres zum Tod durch Atemlähmung, die chronische Erkrankung kann 5–10 Jahre überlebt werden.

14.3 Myasthenie

Myasthenie als allgemeine Muskelschwäche:
- ↑ Ermüdbarkeit der Skelettmuskulatur
- Besserung in Ruhe
- Vorkommem bei Hyperthyreose, Polymyositis, Bronchial-Ca.

Eine Myasthenie (Muskelschwäche) ist gekennzeichnet durch eine erhöhte Ermüdbarkeit der willkürlichen Muskulatur, also der Skelettmuskulatur. Sie tritt zunächst unter starker körperlicher Belastung auf und kann sich in Ruhe wieder zurückbilden.

Myasthenie als Symptom wird bei Polymyositis, Hyperthyreose und einem kleinzelligen Bronchialkarzinom beobachtet.

Eine weitere, idiopathische (ohne bekannte Ursache) Krankheitsform ist die Myasthenia gravis. An ihr erkranken Frauen doppelt so häufig wie Männer.

Myasthenia gravis

Ursache

- Idiopathische Myasthenie
- Autoantikörperbildung gegen Acethylcholinrezeptoren
- Frauen erkranken häufiger als Männer.

Die Mysthenia gravis ist eine Autoimmunkrankheit. Die Erkrankten bilden Antikörper gegen die in der postsynaptischen Membran gelegenen Rezeptoren des Transmitters Azetylcholin, welcher an der neuro-muskulären Erregungsübertragung beteiligt ist. Der Transmitter selbst wird in genügend hoher Menge in den synaptischen Spalt ausgeschüttet. Da jedoch Antikörper die dazugehörigen Rezeptoren besetzen, sind für das eigentliche Azetylcholin zu wenig Rezeptoren frei und es kommt zu einer abgeschwächten Muskelaktion.

Klinik

- Nachlassen der Muskelkraft im Gesichtsbereich mit Doppelbildern und Schluckstörungen
- Unsymmetrischer Befall
- Verschlechterung im Tagesverlauf.

❶ Leitsymptom der Myasthenia gravis ist das **Nachlassen der Muskelkraft** bei wiederholten Bewegungen im Laufe des Tages. Die Krankheit macht sich zunächst an den Muskeln des Kopfes bemerkbar:

- Hängende Augenlider (Ptose)
- Schlaffe Gesichtszüge
- Schluckstörungen
- Sehen von Doppelbildern.

Anschließend breitet sich die Muskelschwäche über Rumpf und Extremitäten aus. Die Muskeln sind dabei unsymmetrisch betroffen. Zwischenzeitlich wird immer eine spontane Besserung beobachtet. Im Endstadium ist die gesamte Willkürmuskulatur betroffen und es kommt zum Tod durch Atemlähmung.

Diagnostik

- Neurologische Untersuchung (Muskelschwäche)
- Im **EMG** zeigt sich bei wiederholter Stimulation eine Abnahme vom Aktionspotential der betroffenen Muskeln
- In der Muskelbiopsie lassen sich Antikörper nachweisen.

Therapie und Verlauf

- Kortikoide
- Cholinesterase-Hemmer
- Thymusentfernung
- Plasmapherese.

- Glukokortikoide und andere immunsuppressive Medikamente hemmen die Immunreaktion
- Gabe von Cholinesterase-Hemmern (Neostigmin)
- **Operation** zur Entfernung der Thymusdrüse
- Plasmapherese, um Antikörper aus dem Blut zu entfernen

Die Muskelschwäche wird medikamentös behandelt. Der Krankheitsverlauf kann sehr unterschiedlich sein. Bei den meisten Patienten ist die Lebenserwartung unter der Therapie nicht verkürzt.

? Übungsfragen

❶ Wie macht sich die Myasthenia gravis zuerst bemerkbar?

14.4 Myotonie

- Verlängerte Kontraktion der Extremitätenmuskulatur
- ↑ Aktivität der Muskelfasern ohne Nervenreiz
- Muskelhypertrophie
- Verschlechterung bei Kälte
- Besserung durch wiederholte Muskelbewegungen.

Eine Myotonie zeichnet sich durch eine verlängerte Kontraktion der Willkürmuskulatur aus. Zu dieser Gruppe zählen verschiedene vererbbare Erkrankungen.

Ursache

Ursache für die Myotonie ist eine erhöhte Aktivität der Muskelfasern, die sich ohne Nervenreiz kontrahieren.

Klinik

Leitsymptom ist eine verlängerte Muskelkontraktion vor allem an den Extremitäten, wodurch die Muskeln hypertrophieren. Bei Kälte verstärken sich die Symptome.

Diagnostik

Die Diagnostik beschränkt sich auf die neurologische Untersuchung sowie das **EMG,** in dem Nachentladungen des Muskels aufgezeichnet werden.

Physiotherapie

Therapeutisch wird versucht, durch wiederholte willkürliche Muskelkontraktionen die Anspannung zu mildern. Durch die gezielte Mukelaktivität entsteht ein »warm-up-Phänomen«: Die Myotonie läßt vorübergehend nach.

15 Entwicklungsstörungen, Mißbildungen und Stoffwechseldefekte

15.1 Frühkindliche Hirnschädigung

Eine Hirnschädigung, die von Geburt an besteht oder kurz nach der Geburt eintritt, führt zu einer körperlichen und geistigen Behinderung (Oligophrenie, ☞ Psychiatrie, 8).

Ursachen

- Intrauterin durch Infektionen, Medikamente oder Alkohol
- Perinatal durch O_2-Mangel oder Hirnblutungen
- Postnatal, z.B. durch Infektionen oder Rhesusunverträglichkeiten.

Klinik

- Intelligenzminderung
- Verhaltensstörung
- Bewegungsstörungen:
  - Spastische Parese (Läsion der Pyramidenbahn, ☞ 3.1)
  - Choreo-Athetose (Läsion der Stammganglien, ☞ 10)
  - Ataxie, Tremor, Hypotonus, Nystagmus (Läsion des Kleinhirns, ☞ 8.3)
- Epileptische Anfälle.

Diagnostik

Die **neurologische Untersuchung** weist Bewegungs- und Entwicklungsstöruungen nach. Das **CCT** stellt Substanzdefekte dar, das **EEG** zeigt Krampfpotentiale.

Therapie

- Förderung geistiger Fähigkeiten
- Physiotherapie, Ergotherapie
- Medikamentöse Behandlung von psychomotorischer Unruhe und Epilepsie, medikamentöse Senkung des Muskeltonus.

15.1.1 Minimale frühkindliche Hirnschädigung (minimal brain damage)

Die minimale frühkindliche Hirnschädigung zeigt sich häufig lediglich in leichten motorischen Störungen, motorischer Unruhe und Konzentrationsstörungen. Die Intelligenz ist nur wenig beeinträchtigt.

Frühkindliche
Hirnschädigung:
- Motorische Störungen
- Unruhe
- Minimale Intelligenzdefizite.

15.1.2 Morbus Little

Beim Morbus Little steht eine spastische Diplegie bei normaler geistiger Entwicklung im Vordergrund.

Physiotherapie

Frühzeitiger Therapiebeginn unter Einbindung der Eltern

Der frühzeitige Beginn ist sehr wichtig, um die individuellen Möglichkeiten des Kindes optimal zu fördern. Dabei werden die Eltern in die Therapie einbezogen und von den Physiotherapeuten im Umgang mit dem Kind angeleitet (Handling).

15.2 Syringomyelie

Bei der Syringomyelie ist die Ausbildung des Rückenmarkes während der Embryonalentwicklung gestört. Im Rückenmark bleiben Höhlen zurück, die durch das Wachstum langsam größer werden, so daß sich erste Symptome im Erwachsenenalter zeigen. Häufig treten gleichzeitig weitere Fehlbildungen auf wie Trichterbrust, überlange Arme oder eine Spina bifida (☞ 15.3).

- Höhlenbildung im Rückenmark
- Erste Symptome im Erwachsenenalter
- Häufig auch andere Fehlbildungen.

Klinik und Diagnostik

- Dauerschmerzen
- Schmerz- und Temperaturenpfindungsstörungen
- Schlaffe und spastische Lähmungen
- Hirnnervenausfälle.

- Schmerzen: Zu Beginn der Erkrankung treten Dauerschmerzen in Schulter und Armen auf
- Sensibilitätsstörungen: Im weiteren Verlauf kommt es zu einer Störung des Schmerz- und Temperaturempfindens. Die Patienten verletzen und verbrennen sich dann unbemerkt
- Schlaffe Lähmung der Arme, wenn die Vorderhörner im Rückenmark mitbetroffen sind
- Spastische Lähmung der Beine bei einer Schädigung der Pyramidenbahn
- Hirnnervenausfälle bei Befall der Medulla oblongata
- Das MRT stellt die Höhlen im Rückenmark dar.

Therapie

- Liquorshunt
- Physiotherapie
- Schmerztherapie.

Zur Therapie wird über einen Shunt (☞ 2.3) Liquor aus den Höhlen abgeleitet, um den Druck auf das Gewebe zu vermindern. Bei vorhandenen Lähmungen Kontrakturprophylaxe und Behandlung durch den Physiotherapeuten. Die Schmerztherapie erfolgt durch Analgetika.

15.3 Spina bifida

- Angeborene Spaltbildung der Wirbelsäule
- Offenliegen von Rückenmark und Meningen.

❶ Die Spina bifida ist eine spezielle Form von angeborenen knöchernen Veränderungen des Schädels und der Wirbel. Dies führt zur Verdrängung von Nervengewebe und zu Defekten des ZNS. Bei der Spina bifida schließen sich die Wirbelbögen nicht, im Extremfall bleiben auch die Rückenmarkshäute *(Meningen)* und die Haut offen *(Spina bifida aperta)*. Meistens beschränkt sich die Spaltbildung auf einen kleinen Abschnitt der Wirbelsäule und betrifft ausschließlich den Wirbelbogen. Die Rückenmarkshäute sind geschlossen. Von dieser Mißbildung *(Spina bifida occulta)* sind 17–18 % der Bevölkerung betroffen.

Klinik und Diagnostik

Symptome:
- Rückenschmerzen
- Blasenentleerungsstörungen
- Neurologische Ausfälle.

Zu den Symptomen zählen Rückenschmerzen, Störung der Blasenentleerung und neurologische Ausfälle, im Sinne einer kompletten oder inkompletten Querschnittslähmung (☞ 12.1).

Das CCT stellt das Ausmaß der Knochenveränderungen dar, das MRT das der Schädigungen des Rückenmarks und Gehirns.

Therapie

Bei schweren neurologischen Ausfällen ist eine **Operation** notwendig.

? Übungsfragen

❶ Wie kommt es zu einer Spina bifida?

15.4 Neurofibromatose von Recklinghausen

Die Neurofibromatose von Recklinghausen ist eine seltene unregelmäßig-dominante Krankheit mit Auftreten von Neurofibromen (gutartigen Tumoren der Schwann'schen Scheide) am peripheren, vegetativen und zentralen Nervensystem. Je nach Sitz der Neurofibrome besteht eine typische neurologische Symptomatik. Gleichzeitig kommt es zu Veränderungen an Haut (Milch-Kaffee-Flecken), am Skelett und zu psychischen Störungen.

Diagnostik
- Neurologische Untersuchung
- HNO-, Haut- und Augenärztliche Untersuchung
- CT, MRT zur Feststellung von Tumoren.

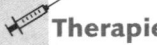 **Therapie**

Tumoren werden operativ entfernt, inoperable Tumoren werden bestrahlt. Die weitere Behandlung erfolgt symptomatisch.

15.5 Angeborene und erworbene Stoffwechselstörungen mit neurologischer Symptomatik

15.5.1 Funikuläre Spinalerkrankung

Entmarkung durch
Vitamin B_{12}-Mangel

Bei einem Mangel an Vitamin B_{12} kann es zum degenerativen Entmarkungsprozeß des Rückenmarks mit Befall der Hinter-, Kleinhirnseiten- und Pyramidenseitensträngen kommen. Die funikuläre Spinalerkrankung ist die häufigste Stoffwechselerkrankung des ZNS. Wichtigste Ursache ist die perniziöse Anämie bei schweren Magenerkrankungen.

Klinik

Symptome:
- Sensibilitätsstörung
- Lähmung
- Ataxie
- Demenz.

- Dysästhesien an Händen und Füßen
- Lage- und Vibrationsempfindungsstörungen
- Abnorme Ermüdbarkeit beim Gehen
- Paraparese der Beine mit gesteigerten Reflexen und doppelten BABINSKI-Zeichen
- Spinale Ataxie
- Dementielle Symptomatik (☞ 4.2.2).

Diagnostik

- Neurologische Untersuchung
- Genaue Magenanamnese, evtl. Weiterleitung des Patienten zum Internisten
- Pathologische Vitamin-B_{12}-Laborwerte. Anämie, da Vitamin-B_{12} auch zur Bildung roter Blutkörperchen benötigt wird.

Therapie

Frühzeitige Behandlung mit Vitamin-B_{12}-Präparaten kann den degenerativen Prozeß zum Stillstand oder sogar zur Rückbildung bringen. Die Physiotherapeuten behandeln die bestehenden Symptome.

15.5.2 Morbus WILSON

Der Morbus WILSON ist eine autosomal rezessiv vererbte Kupferstoffwechselstörung mit Ablagerung von Kupfer in Leber, Gehirn u.a. Organen.

Klinik

Neurologisch zeigen sich typische extrapyramidale, zerebelläre und psychische Symptome.

Diagnostik

In den Stammganglien finden sich Zellnekrosen, die auch im CCT und im MRT nachgewiesen werden können. Der Kupferspiegel im Serum ist erniedrigt.

Therapie

Die Lebenserwartung ist unter Behandlung kaum eingeschränkt. Die Physiotherapeuten behandeln symptomatisch. Eine Verbesserung der Symptome kann auch durch symptomspezialisierte Medikamente erreicht werden.

15.5.3 Phenylketonurie

Die Phenylketonurie ist eine autosomal-rezessiv erbliche Aminosäurestoffwechselstörung. Phenylalaninspiegel sind erhöht und führen unbehandelt zu geistiger Behinderung, verzögerten körperlicher Entwicklung und neurologischen Symptomen, wie neurologische Anfälle und Muskeltonuserhöhung. Bei Frühdiagnose durch den Guthrie-Test im Neugeborenenblut ist bei strenger phenylalaninarmer Diät eine weitgehend normale Entwicklung möglich.

Krankheitslehre Psychiatrie

Die Psychiatrie, die »Seelenheilkunde«, ist das Gebiet der Medizin, das sich mit seelischen Erkrankungen befaßt. Somit unterscheidet sich das Fach von allen anderen Bereichen der somatischen (organbezogenen) Medizin. In der Psychiatrie geht es nur zum Teil um faßbare körperliche Beschwerden und technische Befunde oder pathologische Laborwerte. Vielmehr lenkt die Psychiatrie den Blick auf die Psyche des Menschen, auf sein Erleben und Verhalten. Auch wenn das persönliche Leid häufig sehr individuell erscheint, versucht der *Psychiater* (der Arzt für Psychiatrie) oder der *Psychologe* durch eine genaue Erhebung und sorgfältige Analyse der Beschwerden die richtige Diagnose für die psychische Störung zu finden. Am Anfang dieses Prozesses stehen Anamnese, psychopathologischer Befund und die körperlich-neurologische Untersuchung.

Psychiatrische Krankheiten lassen sich drei großen Gruppen zuordnen. Abhängig von der Ursache spricht man von Organischer Psychose (☞ 4), Endogener Psychose (☞ 5) und Erlebnisreaktiver psychischer Erkrankung (☞ 6). Der Begriff Psychose ist eigentlich eine allgemeine Bezeichnung für eine psychische Erkrankung. Verwendet wird er aber nur in Verbindung mit der Organischen Psychose, bei der das Nervensystem geschädigt ist, und der Endogenen Psychose, deren konkrete Ursache (noch) nicht bekannt ist. Meistens werden Symptome psychiatrischer Erkrankungen und deren Behandlung von den Patienten anders erlebt als das Auftreten und die Therapie körperlicher Krankheiten. Der Gang zum Psychiater ist häufig von Vorurteilen und Ängsten geprägt (»Man ist nicht ganz richtig im Kopf«). Mitunter fehlt einigen psychisch Kranken auch die Krankheitseinsicht – eine Behandlung muß dann unter bestimmten Bedingungen sogar gegen ihren Willen erfolgen (☞ 10). Die psychiatrische Behandlung wird individuell auf die Krankheit des Patienten abgestimmt und besteht meist aus psychotherapeutischen Gesprächen kombiniert mit Physiotherapie, Beschäftigungstherapie und medikamentöser Therapie.

Besonders auf psychiatrischen Stationen ist eine enge Zusammenarbeit aller Berufsgruppen wichtig, die mit dem Patienten Kontakt halten. Zu diesem *therapeutischen Team* gehören Ärzte, Physiotherapeuten, Ergotherapeuten, Krankenpflegepersonal, Psychologen und Sozialpädagogen. Nur durch genaue Beobachtung des Patienten und gegenseitigen Austausch im Team können Verlauf der Erkrankung, Wirkung der Therapie und der Medikamente richtig beurteilt werden.

Inhaltsverzeichnis

1 Befunderhebung

1.1 Anamnese

Erhebung
der Symptome
- Eigenanamnese
- Fremdanamnese.

Analog zu körperlichen Erkrankungen wird beim Erstgespräch die Anamnese erhoben: Der Patient wird nach seinen Symptomen (☞ 2), dem Krankheitsverlauf, möglichen Vorerkrankungen und seiner Biographie gefragt.

Hierbei berichten die Erkrankten im Rahmen der *Eigenanamnese* über ihre Beschwerden. Oft können oder wollen psychisch Kranke nicht über alle Symptome oder Veränderungen Auskunft geben, deshalb wird die Eigenanamnese durch Informationen von Angehörigen über die *Fremdanamnese* ergänzt.

Die Anamnese ergibt zu folgenden Aspekten ein umfassendes Bild des Patienten:
- Beginn, Auslösung und Verlauf der jetzigen Erkrankung
- Psychiatrische und körperliche Vorerkrankungen
- Biographie: Diese enthält Angaben zur Familienanamnese (Familienklima, Charakterisierung von Angehörigen und psychiatrische Erkrankungen in der Familie) sowie der sozialen Anamnese (Lebensgeschichte, Bildung, Beruf, Partnerschaft)
- Psychopathologischer Befund: Beschreibung von Erscheinungsbild und psychischen Symptomen.

Schlüsselbegriffe zum Krankheitsverlauf

- Krankheitsbeginn
- Krankheitsverlauf
- Krankheitsentwicklung.

In der Anamnese beschreibt der Patient den Verlauf seiner psychischen Krankheit. Alle für das gesamte Behandlerteam relevanten Informationen müssen festgehalten werden. Dabei ist es wichtig, die korrekten Begriffe zu verwenden, um möglichst genaue Auskunft über den Beginn, die Art und Weise des Krankheitsverlaufes und über die eventuelle Heilung zu geben.

Krankheitsbeginn
- **Akuter Beginn:** Die Symptome treten plötzlich und intensiv auf. Das Vollbild der Krankheit zeigt sich von Anfang an

- **Schleichender Beginn:** Die Krankheitszeichen sind zunächst unterschwellig und nehmen allmählich an Stärke und Anzahl zu
- **Prodromalerscheinungen:** *(gr. prodomos = Vorläufer)* uncharakteristische Vorboten (Prodromi) der Erkrankung z.B. Müdigkeit, Unruhe.

Krankheitsverlauf

- **Entwicklung:** Die Erkrankung verläuft in einem erkennbaren Zusammenhang mit der Ursache
- **Prozeßhafter Verlauf:** Die Ursachen der Krankheit sind nicht nachvollziehbar, das Krankheitsgeschehen bricht über den Betroffenen herein
- **Kontinuierlicher Verlauf:** Die Krankheit besteht ununterbrochen. Es gibt keine symptomfreien Abschnitte
- **Phasenhafter Verlauf:** Die Symptome zeigen sich für eine gewisse Zeit. Wenn die Symptome abklingen, ist der Patient beschwerdefrei.
- **Schubhafter Verlauf:** Im Krankheitsprozeß treten immer wieder akute Stadien auf. Diese Schübe können zu dauerhaften Veränderungen des Patienten führen
- **Periodischer Verlauf:** Phasen und Schübe treten regelmäßig auf
- **Remission:** vollständige Heilung.

Entwicklung

- **Retardierung:** Die seelische und körperliche Reifung ist gehemmt
- **Akzeleration:** Beschleunigung der Reifung, die Pubertät beginnt früher
- **Regression:** Der Patient hat sich bisher normal entwickelt und fällt auf eine frühere, meistens kindliche seelische Entwicklungsstufe zurück.

1.2 Diagnostik

1.2.1 Körperliche Untersuchung

Erkennen von organischen Krankheitssymptomen.

Auch wenn seelische Auffälligkeiten im Vordergrund stehen, ist für die Diagnosestellung eine sorgfältige körperliche Untersuchung des Patienten wichtig. So werden einerseits gleichzeitig bestehende körperliche Erkrankungen erkannt, andererseits läßt sich auch eine organische Mitverursachung von psychischen Störungen entdecken. Auf jeden Fall muß ein *EKG* (Elektrokardiogramm) geschrieben werden, da bestimmte Psychopharmaka bei Störungen der Erregungsleitung des Herzens nicht gegeben wer-

131

Labor und EKG wegen möglicher Kontraindikation und Nebenwirkung von Medikamenten.

den dürfen. Besonderer Schwerpunkt der körperlichen Untersuchung ist die **neurologische Untersuchung** (☞ Neurologie, 1.2).

Besteht der Verdacht, daß die psychische Störung organisch bedingt ist, werden weitere Untersuchungen durchgeführt wie *EEG* (elektrisches Enzephalogramm, ☞ Neurologie, 1.3.1), *CCT* (Cranielle Computer-Tomographie, ☞ Neurologie, 1.3.8), *MRT* (Magnet-Resonanz-Tomographie, Kernspintomographie, ☞ Neurologie, 1.3.9) und *Doppler-Sonographie* (☞ Neurologie, 1.3.6).

1.2.2 Testverfahren

Ergänzen die Diagnostik.

Die Diagnose von psychischen Störungen wird meist durch verschiedene psychologische Tests ergänzt. Allerdings haben diese Tests keine absolute Beweiskraft, sondern sind ergänzende Maßnahmen, um die Diagnose zu sichern.

Man unterscheidet
- objektive Tests
- projektive Tests.

Objektive Tests prüfen die Intelligenz, Hirnleistungsfähigkeit und Persönlichkeitsstruktur des Patienten.
- Häufig angewendet wird hierzu der *HAMBURG-WECHSLER-Intelligenztest* (HAWIE): Der Patient muß Aufgaben aus verschiedenen Bereichen lösen, deren Ergebnisse mit Punkten bewertet werden. Die Gesamt-Punktezahl läßt sich in den Intelligenzquotienten (IQ) umrechnen
- Mit dem *Mini Mental Status* läßt sich eine Einschränkung der Hirnleistung (z.B. bei dementen Patienten) feststellen.

Bei **projektiven Tests** deuten Patienten abstrakte Zeichnungen wie beim RORSCHACH-Test. Diese Deutung läßt Rückschlüsse auf Affektivität, Denken und Intelligenz zu.

2 Symptome psychischer Erkrankungen

Grundlagen der Psychopathologie

Psychopathologischer Befund beschreibt vollständig alle Symptome des Patienten.

Der **psychopathologische Befund** *(pathologisch = krankhaft)* beschreibt die psychischen Symptome von Erkrankten. Er enthält Angaben zu allen Aspekten der geistigen und seelischen Fähigkeiten und ist ein wichtiger Bestandteil der Diagnosefindung. Körperliche und apparative Untersuchungen ergänzen ihn. Um den Erfolg der Therapie dokumentieren zu können, wird der psychopathologische Befund im Verlauf der Behandlung erneut erhoben.

Prüft verschiedene psychische Qualitäten.

Der psychopathologische Befund wird vom Arzt erhoben, wobei Physiotherapeuten ergänzend wichtige Informationen geben. Deshalb ist es wichtig, auffällige Symptome der Patienten mit den richtigen Begriffen der Psychopathologie zu dokumentieren. Die folgenden psychischen Qualitäten werden zur Beschreibung psychischer Symptome genutzt:

- Bewußtsein und Wachheit
- Aufmerksamkeit und Gedächtnis
- Orientierung
- Wahrnehmung
- Denken
- Gefühlsleben
- Antrieb
- Ich-Erleben
- Intelligenz
- Haltung, Ausdruck, Mimik und Gestik
- Kontaktverhalten.

Außerdem enthält der psychopathologische Befund ggf. Hinweise auf auffälliges Verhalten, Kleidung und den Allgemeinzustand.

2.1 Bewußtsein

Wissen um die eigene Person.

Unter Bewußtsein wird die Fähigkeit verstanden, sich über die eigenen geistigen Möglichkeiten wie Erinnern und Denken bewußt zu sein und um die eigene Persönlichkeit zu wissen.

Qualität und Quantität des Bewußtseins werden unterschieden. Häufig sind beide parallel gestört.

Zwei Aspekte des Bewußtseins werden geprüft: Die **Wachheit** (*Vigilanz*) und die **Bewußtseinsklarheit**. Entsprechend werden quantitative und qualitative Bewußtseinsstörungen unterschieden. Selbstverständlich sind beide Aspekte eng miteinander verbunden. So verfügt nur ein wacher Mensch über eine vollständige Klarheit des Bewußtseins.

Quantitative Bewußtseinsstörungen

Einschränkung der Vigilanz in verschiedenen Stufen:
- Benommenheit
- Somnolenz
- Sopor
- Koma.

❶ Zu den quantitativen (*lat. quantus = Menge*) Bewußtseinsstörungen zählt die mehr oder minder starke Beeinträchtigung der Vigilanz.

Benommenheit
Die Geschwindigkeit des Denkens und der Auffassungsgabe ist herabgesetzt. Aufgaben werden verlangsamt ausgeführt.

Somnolenz
(lat. somnolentia = Schläfrigkeit)
❷ Somnolenz bezeichnet eine außergewöhnliche Schläfrigkeit. Spontane Äußerungen fehlen, spontane Bewegungen sind selten. Der Patient erscheint apathisch und äußerst verlangsamt.

Sopor
(lat. tiefer Schlaf)
Der Patient wirkt wie betäubt, ist nur noch durch starke Reize wie Zwicken oder starkes Schütteln erweckbar. Auf Schmerzreize antwortet er nur ungezielt mit Abwehrbewegungen ohne Schmerzlaute.

Koma
Der Patient ist bewußtlos. Im Unterschied zum Sopor ist er nicht erweckbar. Abwehrbewegungen bei Schmerzen oder Reflexe lassen sich nicht mehr auslösen. Ein Koma tritt z.B. bei schweren hirnorganischen Krankheiten und bei internistischen Erkrankungen auf.

Qualitative Bewußtseinsstörungen

Beeinträchtigung der Klarheit des Bewußt-seins:
- Bewußtseinstrübung
- Bewußtseinseinen-gung
- Oneiroid.

Unabhängig vom Grad der Wachheit kann auch die Qualität bzw. die Klarheit des Bewußtseins beeinträchtigt sein.

Bewußtseinstrübung

Das bewußte Erleben der Umwelt ist beeinträchtigt. Das Denken ist verlangsamt und zusammenhangslos. Der Patient erscheint verwirrt und ist häufig desorientiert. Typischerweise tritt eine Bewußtseinstrübung beim Delirium tremens auf (☞ 7.1.3).

Bewußtseinseinengung

Hier ist das Bewußtsein eingeengt, vergleichbar mit einem »Dämmerzustand«. Die Aufmerksamkeit des Patienten richtet sich nach innen. Er reagiert weniger stark auf Außenreize. Halluzinationen können vorkommen. Das Denken ist eingeengt und unklar. Das äußere Handeln kann jedoch geordnet erscheinen.

Oneiroid   *(gr. oneiros = Traum)*

Oneiroid ist ein Trancezustand. Der Patient befindet sich in einer »traumhaften Verwirrtheit«, hat häufig Halluzinationen und wahnhaftes Erleben.

Bewußtseinserweiterung

Durch bestimmte Drogen wie LSD oder Kokain (☞ 7.2), aber auch durch Meditation und verschiedene psychische Erkrankungen (z.B. Manie ☞ 5.2.1) kommt es zur Bewußtseinserweiterung. Die Person ist hellwach und zeigt eine ausgeprägte Auffassungsgabe.

? Übungsfragen

❶ Welche quantitativen Bewußtseinsstörungen kennen Sie?

❷ Was versteht man unter Somnolenz?

2.2 Aufmerksamkeit und Gedächtnis

Aufnehmen neuer Eindrücke und Erinnern.

Aufmerksamkeit bezeichnet die Fähigkeit, neue (Sinnes-) Eindrücke aufzunehmen. Unter Auffassung wird das »Begreifen und Verstehen« dieser Eindrücke verstanden. Hierzu ist aber auch die Einbeziehung von Erinnerungen Voraussetzung, die wiederum von einem intaktem *Gedächtnis* abhängig ist. Die Störung der Aufmerksamkeit führt zur Beeinträchtigung der *Merkfähigkeit*.

Aufmerksamkeit, Gedächtnis, Auffassung und Konzentration sind eng miteinander verknüpft.

Aufmerksamkeitsstörungen

Die Aufmerksamket hängt ab von
- Konzentration
- Auffassung.

Die Aufmerksamkeit kann durch Störungen der Konzentration oder der Auffassung beeinträchtigt sein.

Konzentrationsstörung
Der Patient schweift ab und kann sich nur vorübergehend mit einer Sache beschäftigen. Um die Konzentration zu prüfen, wird dem Patienten eine Rechenaufgabe gestellt, bei der er von 100 hintereinander jeweils die Zahl 7 abziehen muß.

Auffassungsstörung
Wahrgenommenes kann nicht richtig begriffen und mit Erinnerungen verknüpft werden. Die Auffassung kann fehlen, verlangsamt oder verkehrt sein. Sie wird geprüft, indem der Patient eine Fabel nacherzählen und erklären soll. Voraussetzung für das Nacherzählen ist die intakte Auffassung. Für die Interpretation ist die Verknüpfung mit Erfahrungen notwendig.

Merkfähigkeits- und Gedächtnisstörungen

Das Erinnerungsvermögen läßt sich in Stufen einteilen:
- Ultrakurzzeitgedächtnis
- Kurzzeitgedächtnis
- Langzeitgedächtnis.

❶ Merkfähigkeit und Gedächtnis unterscheiden sich darin, wie lange Eindrücke jeweils behalten werden.

Merkfähigkeitsstörungen
Neue Eindrücke können nicht für 10 Minuten behalten werden.

Gedächtnisstörungen
Ereignisse, die länger als 10 Minuten zurückliegen, werden nicht erinnert. Dementsprechend wird die Funktion von Gedächtnis und Merkfähigkeit geprüft:

Das sofortige Nachsprechen von Zahlen und Worten testet das *Ultrakurzzeitgedächtnis*. Durch die Wiederholung dieser Testworte nach 10 Minuten wird das *Kurzzeitgedächtnis* geprüft. Das Abfragen weiter zurückliegender Ereignisse gibt Aufschluß über das *Langzeitgedächtnis.* Das Gedächtnis kann auch mit verschiedenen psychologischen Tests geprüft werden.

❷ Gedächtnisstörungen kommen in verschiedenen Formen vor:

Wichtige Gedächtnis-störungen:
- Amnesie
- Konfabulationen.

Amnesie
Für ein bestimmtes Ereignis (z.B. Unfall, epileptischer Anfall) besteht eine Erinnerungslücke. Bei der *retrograden* Amnesie betrifft diese die Zeit *vor* dem Ereignis. Bei der *anterograden* Amnesie ist die Erinnerung für die Zeit *nach* dem Unfall gestört.

Hypermnesie
Es besteht eine Überfunktion des Gedächtnisses. Das Erinnerungsvermögen ist krankhaft gesteigert. Der Patient kann sich mühelos sehr viele Einzelheiten merken z.B. aus einem Kalender (Kalendergedächtnis). Diese Fähigkeit hängt nicht von der Intelligenz ab. Sie findet sich auch bei Oligophrenen.

Hypomnesie
In diesem Fall handelt es sich um eine Unterfunktion des Erinnerungsvermögens. Im Gegensatz zur Amnesie ist sie nicht zeitlich begrenzt.

Zeitgitterstörungen
Der Patient kann Ereignisse in seinem Leben nicht in den richtigen zeitlichen Zusammenhang stellen. Er verwechselt Jahreszahlen und Monate.

Konfabulationen
Gedächtnislücken füllt der Patient mit Einfällen aus. Diese sind für ihn real.

Déjà-vu   *(frz. = schon gesehen)*
Vermeintliches Wiedererkennen von Orten, Situationen oder Personen.

? Übungsfragen

❶ Was ist der Unterschied zw. Merkfähigkeit und Gedächtnis?

❷ Was versteht man unter Amnesie?

2.3 — Orientierung

Das Benennen der Realität kann vielfältig gestört sein:
- örtlich
- zeitlich
- situativ
- zur eigenen Person.

Orientierung bezeichnet die Fähigkeit eines Menschen, korrekte Angaben zur eigenen Person, sowie zu Ort, Zeit und Situation zu machen und sich somit in der Realität zurechtzufinden. Demnach werden unterschieden:

Örtliche Desorientiertheit
Der Patient weiß nicht, wo er ist.

Zeitliche Desorientiertheit
Tageszeit, Datum, Wochentag oder Jahr können nicht genau genannt werden.

Situative Desorientiertheit
Der Patient erfaßt z.B. nicht, daß und warum er in ärztliche Behandlung gekommen ist.

Desorientiertheit zur eigenen Person
Der Patient hat seinen Namen oder Gegebenheiten aus seiner Biographie vergessen.

2.4 — Wahrnehmung

Wahrnehmung bezeichnet die Fähigkeit, mit den eigenen Sinnen die Umwelt richtig zu erkennen. Es werden quantitative und qualitative Störungen der Wahrnehmung unterschieden.

Quantitative Wahrnehmungsstörungen

Veränderte Aufnahme von Sinnesreizen. Die Intensität der Reize ist verändert.

Bei den quantitativen Wahrnehmungsstörungen ist die Intensität oder die Menge der Sinneseindrücke verändert. Aufgrund von Schäden an einem Sinnesorgan ist die entsprechende Sinneswahrnehmung beeinträchtigt oder unmöglich. Neben diesen organischen gibt es auch psychische Ursachen für Wahrnehmungsausfälle. Daneben kann auch die Intensität der Reize vermindert (z.B. bei schweren Depressionen) oder gesteigert (z.B. bei Manien oder Rauschzuständen) sein.

Qualitative Wahrnehmungsstörungen

Der Inhalt der Sinneseindrücke ist gestört:
- Illusion = Fehlwahrnehmung
- Halluzination = Trugwahrnehmung.

❶ Die Art der Wahrnehmung ist gestört. Je nach dem Inhalt wird die Illusion von der Halluzination unterschieden.

Illusion
(lat. illusio = Verspottung, Täuschung)
Die Illusion basiert auf einer verfälschten Wahrnehmung. Tatsächlich vorhandene Sinneseindrücke werden umgedeutet. So wird z.B. ein Baumstumpf für einen hockenden Menschen gehalten.

Halluzination
(lat. hallucinatio = Verwirrung, Trugwahrnehmung)
Bei einer Halluzination gibt der Patient Sinnesreize an, die in Wirklichkeit nicht existieren. Halluzinationen können alle Sinnesgebiete betreffen. Es gibt akustische, optische, olfaktorische (Geruchs-), gustatorische (Geschmacks-) und Tast-Halluzinationen. Der Betroffene ist von der Existenz dieser Wahrnehmung überzeugt. Z.B. wird auf einem menschenleeren Platz ein Mann gesehen.

Pseudohalluzination
Der Patient hat zwar eine Halluzination, ist sich aber bewußt, daß sein Sinneseindruck nicht der Realität entspricht. Er empfindet die Halluzination als unecht.

? Übungsfrage

❶ Wodurch unterscheiden sich Illusionen von Halluzinationen?

2.5 Denken

Verschiedene
Informationen werden
verarbeitet.

Fähigkeiten wie Wahrnehmen, Erinnern, Entscheiden, Urteilen sowie Ordnen und Verbinden von Informationen sind Bestandteile des Denkens.

❶ Störungen des Denkens werden in formale und inhaltliche Denkstörungen eingeteilt. Die formalen Denkstörungen betreffen den Gedankenablauf, die inhaltlichen Denkstörungen beziehen sich auf die Gedankeninhalte.

Formale Denkstörungen

Störung des
Gedankenablaufs:
- Hemmung
- Verlangsamung
- Perseveration
- Gedankenabreißen
- Zerfahrenheit
- Ideenflucht
- Unverständliche
  Sprache.

Der Ablauf und die Geschwindigkeit des Denkens sind gestört. Wichtige Formen formaler Denkstörungen sind:

Hemmung
Die Patienten empfinden ihren Denkablauf subjektiv als eingeschränkt, es fehlt an Einfällen.

Verlangsamung
Das Denken ist insgesamt sehr langsam und schleppend.

Perseveration
(lat. perseverare = beharrlich bei etwas bleiben) Bei der Perseveration ist das Denken eingeengt, die Gedanken kreisen ständig um ein und dasselbe Thema, Ausdrücke werden wiederholt.

Gedankenabreißen
Ein Gedankengang endet plötzlich. Anschließend wird das Thema gewechselt.

Zerfahrenheit
❷ Bei der Zerfahrenheit erscheint das Denken zusammenhangslos und unlogisch. Typischerweise tritt ein »Wortsalat« auf, in dem Worte und Gedanken beziehungslos nebeneinander stehen.

Ideenflucht
Ein Gedanke jagt den anderen. Ständig neue Einfälle hindern den Patienten daran, einen Gedankengang zu Ende zu führen. Der Zusammenhang zwischen den neuen Ideen bleibt allerdings verständlich.

Unverständlichkeit der Sprache
Der Patient erfindet neue Worte (sog. Neologismen), redet an einer Frage oder einem Thema vorbei, und die verwendeten Worte verlieren ihre eigentliche Bedeutung (sog. Begriffszerfall).

Logorrhoe
(gr. -log = Wort, Lehre; -rhoe = Fließen, Strömung, Flut)
Der Patient hat einen starken Rededrang, der von seinem Gesprächspartner nicht gebremst werden kann.

Inhaltliche Denkstörungen

Störungen von
Denkinhalten
- Überwertige Idee
- Zwang
- Phobie
- Wahn.

Überwertige Idee
Hartnäckig festgehaltene, gefühlsbetonte Überzeugung von politischen, religiösen und wissenschaftlichen Themen.

Zwang
Handlungen oder Gedanken drängen sich auf, werden als sinnlos erkannt, können aber nicht willentlich beeinflußt werden. Unterschieden werden:
- **Zwangsgedanken:** Denkinhalte, die sich einem Patienten immer wieder aufdrängen, z.B. Zwangsvorstellungen
- Zwangshandlungen, z.B. Waschzwang
- **Zwangsimpulse:** Antrieb zu sinnlosen und gefährlichen Handlungen, die der Patient meistens aber nicht ausführt, z.B. der Drang sich selbst oder andere mit einem Messer verletzen.

Phobien   *(gr. -phobie = Furcht, Flucht)*
Angstgefühle, die sich auf bestimmte Objekte oder Situationen beziehen. Der Patient reagiert oft schon beim Gedanken an die entsprechende Situation panisch, z.B. Spinnenphobie, Klaustrophobie (☞ 6.2.2) etc.

Wahn
❸   Im Wahn besteht eine eigene, objektiv falsche Wirklichkeit. Der Erkrankte ist von der Richtigkeit der Wahnvorstellungen felsenfest überzeugt und nicht zu korrigieren.

Der manifeste Wahn, die sog. *Wahngewißheit*, entwickelt sich aus einer *Wahnstimmung* heraus, in der ein Mensch mißtrauisch oder ratlos ist; es herrscht eine unklare, diffuse Atmosphäre. Die *Wahnidee* (Wahneinfall) selbst enthält einen konkreten Inhalt. Durch *Wahnarbeit* können Wahnideen sowie verschiedene Erlebnisse wie Halluzinationen und wahnhaft gedeutete Beobachtungen, die *Wahnwahrnehmungen*, in einem *Wahnsystem* zusammengefügt werden.

Häufige Wahnthemen sind
- Eifersuchtswahn, Größenwahn, Schuldwahn
- Beziehungswahn: Alles geschieht wegen des Erkrankten
- Beeinträchtigungswahn: Alles, was geschieht, ist gegen den Erkrankten gerichtet
- Verfolgungswahn: Die Geschehnisse bedrohen den Patienten.

2.6 Affektivität

Zum Gefühlsleben gehören Stimmung und Affekt.

Unterscheidung von
- Affektlabilität
- Affektinkontinerz
- Affektarmut
- Apathie
- Parathymie
- Ambivalenz
- Stimmungslabilität
- Depressivität
- Manie.

❶ Unter Affektivität *(lat. afficere = einwirken, befallen)* wird das Gefühlsleben verstanden. Dabei wird *Stimmung* als langfristiger Gefühlszustand (z.B. Depression) von *Affekten* als kurzdauernde Gefühle (z.B. Trauer, Angst, Verzweiflung, Freude, Wut) unterschieden. Geprüft wird auch, ob der Affekt der Situation entspricht. Störungen des Gefühlslebens können Stimmung oder Affekt betreffen.

Affektlabilität
Schneller Wechsel der Affekte mit kurzer Dauer und vielen Schwankungen.

Affektinkontinenz
Die Affekte können nur begrenzt gesteuert werden, erscheinen stärker als normal und lassen sich nicht immer beherrschen.

Affektarmut
Die Affektarmut ist gekennzeichnet durch einen Mangel an Gefühlserleben. Der Patient wirkt gleichgültig und lustlos.

Apathie
Der betroffene Patient beschreibt eine Gefühlslosigkeit, er fühlt sich wie abgestorben. Auf andere wirkt er teilnahmslos.

Parathymie *(gr. para = neben, abweichend; thymos = Gemüt)*
❷ Ein paradoxer Affekt, bei dem Gefühlsausdruck und Erlebnis nicht übereinstimmen. Ein Patient spricht von traurigen Dingen und lacht dazu.

Ambivalenz   *(lat. valere = wert sein, gelten)*
Doppelwertigkeit von Gefühlen, z.B. gleichzeitige Zu- und Abneigung. Hieraus entsteht eine innere Zerrissenheit. Das Nebeneinander von gegensätzlichen Gefühlen wird von den Patienten meist als quälend empfunden.

Stimmungslabilität
Ein rascher Wechsel der Stimmungslage folgt dem schnellen Wechsel der Gedankeninhalte.

Depressivität
Niedergeschlagene Stimmung.

Euphorie, Hypomanie, Manie   *(lat. euphoros = leicht zu tragen, geduldig; gr. hypo = unter, -manie = Wahnsinn, Sucht)*
Gehobene Stimmung in unterschiedlich starker Ausprägung.

? Übungsfragen

❶ Was versteht man unter einem Affekt?

❷ Was versteht man unter Parathymie?

2.7   Antrieb und Psychomotorik

Der Antrieb ist eine vom Willen unabhängige Grundaktivität, die alle seelischen Leistungen antreibt. Als Psychomotorik werden die motorischen Funktionen Bewegung, Mimik und Gestik bezeichnet, die durch psychische Funktionen beeinflußt werden.

Antriebsstörungen

Störung der
Grundaktivität:
- Antriebsminderung
- Antriebssteigerung.

Antriebsminderung
Durch einen Mangel an Leistung, Energie und Initiative wirkt der Patient gleichgültig und wenig aktiv.

Antriebssteigerung
Die Patienten sind lebhaft bis unruhig. Sie haben eine erhöhte, zielgerichtete Aktivität.

Störungen der Psychomotorik

Störung von motorischen Funktionen, die durch psychische Funktionen beeinflußt werden:

- Hyperkinese
- Hypokinese, Akinese
- Stupor
- Katalepsie
- Kataplexie
- Mutismus
- Tic
- Stereotypie
- Manierismus
- Echopraxie, Echolalie
- Raptus
- Befehlsautomanie
- Negativismus
- Mutismus.

Hyperkinese   *(gr. hyper = über, hinaus, gr. kinesis = Bewegung)*
Diese Form der Aktivitätssteigerung ist gekennzeichnet durch Bewegungsunruhe und ziellose Aktivität.

Hypokinese, Akinese
Bei der Hypokinese (Bewegungsarmut), sind die physiologischen Mitbewegungen herabgesetzt, z.B. schwingen die Arme beim Gehen nicht mit. Die Akinese bezeichnet die Bewegungslosigkeit.

Stupor   *(lat. stupor = Erstarrung)*
Beim Stupor handelt es sich um eine geistige und körperliche Erstarrung, die durch Angst, Schreck oder Trauer ausgelöst werden kann. Die Patienten reagieren nicht auf Schmerzreize.

Katalepsie   *(gr. katalepsis = Fassen)*
❶   Der Muskeltonus des Patienten ist erhöht und sein Wille gestört, so daß er starr in einer passiv gegebenen Körperstellung verharrt.

Kataplexie
Bei starken Affekten (z.B. Lachen) läßt der Muskeltonus am gesamten Körper schlagartig nach. Der Patient fällt plötzlich hin.

Tic
❷ Gleichförmige, wiederholte Bewegungen in Mimik und Gestik.

Stereotypie
Ständige Wiederholung der gleichen Bewegung oder Geste. Der Patient geht z.B. mit gleichbleibender Schrittzahl im Zimmer auf und ab.

Manierismus
Sonderbares, gekünsteltes Verhalten.

Echopraxie, Echolalie   *(gr. echo = Ton, Schall, praxis = Tun, lat. lalein = reden)*
Als Echopraxie bezeichnet man automatenhaftes Nachahmen, unter Echolalie versteht man das Nachsprechen.

Raptus
Plötzlich auftretender ungeordneter Bewegungssturm, der mit Wut und Gewalttätigkeit verbunden sein kann (Tobsucht).

Befehlsautomanie
Der Patient tut alles, was ihm gesagt wird. Er ist völlig kritiklos und hat keinen eigenen Willen.

Negativismus
Der Patient weigert sich, zu tun, was von ihm verlangt wird oder er tut das Gegenteil.

Mutismus *(lat. mutus = stumm)*
Der Patient schweigt, obwohl die Sprechorgane intakt und die Sprachfunktion erhalten ist.

? Übungsfragen

❶ Woran erkannt man eine Katalepsie?

❷ Was ist ein Tic?

2.8 ICH-Erleben

Erleben der eigenen Person als Einheit.

Das ICH-Erleben wird geprägt durch die Fähigkeit eines Menschen, sich selber als Individuum zu erleben und sich gegen andere Personen abzugrenzen.

ICH-Störungen

Unterscheidung verschiedener ICH-Störungen:
- *Gedankenausbreitung*
- *Gedankenentzug*
- *Gedankeneingebung*
- *Depersonalisation*
- *Derealisation.*

Bei ICH-Störungen wird die eigene Person nicht als Einheit erlebt. Die Grenze zwischen ICH und Umwelt geht verloren.

Gedankenausbreitung
❶ Die eigenen Gedanken gehören auch anderen Menschen.

Gedankenentzug
Die eigenen Gedanken werden von anderen Menschen weggenommen.

Gedankeneingebung
Die eigenen Gedanken werden von außen gemacht, gelenkt oder beeinflußt.

Autismus *(gr. autos = für sich)*
Eine Person zieht sich in die eigene innere Welt zurück. Die Betroffenen zeigen oft eintönige Bewegungsmuster.

Entfremdungserlebnisse

❷ Bei Entfremdungserlebnissen empfindet der Patient seine Gedanken, Gefühle und Handlungen als fremd. Er erlebt seinen Körper und sein ICH als getrennt.

Depersonalisation
Das eigene ICH wird als fremd, quasi abgetrennt von der eigenen Person erlebt.

Derealisation
Die Umwelt wird als fremd oder verändert erlebt.

? Übungsfrage

❶ Was versteht man unter Gedankenausbreitung?

❷ Was sind Entfremdungserlebnisse?

2.9 ═══ Intelligenz

Geistige Beweglichkeit und Denkleistung.

Unter Intelligenz wird die geistige Beweglichkeit verstanden. Sie zeigt sich in der Begabung, Sinnzusammenhänge sowie neue Gegebenheiten und Aufgaben zu erfassen und durch Denkleistungen zu lösen. Intelligenz wird im Intelligenztest gemessen. Der durchschnittliche (»normale«) IQ beträgt 100. Prinzipiell gibt es aber keine einheitliche Definition von Intelligenz.

Oligophrenie und Demenz werden unterschieden.

❶ Es werden angeborene Intelligenzminderungen, die *Oligophrenie* (☞ 8), von erworbenen, der *Demenz* (☞ 4.2.1), unterschieden. Bei letzterer kommt es zur Intelligenzminderung durch den Verlust von bereits erworbenen intellektuellen Fähigkeiten.

? Übungsfrage

❶ Unterscheiden Sie die Begriffe Oligophrenie und Demenz!

3 Therapie psychiatrischer Erkrankungen

3.1 Psychotherapie

Behandlung von psychischen Störungen durch seelischen Einfluß.

Unter dem Begriff Psychotherapie werden verschiedene Behandlungsformen zusammengefaßt, mit denen Leidenszustände, Lebensprobleme oder Verhaltensstörungen durch seelische Einflußnahme behandelt werden. Therapien werden in sog. *Sitzungen* abgehalten, die zwischen 45 und 90 Minuten dauern. In den letzten Jahren entstanden vielfältige Therapieformen, die in der folgenden Übersicht nicht alle vorgestellt werden können.

3.1.1 Psychoanalytische Psychotherapie

Störung ist Folge unbewußter Konflikte.

❶ Grundlage dieser Therapieform bildet die Theorie, daß bestimmte psychische Krankheiten Ausdruck von nicht gelösten Konflikten in der frühen Kindheit (☞ 6.2.1) sind. Diese Konflikte wurden ins Unbewußte verdrängt. Die psychoanalytische Psychotherapie widmet sich diesen verdrängten Persönlichkeitsanteilen. Sie wurde von SIGMUND FREUD (1856–1939) entwickelt.

Technik und Indikationen

Durch die Analyse von Gedanken und Gefühlen werden die zugrunde liegenden Konflikte bearbeitet.

Während der psychoanalytischen Psychotherapie liegt der Patient auf einer Couch und erzählt frei alles, was ihm einfällt. Ein Therapeut sitzt am Kopfende und kann vom Patienten nicht gesehen werden. Er greift so wenig wie möglich in den Gedankenfluß ein. Statt dessen deutet, d.h. »analysiert« er das Gesagte. Im Verlauf der Therapie werden unbewußt gewordene Episoden und Konflikte aus der Lebensgeschichte von Patienten deutlich und bearbeitet. Eine klassische Psychoanalyse benötigt ca. 200 Therapiestunden innerhalb von zwei Jahren. Die psychoanalytische Kurztherapie bearbeitet nur einen Konflikt und dauert ca. 50 Sitzungen.

Indikationen der psychoanalytischen Psychotherapie sind Neurosen (☞ 6.2.1) und psychosomatische Erkrankungen (☞ 6.4).

3.1.2 Gesprächspsychotherapie

Klient steht im
Mittelpunkt.

Die Gesprächspsychotherapie stellt die Patienten, die Klienten, in den Mittelpunkt und nicht die Krankheit mit ihren Symptomen. Die Therapieform wird daher auch *klientenzentriert* genannt.

Technik und Indikationen

Arzt-Patient-Dialog mit
der Anregung, Proble-
me selber zu lösen.

Charakteristisches Merkmal ist der *Arzt-Patient-Dialog*. Der Therapeut muß dem Patienten dabei echte positive emotionale Zuwendung geben und ihn annehmen. Er wiederholt das, was der Patient berichtet hat. Dabei darf der Therapeut das Gesagte verdeutlichen, aber nicht deuten oder interpretieren. Der Patient soll angeregt werden, sich genauer kennenzulernen und seine Probleme selber zu lösen. Eine Gesprächspsychotherapie geht über 4–20 Sitzungen.

Indikationen sind Krisenintervention (☞ 9.1), aktuelle Konflikte sowie Persönlichkeitsstörungen (☞ 6.3).

3.1.3 Verhaltenstherapie

Störung ist Ausdruck
eines erlernten
Fehlverhaltens.

❷ Der Verhaltenstherapie liegt die Annahme zugrunde, daß bestimmte psychische Krankheiten Ergebnis eines erlernten Fehlverhaltens sind. Im Rahmen der Verhaltenstherapie wird zunächst das »krankhafte« Verhalten analysiert und anschließend ein neues Verhaltensmuster erlernt. Dafür werden unterschiedliche Techniken eingesetzt.

Techniken und Indikationen

Systematische Desensibilisierung

Systematische Desensi-
bilisierung: Beherr-
schung angstauslösen-
der Reize.

Diese Therapieform dient dem Abbau von Ängsten und Phobien. Der Patient lernt zunächst Entspannungstechniken. Anschließend wird er mit dem angstauslösenden Reiz konfrontiert. Dieser Reiz hat anfangs eine geringe Stärke (Gedanken an den Reiz) und wird dann gesteigert (Gedanken, Bilder, Erleben von realen Situationen). Der Patient lernt, den angstauslösenden Reiz mit Hilfe der Entspannungstechniken zu beherrschen. Beispielsweise wird ein Mensch mit einer Hundephobie zunächst aufgefordert, sich einen Hund vorzustellen, dann einen Hund zu zeichnen und schließlich - zunächst in Begleitung des Therapeuten - einen Hund zu berühren.

Selbstsicherheitstraining

Selbstsicherheits-
training: Abbau von
Unsicherheit und Angst.

Ursache von Angst ist oft ein mangelndes Selbstvertrauen. Patienten bauen Unsicherheit und Angst ab, indem sie mittels Rollenspiel alternative Verhaltensweisen lernen.

Operantes Konditionieren

Erwünschtes Verhalten wird belohnt. Unerwünschtes Verhalten wird entweder nicht beachtet oder aber bestraft. Diese Methode wird z.B. in der Behandlung der Anorexia nervosa angewandt.

Biofeedback ist eine Form des operanten Konditionieren. Dabei lernt der Patient sein autonomes Nervensystem zu beeinflussen. Auf diesem Weg lassen sich verschiedene psychosomatische Krankheiten behandeln.

Operantes Konditionieren: Belohnen und Bestrafen

Negatives Üben

Bei Stottern oder Tics (☞ 2.7) soll das unerwünschte Verhalten bis zur Erschöpfung wiederholt werden. Auf diesem Wege wird das Wiederauftreten der Symptome gehemmt.

Negatives Üben: Unerwünschtes Verhalten wiederholen.

3.1.4 Entspannungsverfahren

Suggestive Verfahren

(lat. suggestio = Eingebung, Einflüsterung)
Bei dieser Therapieform werden die Symptome durch gezielte Übungen beeinflußt.

Beeinflussung der Symptome durch Übungen.

Hypnose *(gr. hypnos = Schlaf)*

Ein Arzt verändert durch Suggestion die Bewußtseinslage des Patienten. Hierdurch lassen sich einzelne psychosomatische Erkrankungen und Neurosen beeinflussen. Zusätzlich sollte der Patient mit weiteren Therapieverfahren die Ursachen der Krankheiten bearbeiten.

Hypnose: Veränderung der Bewußtseinslage.

Autogenes Training

❸ Patienten erlernen eine bestimmte Technik, um sich entspannen zu können. Es ist indiziert bei Unruhe, Schlafstörungen, Schmerzen u.ä.

Autogenes Training: Entspannungstechnik.

Körperorientierte Verfahren

Diese Therapieformen fördern die Selbstwahrnehmung des Körpers. Damit können diese Entspannungstechniken psychosomatische Störungen beeinflussen. Hierzu gehört auch das obengenannte Autogene Training sowie z.B. die Progressive Muskelentspannung nach JAKOBSEN.

Förderung der Selbstwahrnehmung.

? Übungsfragen

❶ Was passiert bei der Psychoanalyse?
❷ Nennen Sie das Ziel der Verhaltenstherapie!
❸ Was ist autogenes Training?

3.2 Physiotherapie

- Beeinflussung des Bewegungsverhaltens
- Anregung der Selbstwahrnehmung.

In der Physiotherapie wird das Bewegungsverhalten und das damit verbundene Erleben der Patienten beeinflußt. Es geht um das Zusammenspiel des äußeren *Sich-bewegens* und des inneren *Bewegt-seins*. Dabei wird die Selbstwahrnehmung der Kranken angeregt. In der physiotherapeutischen Behandlung, die meistens in Gruppen stattfindet, werden die folgenden Beziehungen der Patienten gefördert:

- Die Beziehung zum eigenen Körper
- Die Beziehung zur eigenen Person
- Die Beziehungen zur gegenständlichen und sozialen Umwelt

In der Physiotherapie innerhalb der Psychiatrie stehen normalerweise nicht die körperlichen Beschwerden und Einschränkungen der Patienten im Vordergrund der physiotherapeutischen Behandlung.

3.3 Ergotherapie

Förderung von alltäglichen Fähigkeiten, Stärkung psychischer Aktivitäten.

Die Ergotherapie *(gr. ergo = Tat, Arbeit)* unterstützt Kranke darin, die Fähigkeiten des täglichen Lebens wieder zu erlernen. Durch einfache künstlerische und handwerkliche Tätigkeiten werden u.a. folgende Eigenschaften gestärkt:

- Konzentration und Merkfähigkeit
- Ausdauer und Belastbarkeit
- Fähigkeit, Gefühle auszudrücken
- Wahrnehmung

Chronisch Kranke können im Rahmen der Ergotherapie Produkte fertigen, die später verkauft werden. Sie erhalten dafür einen Arbeitslohn.

3.4 Pflege

Die wichtige therapeutische Aufgabe des Pflegepersonals besteht in der Begleitung des psychisch kranken Patienten. Die Pflegenden nehmen den Alltag des Patienten wahr und unterstützen ihn in den Aktivitäten des täglichen Lebens, ohne ihn dabei zu überfordern. Sie vermitteln dem Patienten ein Gefühl der Sicherheit, sollten aber gleichzeitig eine ausreichende Distanz einhalten.

3.5 Medikamentöse Therapie

Verstärken oder hemmen die Aktivität von Transmittern im ZNS.

Viele psychische Störungen werden auch mit Medikamenten (Psychopharmaka) behandelt. Entdeckt wurden die ersten Psychopharmaka in den 40er Jahren eher zufällig. Ihre tatsächliche Wirkungsweise wurde erst viel später erforscht. Bekannt ist heute, daß Psychopharmaka die Wirkung von Transmittern im ZNS verstärken oder abschwächen. Dadurch werden z.B. Rezeptoren blockiert, so daß die Patienten bestimmte Symptome (Denkstörungen usw.) weniger wahrnehmen.

Einige Medikamente verursachen vegetative und motorische Nebenwirkungen, die dazu führen, daß der Patient Zeichen einer körperlichen Erkrankung zeigt. Da psychisch Kranke häufig nicht in der Lage sind, solche Nebenwirkungen zu erkennen und zu beschreiben, muß der Physiotherapeut sich genau darüber informieren, welche Medikamente der Patient einnimmt, und welche Nebenwirkungen auftreten können.

Einteilung von Psychopharmaka in verschiedene Gruppen.

Psychopharmaka werden in verschiedene Medikamentengruppen eingeteilt.

3.5.1 Neuroleptika

Blockade von Dopamin-Rezeptoren.

Die Hauptwirkung von Neuroleptika wird der Blockade von Rezeptoren des Transmitters Dopamin zugeschrieben. Damit wird die dopaminerge Überfunktion, die bei Patienten mit einer Schizophrenie vorliegt, »ausgeglichen«.

Indikationen

Mit Neuroleptika werden behandelt:
- Antriebsstörung wie psychomotorische Erregung und Stupor
- Inhaltliche Denkstörungen, z.B. Wahn
- Wahrnehmungsstörungen, z.B. Halluzinationen
- Schizophrene Ich-Störungen und Residualzustände (☞ 5.1.1, 5.1.4).

Nebenwirkungen

- Vegetative Symptome
- Extrapyramidal-motorische Symptome.

Neuroleptika können eine Vielzahl von Nebenwirkungen auslösen. Wenn sie in der richtigen Dosierung gegeben werden, treten Nebenwirkungen relativ selten auf. Mit Ausnahme der Spätdyskinesie verschwinden alle Nebenwirkungen mit Absetzen des Medikamentes.

Vegetative Symptome

Zu Beginn der Behandlung können Müdigkeit und Konzentrationsschwäche auftreten. Weitere Nebenwirkungen sind Mundtrockenheit, Schwitzen, Tachykardie, Blutdruckabfall, Speichelfluß, Übelkeit, Erbrechen, Ileus und Harnverhalt.

Extrapyramidal-motorische Symptome

- **Frühdyskinesien** können schon nach einmaliger Medikamenteneinnahme auftreten: Krämpfe der Muskeln von Zunge, Schlund, Unterkiefer (Kieferklemme), Augen, Hals (Schiefhals) und Wirbelsäule; Sprechstörungen
- **Neuroleptikabedingter PARKINSONismus** beginnt 1–2 Wochen nach Therapiebeginn. Die Patienten zeigen die Symptome des PARKINSON-Syndroms (☞ Neurologie, 10.1)
- **Akathisie** *(gr. kathizein = sitzen, Sitzunruhe)* zeigt sich in einem gesteigerten Bewegungsdrang
- **Spätdyskinesien** können bei 10–20 % der Patienten nach monate- bis jahrelanger Dauermedikation mit Neuroleptika auftreten: Unwillkürliche Bewegungen von Zunge, Lippen, Augenmuskeln, Extremitäten, Finger und Zehen. Eine sichere Therapie der Spätdykinesien ist nicht bekannt.

Außerdem können ein Delir (☞ 4.1), Epileptische Anfälle (☞ Neurologie, 4), Depression (☞ 5.2). Blutbildveränderungen, Störung der Reizleitung im Herz und eine Überempfindlichkeit der Haut gegen Sonnenstrahlen auftreten.

3.5.2 Antidepressiva

Antidepressiva wirken stimmungsaufhellend. Die Wirkung setzt erst nach einigen Tagen bis Wochen ein. Manche Antidepressiva haben zusätzlich eine sedierende (beruhigende) Wirkung.

Indikationen

Neben Depressionen werden auch andere Erkrankungen mit Antidepressiva behandelt.

- Depressive Verstimmung
- Antriebsmangel oder Agitiertheit
- Schlafstörungen
- Angststörungen
- Zwangserkrankungen und Phobien
- Eßstörungen
- Schmerzsyndrome.

Nebenwirkungen

Verschiedene Nebenwirkungen sind möglich.

Bei der Gabe von Antidepressiva können verschiedene Nebenwirkungen auftreten. Häufig sind Mundtrockenheit, Schwitzen, Störungen der Urinausscheidung, Müdigkeit, Obstipation, Übelkeit und Erbrechen, sexuelle Funktionsstörung, Hypotonie, Störung der Erregungsleitung im Herz und Tachykardie, Fingertremor, Blutbildveränderungen und Anstieg des Augeninnendrucks.

Auch ein Delir (☞ 4.1) kann auftreten.

3.5.3 Medikamente zu Prophylaxe affektiver Psychosen

Bei psychiatrischen Erkrankungen ist auch oft die medikamentöse Prophylaxe notwendig, um eine erneutes Auftreten der Erkrankung zu verhindern. Besonders wichtig ist dies bei affektiven Psychosen (☞ 5.2).

Lithium

Beeinflußt die Signal-übertragung an der Synapse.

Das Metall Lithium, das normalerweise nur in sehr kleinen Mengen mit der Nahrung aufgenommen wird, wirkt auf die Konzentration der verwandten Metalle Kalium und Natrium an den Nervenzellen. Dadurch ändert sich das Zusammenspiel der Transmitter. Salze von Lithium können Phasen einer affektiven Psychose verhindern oder abschwächen.

Indikation

- Prophylaxe affektiver Psychosen
- Therapie von Manie und Depression.

Prophylaxe

Eine Lithiumprophylaxe wird dann eingesetzt, wenn innerhalb eines Jahres eine zweite Phase der Psychose auftritt. Die prophylaktische Wirkung setzt jedoch erst nach Monaten ein.

Therapie

Als Akuttherapie wird Lithium auch bei Manien eingesetzt. In Kombination mit Antidepressiva werden auch Depressionen damit behandelt.

Nebenwirkungen

Nebenwirkungen treten auf, wenn der Wirkspiegel überschritten wird.

Sobald der Wirkspiegel dieses Medikamentes überschritten wird, kann es zu schweren Nebenwirkungen kommen. Neben möglichen Schädigungen von Schilddrüse oder Nieren können gastrointestinale Beschwerden wie Durchfall, Übelkeit, Appetitverlust, vermehrte Urinausscheidung und erhöhtes Durstgefühl oder ein Tremor auftreten.

Carbamazepin

Indikation

- Epilepsieprophylaxe
- Schmerz-erkrankungen
- Manien.

Carbamazepin wird in der Neurologie zur Prophylaxe von epileptischen Anfällen und bei Schmerzerkrankungen gegeben. Dieses Medikament wirkt aber auch gegen Manien und als Prophylaxe von affektiven Psychosen.

Nebenwirkungen

Anfangs breites Nebenwirkungsspektrum.

Zu Beginn der Behandlung können Müdigkeit, Schwindel, Ataxie (☞ Neurologie, 8.3), Sehstörungen, Übelkeit und Erbrechen, Hautausschläge und Blutbildveränderungen auftreten.

3.5.4 ▬ Tranquilizer und Hypnotika

- Tranquilizer
  = Beruhigungsmittel
- Hypnotika
  = Schlafmittel.

In die Gruppe der Tranquilizer *(engl. to tranquilize = beruhigen)* gehören Medikamente, die angstlösend und beruhigend wirken. Wichtigste Vertreter sind die Benzodiazepine. Als Tranquilizer wirken auch Beta-Blocker, Antidepressiva (☞ 3.5.2) und bestimmte Neuroleptika (☞ 3.5.2). Hypnotika sind Schlafmittel.

Wirkung

Benzodiazepine haben folgende Eigenschaften:
- Anxiolytisch (angstlösend)
- Sedierend (beruhigend) bei Gereiztheit
- Schlaffördernd
- Antiepileptisch (Beendigung eines epileptischen Anfalls)
- Muskelrelaxierend (durch Blockade der Erregungsübertragung von Nerv auf Muskel wird eine Erschlaffung der Muskultur erreicht).

Nebenwirkungen

Bei längerer Einnahme von Benzodiazepinen besteht Gefahr der Abhängigkeit.

Es können Müdigkeit, Konzentrationsschwäche, eine Zunahme des Appetits und eine anterograde Amnesie (☞ 8.1.2) auftreten. Nach längerer Einnahme von Benzodiazepinen kann sich eine Abhängigkeit entwickeln (☞ 7.2).

3.6 ▬ Soziotherapie

Wiedereingliederung psychisch Kranker in die Gesellschaft.

Ziel der Soziotherapie ist es, psychisch Kranke wieder in die Gesellschaft und ihre soziale Umgebung einzugliedern. Soziale Ursachen (z.B. Konflikte im Umfeld, Familie) von psychischen Krankheiten werden analysiert und gemeinsam Änderungsstrategien festgelegt. Ausgang aus der Klinik und Angebote wie betreutes Wohnen sind erste Hilfestellungen, die es dem Patienten ermöglichen, wieder in seiner sozialen Umgebung zu leben.

3.7 ▬ Weitere Therapieformen

3.7.1 ▬ Elektrokrampftherapie

Erzeugung eines künstlichen Krampfanfalls.

Bei der Elektrokrampftherapie (EKT) wird durch elektrische Impulse künstlich ein Krampfanfall erzeugt. Dieser Therapieform liegt die Beobachtung zugrunde, daß Epileptiker, die gleichzeitig auch an einer Psychose erkrankt sind, nach einem Anfall keine (oder weniger starke) Symptome der Psychose zeigen. Die EKT nutzt diese Wirkung aus.

Die Indikation ist beschränkt auf schwere endogene Depressionen und katatone Schizophrenie.

Eine EKT wird nur sehr selten und in wenigen Kliniken eingesetzt. Die **Indikation** ist beschränkt auf schwerwiegende psychische Erkrankungen wie schwere endogene Depressionen mit hoher Suizidgefährdung oder katatoner Schizophrenie, wenn die medikamentöse Therapie keine Besserung bringt.

Für eine EKT bedarf es einer schriftlichen Einverständniserklärung des Patienten oder seines juristischen Betreuers (☞ 10). Die EKT erfolgt in Kurznarkose unter Muskelrelaxation. Nebenwirkungen sind eine kurzzeitige Störung von Gedächtnis und Merkfähigkeit.

3.7.2 Schlafentzug

Gute Wirkung bei endogenen Depressionen.

Schlafentzug zeigt sich bei endogenen Depressionen als wirksame Therapie. Die Patienten dürfen 1–2 Mal wöchentlich nicht schlafen. Da selbst kurze Schlafepisoden während der Nacht und des darauffolgenden Tages die Wirkung aufheben können, müssen die Patienten duchgehend beschäftigt werden. Die Wirkungsweise dieser Therapieform ist noch nicht geklärt. Man vermutet, daß der bei endogenen Depressionen gestörte chronobiologische Rhythmus günstig beeinflußt wird.

3.8 Rehabilitation

Verschiedene Einrichtungen dienen der Behandlung und Rehabilitation psychisch Kranker:
- Psychiatrisches Krankenhaus
- Tagesklinik
- Wohnheim und -gruppe, psychiatrische Krankenpflege
- Betriebe
- Begegnungsstätte.

Die meisten psychisch Kranken werden **ambulant** von einem Psychiater oder Psychotherapeuten behandelt. Nur bei schweren Erkrankungen und akuten Krisen werden sie in ein psychiatrisches Krankenhaus eingewiesen. In den letzten Jahren entstanden psychiatrische Abteilungen auch in vielen Kreis- und Stadtkrankenhäusern. Seitdem können psychisch Kranke in der Nähe ihres Wohnortes stationär behandelt werden. Zuvor war die Aufnahme in ein Großkrankenhaus (Landeskrankenhaus, Fachklinik) die Regel.

Neben der ambulanten und stationären Behandlung gibt es eine Reihe von Therapie- und Betreuungsangeboten für psychisch Kranke: An einen Krankenhausaufenthalt kann sich eine teilstationäre Behandlung in einer **Tagesklinik** anschließen. Hier werden Patienten an Werktagen 8 Stunden lang behandelt und betreut (Medikamentöse Therapie, Psychotherapie, Ergotherapie, Physiotherapie). Nachts und am Wochenende bleiben sie in ihrer häuslichen Umgebung.

Zur weiteren Wiedereingliederung in einen »normalen« Alltag, gibt es weitere abgestufte Angebote: Wohnheime, betreute Wohngruppen, Betreuung von psychisch Kranken in der eigenen Wohnung, Betriebe für psychisch Kranke und Einrichtungen zur Freizeitgestaltung.

4 Organische Psychosen

Psychische Störung mit
einer organischen
Ursache:
- Neurologische
  Erkrankung
- Internistische
  Erkrankung
- Intoxikation.

Unter Psychosen versteht man ganz allgemein psychische Störungen, die Krankheitswert besitzen. Grob unterteilt werden Psychosen in organische und endogene Psychosen (☞ 5)

Organische Psychosen haben eine organische Ursache, z.B. eine Schädigung des zentralen Nervensystems oder Vergiftungen. Deshalb werden diese Erkrankungen auch *exogene Psychosen* oder *körperlich begründbare psychische Störungen* genannt.

Mögliche **Ursachen** organischer Psychosen können sein:

- **Neurologische Erkrankungen** wie Hirntumor, Meningoenzephalitis, Infektionskrankheiten
- **Internistische Erkrankungen** wie Hypo- und Hyperthyreose, M. Addison, Hypophyseninsuffizienz, Vitamin-B_{12}-Mangel, Hypoglykämie
- **Intoxikationen,** Wirkung oder Entzug von Drogen und Alkohol, Medikamentenüberdosierung und -nebenwirkung
- Nieren- und Leberversagen durch den Anfall toxischer Stoffwechselprodukte (z.B. Ammoniak).

Von den Symptomen kann meist nicht auf die Art der Schädigung geschlossen werden, da dasselbe Krankheitsbild verschiedene Ursachen haben kann. Das Auftreten organischer Psychosen ist relativ normal, da fast jeder Mensch im Lauf seines Lebens eine körperlich begründbare psychische Störung wie ein Fieberdelir oder ein »Durchgangssyndrom« nach Operationen entwickeln kann.

Der Verlauf organischer Psychosen ist unterschiedlich: Sie können akut auftreten oder chronisch verlaufen; die Symptome können sich zurückbilden oder bestehen bleiben.

Organische Psychosen
treten akut oder chronisch auf.

4.1 Akute organische Psychosen

Zu den akuten organischen Psychosen zählen verschiedene Krankheitsbilder mit kurzem Verlauf. Zu ihnen gehören z.B.:

- Delir
- Halluzinose
- Dämmerzustand
- Durchgangssyndrom.

In einigen Fällen kann sich aus dem akuten Verlauf jedoch auch eine chronische organische Psychose (☞ 4.2) entwickeln.

 **Klinik**

Leitsymptom der akuten organischen Psychose ist häufig eine Störung des Bewußtseins. Zusätzlich kann eine große Bandbreite von Symptomen auftreten, die auch bei anderen psychischen Erkrankungen beobachet wird:

- Inhaltliche Denkstörungen bei organischer Halluzinose oder organisch-paranoidem Syndrom
- Merkfähigkeits- und Gedächtnisstörungen mit Konfabulationen (☞ 2.2)
- Orientierungsstörungen
- Antriebsstörungen mit Verlangsamung oder Unruhe
- Störung der Affektivität bei organisch-depressivem Syndrom (exogene Depression) oder organisch-manischem Syndrom.

Diagnostik und Therapie

Die Verdachtsdiagnose wird aufgrund der Symptome und der Anamnese gestellt, durch Untersuchungen wie Labor, CCT und Liquorpunktion wird die Diagnose unterstützt.

Wenn möglich und bekannt, wird die zugrundeliegende Erkrankung behandelt.

4.1.1 Delir

❶ Ein Delir *(lat. delirare = verrückt sein)* ist eine akute Psychose aufgrund der Reaktion des Gehirns auf bestimmte schädigende Substanzen. Es kommt bei Alkohol- und Medikamentenabhängigkeit (☞ 7), Medikamentenintoxikation und Infektionskrankheiten (Fieber) vor. Es kann durch die Einnahme von Medikamenten (z.B. Antidepressiva und Neuroleptika, ☞ 3.5) ausgelöst werden oder bei Alkohol- und Beruhigungsmittelabhängigen wenige Tage nach Absetzen des Suchtmittels auftreten. Ein Delir dauert unbehandelt ca. 3–20 Tage. Aufgrund der Herz-Kreislauf-Belastung durch arteriellen Hypertonus und Tachykardie ist der Patient stark gefährdet.

Marginalien:

Kurzer Verlauf. Selten Übergang in eine chronische organische Psychose.

Bewußtseinsstörung als häufiges Symptom.

Anamnese, Labor, CCT und Liquor sichern die Diagnose.

Folge von Alkoholintoxikation bzw. -entzug und Nebenwirkung von anderen Substanzen.

Dauer: 3–20 Tage.

Lebensgefährliche Verläufe sind möglich.

✎ Klinik

- Prodromi: Unruhe, Tachykardie, Hypertonus, Schwitzen, Tremor
- Vollbild: Bewußtseinstrübung, optische Halluzinationen, Kreislaufinsuffizienz.

Bei den Syptomen werden *Prodromi* (☞ 1.1) und das *Vollbild* eines Delirs unterschieden.

- **Prodromi** sind Unruhe, Schlafstörungen, körperliche Störungen wie Tachykardie, arterieller Hypertonus, Schwitzen, Tremor
- Das **Vollbild** des Delirs ist geprägt durch Bewußtseinstrübung, Verwirrtheit, Desorientiertheit, optische Halluzinationen (Patient sieht Kleintiere auf der Bettdecke), Erregung, Konfabulationen, Kreislaufinsuffizienz, Krämpfe, Koma.

✎ Therapie

Medikamente zur:
- Entlastung des Kreislaufs
- Beruhigung
- Epilepsieprophylaxe
- Linderung körperlicher Symptome.

Die medikamentöse Therapie beginnt, wenn Prodromi eines Delirs auftreten. Beim Alkohol-Delir ist für die Therapie ein deutlich verminderter Blut-Alkoholspiegel Voraussetzung. Medikamente werden eingesetzt, um

- die Erregung zu dämpfen und die körperlichen Symptome zu lindern
- starke Halluzinationen zu bekämpfen und den Patienten zu beruhigen
- epileptischen Anfällen vorzubeugen
- den Patienten ggf. zu sedieren
- das Herz-Kreislauf-System zu entlasten.

Neben der medikamentösen Therapie muß der Patient genau beobachtet und Blutdruck, Puls und Temperatur regelmäßig kontrolliert werden, um lebensbedrohliche Veränderungen rechtzeitig zu erkennen.

Physiotherapie

Vermittlung von Sicherheit.

❷ Da die Patienten sehr unruhig, erregt und oftmals sehr ängstlich sind, steht die Vermittlung von Sicherheit im Vordergrund. Um dem Patienten Sicherheit zu geben, sollte er genau darüber informiert werden, was bei der Behandlung von ihm erwartet wird (z.B. aufstehen, Zimmer verlassen, etc.).

4.1.2 Halluzinose

Halluzinationen ohne Bewußtseinsstörung.

Leitsymptom ist die Halluzination - akustische bei der Alkoholhalluzinose und optische bei Intoxikation mit LSD. Bewußseinsstörungen fehlen.

4.1.3 ▪▪▪ Dämmerzustand

Der Patient wirkt
wie hypnotisiert.

Dieser verschobene Bewußtseinszustand tritt unter anderem nach epileptischen Anfällen und (Alkohol-)Vergiftungen auf.

Leitsymptom ist die fehlende Klarheit des Bewußtseins mit in Grenzen erhaltener Handlungsfähigkeit. Der Patient wirkt wie hypnotisiert. Für die Zeit des Dämmerzustandes, welcher plötzlich einsetzt und sich über Stunden bis Tage hinziehen kann, besteht Amnesie. Bei bekannter Epilepsie kann ein Dämmerzustand auf einen bevorstehenden epileptischen Anfall hindeuten.

4.1.4 ▪▪▪ Durchgangssyndrome

Treten nicht selten
nach Operationen
auf und können
unterschiedlicher
Symptome zeigen.

Durchgangssyndrome treten im Zusammenhang mit hirnorganischer Schädigung oder nach Operationen auf. Gekennzeichnet sind sie durch die fehlende Bewußtseinstrübung und Symptome unterschiedlicher Ausprägung: So können Halluzinationen (*paranoid-halluzinatorisches Durchgangssyndrom*), Verstimmungen (*affektives Durchgangssyndrom*) oder Gedächtnisstörungen (*amnestisches Durchgangssyndrom*) im Vordergrund stehen.

Behandelt wird symptomorientiert mit Medikamenten.

? Übungsfragen

❶ Wodurch wird ein Delir ausgelöst?

❷ Was muß bei der Behandlung eines Delirs beachtet werden?

4.2 ▪▪▪ Chronisch organische Psychosen

Folge einer irreversiblen
Hirnschädigung.

Die chronisch organischen Psychosen werden auch als **Hirnorganisches Psychosyndrom** (HOPS) bezeichnet. Ihnen liegt eine irreversible Schädigung der Hirnsubstanz zugrunde. Die Ursachen dafür sind unterschiedlich, meist geht ein bestimmtes Ereignis voraus: Hirnatrophie, Hirninfarkt, Hirntumor, Intoxikation, Enzephalitis, Schädel-Hirn-Trauma, Epilepsie und Störungen des Hormonsystems.

Chronisch organische Psychosen machen sich durch eine Veränderung der Persönlichkeitsstruktur und eine Verringerung der Hirnleistung bemerkbar, welche langsam und schleichend beginnt. Eine chronische organische Psychose kann sich jedoch auch an eine akute Psychose anschließen (z.B. KORSAKOW-Syndrom nach einem Alkoholentzugs-Delir ☞ 7.1.3). Die häufigste chro-

159

Häufigste Form ist die Demenz.

nische organische Psychose ist die sog. *Demenz*. Weiterhin gehören folgende Krankheitsbilder dazu:

- Demenzformen wie M. ALZHEIMER, vaskuläre Demenz, Pseudodemenz
- Systematrophien (☞ 4.2.3)
- Enzephalitiden (Hirninfektionen, ☞ Neurologie, 6.3)
- Traumatische Hirnschäden (☞ Neurologie, 8.1).

**Klinik**

Wichtige
Symptome sind:
- Hirnleistungs-schwäche
- Gedächtnisstörungen
- Wesensänderung.

- Hirnleistungsschwäche
- Gedächtnisstörung mit Konfabulationen (☞ 2.2)
- Denkstörung mit Verarmung des Denkens, Perseverationen (☞ 2.5)
- Wesensänderung
- Antriebsstörung mit Antriebsminderung (☞ 2.7)
- Affektlabilität und -inkontinenz (☞ 2.6)
- Bewußtseinsstörungen stehen selten am Beginn der Erkrankung.

Diagnostik und Therapie

Nachweis der hirnorganischen Schädigung.

Beim HOPS liegt immer eine organische Schädigung des Gehirns vor, die sich häufig mittels CCT oder MRT nachweisen läßt. Die Therapie richtet sich nach der Ursache.

4.2.1 Demenz

Im Alter auftretende Persönlichkeits-änderung, die 10–20 % der Senioren betrifft.

Die Demenz (*gr. dementia = Wahnsinn*) ist eine überwiegend im Alter auftretende kognitive Störung mit Persönlichkeitsveränderung, die mit einem voranschreitenden Verlust von intellektuellen und geistigen Fähigkeiten einhergeht. 10–20 % aller Senioren sind zumindest von einer leichten Form der Demenz betroffen. Das Erkrankungsrisiko nimmt mit dem Lebensalter stark zu.

Ursachen

Formen der Demenz:
- M. Alzheimer
- vaskuläre Demenz
- Systematrophien.

❶ Die Demenz kann verschiedene Ursachen haben. Bei den häufigsten Demenzformen, dem M. ALZHEIMER (☞ 4.2.2) und der vaskulären Demenz, ist das gesamte Gehirn diffus geschädigt. Weitere Demenzursachen sind sog. *Systematrophien* (☞ 4.2.3), bei denen umschriebene Areale des Gehirns betroffen sind. Darüber hinaus kann die Demenz auch Folge von Alkoholabhängigkeit (☞ 7) und anderen psychiatrischen Krankheiten sowie internistischen Erkrankungen mit direkter Schädigung der Gehirnzellen sein.

Klinik

Hirnleistungsstörung und verschiedene andere Symptome.

Im Spätstadium einer Demenz sind folgende Hirnleistungen gestört:

- Gedächtnis und Merkfähigkeit (☞ 2.2)
- Konzentration
- Denken (☞ 2.5)
- Orientierungsvermögen (☞ 2.3)

Weitere Symptome sind:

- Affektlabilität und Affektinkontinenz (☞ 2.6)
- Unruhe
- Schlafstörungen
- Halluzinationen und Wahn
- Persönlichkeitsveränderung
- Depressive Verstimmung
- Verhaltensstörung.

Die verschiedenen Demenzformen zeigen ähnliche Symptome jedoch einen unterschiedlichen Verlauf.

Diagnostik

Nachweis der Demenz im *Mini Mental Status*.

Außerdem werden verschiedene technische Untersuchungen durchgeführt: Labor, CCT, EEG.

Das typische Erscheinungsbild einer Demenz reicht oft für die Diagnose. Die Ausprägung der Demenz wird mit Hilfe eines Fragebogens, dem Mini Mental Status (☞ 1.2.2), bestimmt.

- Laboruntersuchungen bestätigen körperliche Erkrankungen als Ursache der Demenz
- CCT und MRT zeigen häufig typische Veränderungen der Gehirnsubstanz. Bei anderen neurologischen Erkrankungen werden Defekte in den betroffenen Hirnarealen gefunden
- Mit der Doppler-Sonografie der hirnversorgenden Arterien lassen sich Durchblutungsstörungen nachweisen
- Das EEG ist häufig verändert.

Therapie

Medikamentöse Therapie

Einsatz von verschiedenen Medikamenten zur Behandlung von Demenz-Symptomen.

Medikamente werden bei einer Demenz zu verschiedenen Zwecken verabreicht.

- Zur Behandlung von internistischen Erkrankungen oder seelischen Störungen, wenn sie Ursache der Demenz sind
- Um Unruhe, Schlafstörungen und gelegentlich auftretenden Halluzinationen entgegenzuwirken. ❷ In einigen Fällen wirkt *Koffein* bei dementen Patienten paradox und fördert so den Schlaf
- Um das Voranschreiten der Erkrankung zu bremsen. Die dazu eingesetzten Medikamente können die Krankheit allerdings nicht aufhalten. Sie verzögern den Krankheitsverlauf, indem sie die Durchblutung fördern und die Nervenzellen schützen.

Wichtige Therapie-formen sind Gedächtnistraining und Ergotherapie.

Sozio- und Ergotherapie
Ein entscheidender Bestandteil der Therapie von dementen Patienten ist der Erhalt und der Ausbau vorhandener Fähigkeiten. Dies wird zu Beginn der Erkrankung mit Gedächtnistraining und Beschäftigung erreicht. Wichtig ist auch ein strukturierter Tagesablauf.

Zur Rehabilitation zählen Angehörigen-arbeit und ambulante Hilfen.

Rehabilitation
Die Umgebung muß an die Fähigkeiten des dementen Menschen angepaßt werden. Angehörige werden aufgeklärt und beraten. Ambulante Hilfen wie Tageskliniken unterstützen das Leben in der häuslichen Umgebung. Häufig ist in einem Spätstadium der Erkrankung jedoch ein Umzug in ein geronto-psychiatrisches Heim notwendig.

Die Einrichtung einer juristischen Betreuung ist häufig im Verlauf der Erkrankung notwendig.

Rechtliche Situation
Im Spätstadium der Erkrankung sind die Betroffenen häufig so verwirrt, daß sie nicht mehr in der Lage sind, über ihre Lebensführung zu entscheiden. In diesem Fall wird vom Gericht ein Betreuer für einzelne Aufgabenkreise (wie Aufenthalt, Vermögen oder Gesundheitsversorgung) bestimmt.

Physiotherapie

Aktivierende Therapie fördert die Selbständigkeit.

Bei dementen Patienten steht eine *aktivierende Therapie* im Vordergrund, um die Selbständigkeit zu fördern und möglichst lange zu erhalten. Voraussetzung dafür ist eine genaue Anamnese mit Hilfe der Angehörigen, um alle Ressourcen zu erkennen und gezielt unterstützen zu können. Vorsicht: Durch ein Zuviel an Hilfe aus Geduld- und Zeitmangel z.B. beim Anziehen wird der Patient weiter in die Demenz geführt.

4.2.2 Demenzformen

Morbus ALZHEIMER

Morbus ALZHEIMER als häufigste Demenzform.

Der Morbus ALZHEIMER ist für mehr als die Hälfte aller Demenzerkrankungen verantwortlich. Abhängig davon, in welchem Alter die Erkrankung beginnt, wird die *präsenile* Form von der häufigeren *senilen* Form unterschieden. Die Erkrankung tritt zwischen dem 40. und 65. Lebensjahr in Erscheinung.

Ursache

Amyloid-Plaques und Neurofibrillen stören die Nervenfunktion und führen zu einer Hirnatrophie.

❸ Aus einer bisher nicht geklärten Ursache kommt es zu Schädigungen der Nervenzellen des Gehirns: Über den Synapsen bilden sich sog. *Amyloid-Plaques* und in den Nervenfasern *Neurofibrillen*. In der Folge wird die Kommunikation der Zellen (in den Synapsen) und die Informationsweiterleitung (in den Nervenfasern) gestört. Die Nervenzellen sind somit nicht mehr funktionstüchtig, verkümmern und sterben schließlich ab. Da alle Teile des

Gehirns betroffen sind, kommt es zu einer diffusen Atrophie, das Gehirn »schrumpft«.

Klinik

Symptome:
- Merkschwäche
- Wortfindungsstörung
- Einengung der Interessen
- Verarmung der Affektivität.

Die Defizite können zunächst überspielt werden.

Der M. ALZHEIMER beginnt mit Merkschwächen und Wortfindungsstörungen. Verhalten und Affektivität bleiben hingegen noch längere Zeit unverändert, so daß es dementen Menschen zunächst gelingt, ihre Defizite (beispielsweise durch floskelhaftes Reden) zu überspielen. Ihr Verhalten wirkt insgesamt »fassadenhaft«. Häufig fällt daher die Erkrankung in der gewohnten Umgebung erst relativ spät auf. Angehörige berichten rückblickend, daß seit mehreren Monaten mit den Patienten »etwas nicht mehr stimmte«: Beispielsweise habe er im Urlaub das Hotelzimmer nicht wiedergefunden. Um Anforderungen, die nicht mehr erfüllbar sind, zu entgehen, engen sich die Interessen der Erkrankten immer mehr ein. Die Gefühlswelt verarmt. Die Betroffenen erscheinen ratlos. Die Stimmung ist bei einigen Patienten euphorisch, bei vielen depressiv - besonders wenn sie sich am Beginn der Erkrankung ihrer Defizite bewußt werden.

Diagnostik

Nachweis einer Demenz und Ausschluß anderer Ursachen.

- Nachweis der Hirnleistungsstörung durch entsprechende Tests (☞ 1.2.2)
- Ausschluß anderer Demenzursachen durch Anamnese, CCT und Labor
- Im CCT erscheint bei einigen Erkrankten das Gehirn verkleinert; die Ventrikel und Gehirnfurchen sind erweitert.

Therapie

Z.Zt. einzig mögliche Therapie:
- Verzögerung der fortschreitenden Demenz
- Behandlung der Schlafstörungen
- Behandlung der Halluzinationen.

Medikamentöse Therapie

Auch bei M. ALZHEIMER verabreicht man verschiedene Medikamente:

- um bei einer beginnenden Demenz das Fortschreiten der Erkrankung zu verlangsamen
- um der Unruhe, den Schlafstörungen und den Halluzinationen entgegenzuwirken.

Vaskuläre Demenz

Durch Gefäßerkrankung bedingte Demenz.

Die vaskuläre *(lat. vas = Gefäß)* Demenz, auch Multiinfarktdemenz genannt, entsteht durch eine Sklerose der Blutgefäße, die das Gehirn versorgen. Meist bestehen bei den Patienten ein jahrelanger Bluthochdruck und andere Risikofaktoren für Gefäßerkrankungen.

Klinik

Schubweiser Verlauf mit vorübergehender Besserung.

❹ Die vaskuläre Demenz ist durch einen schubweisen, wechselhaften Verlauf gekennzeichnet. Eine zwischenzeitliche Besserung der Krankheitszeichen ist möglich. In der Vorgeschichte finden sich häufig Schlaganfälle oder vorübergehende Ausfälle der Hirnfunktion. Letztere sind sog. transistorisch ischämische Attacken (TIA) (☞ Neurologie, 5.1). Sie zeigen ähnliche Symptome wie ein Schlaganfall (☞ Neurologie, 5.1.2), bilden sich aber innerhalb von 24 Stunden zurück.

Zu den typischen Symptomen der vaskulären Demenz zählen:
- Verschiebung des Tag-Nacht-Rhythmus mit nächtlicher Verwirrtheit
- Zuspitzung der Persönlichkeit (sparsame Menschen werden geizig)
- Störung der Affektivität (☞ 2.6)
- Neurologische Symptome wie Störung des Bewegungsablaufes mit unsicherem Gang und Stand.

Diagnostik

In CCT und MRT zeigen sich kleinste Hirninfarkte.

- Ein Fragebogen, die Ischämie-Skala von HACHINSKI, erfaßt die typischen Symptome der vaskulären Demenz
- Im CCT und MRT fallen häufig eine diffuse Veränderung der Gehirnsubstanz im Sinne kleinster Hirninfarkte auf
- Die Doppler-Sonographie gibt Aufschluß über Durchblutungsstörungen.

Therapie

Medikamentöse Förderung der Durchblutung.

Medikamentöse Therapie
- Gabe von Arzneimittteln, die die Durchblutung im Gehirn fördern
- Die Blutgerinnung wird medikamentös gehemmt. Dadurch verbessern sich die Fließeigenschaften des Blutes.

Demenz bei internistischen Krankheiten

Verschiedene internistische Erkrankungen zeigen Symptome einer Demenz:
- Vitamin B$_{12}$-Mangel
- Hypothyreose
- Überdosierung von Herzglykosiden.

Etwa 10 % der Demenzen im hohen Lebensalter entstehen in der Folge von internistischen oder psychiatrischen Erkrankungen. Häufige Ursachen sind internistische Erkrankungen mit Stoffwechselstörungen (z.B. Mangel an Vitamin B$_{12}$ oder Schilddrüsenhormon) sowie Nebenwirkungen oder Überdosierungen von Medikamenten (z.B. Herzglykoside). Bei Therapie dieser Erkrankungen bzw. Reduktion der Medikamente bilden sich die Demenzsymptome zurück.

Pseudodemenz

Demenz als Symptom einer schweren endogenen Depression.

❺ Bei Patienten, die an einer schweren endogenen Depression (☞ 5.2.2) erkrankt sind, können sich auch Symptome einer Demenz zeigen. Man spricht dann von einer »Pseudodemenz«, da die vermeintliche Demenz lediglich Ausdruck der Depression ist. Tatsächlich ist die Hirnleistung aber nicht beeinträchtigt.

Zu den Leitsymptomen der Pseudodemenz gehören Antriebs-, Gedächtnis- und Konzentrationsstörungen sowie depressive Verstimmungen. Sie wird wie eine Depression mit Antidepressiva behandelt. Mit dem Ende der depressiven Episode verschwinden auch die dementiellen Symptome.

? ## Übungsfragen

❶ Welches sind die häufigsten Formen einer Demenz?

❷ Welcher ungewöhnliche Wirkstoff kann u. U. als Schlafmittel bei Demenzkranken eingesetzt werden?

❸ Wie entsteht der M. Alzheimer?

❹ Wodurch zeichnet sich eine vaskuläre Demenz aus?

❺ Was ist eine Pseudodemenz?

4.2.3 Systematrophien

Störung der Hirnfunktion in umschriebenen Gebieten des Gehirns.

❶ Systematrophien sind umschriebene neurologische Erkrankungen, die zu einem HOPS führen und u.a. Symptome einer Demenz zeigen. Man unterscheidet verschiedene Formen.

Picksche Atrophie

Atrophie von Stirn- und Schläfenlappen mit Persönlichkeitsveränderung und Gedächtnisstörung.

Bei der Pickschen Atrophie degenerieren Anteile der Stirn- und Schläfenlappen. Die Ursache dafür ist nicht bekannt; in einigen Fällen scheinen erbliche Faktoren beteiligt zu sein. Die Erkrankung beginnt zwischen dem 50. und 60. Lebensjahr.

 **Klinik**

- Persönlichkeitsveränderungen: Die Patienten wirken enthemmt, verlieren das Taktgefühl sowie soziale Fähigkeiten
- Gedächtnisstörungen (☞ 2.2)
- Orientierung und Intelligenz sind häufig erst im späteren Krankheitsverlauf gestört.

Diagnostik und Therapie

Die Diagnose wird durch die psychische Symptomatik und den Nachweis der Hirnatrophie im CCT gestellt. Die Krankheitssymptome werden entsprechend mit (sedierenden) Psychopharmaka behandelt.

PARKINSON-Syndrom

Atrophie der Stammganglien mit neurologischen Symptomen sowie Gedächtnisstörungen, Depression und Antriebsminderung.

Das PARKINSON-Syndrom ist durch eine Atrophie der Stammganglien gekennzeichnet (☞ Neurologie, 10.1). Die Erkrankung setzt meistens im 4. Lebensjahrzehnt ein. 1 % der über 65jährigen sind betroffen. Zu Beginn fallen typische neurologische Symptome auf: *Rigor, Tremor, Hypokinese.* Zusätzlich treten Gedächtnisstörungen, Depression und Antriebsminderung auf. Die Therapie beschränkt sich auf die Behandlung der neurologischen Störungen und die Depression.

Chorea HUNTINGTON

Erbkrankheit der Stammganglien mit neurologischen Symptomen sowie Stimmungsschwankungen, Wahn und Störung von Antrieb und Gedächtnis.

Bei der Chorea HUNTINGTON verkümmern Abschnitte an der Unterseite des Großhirns, das Corpus striatum, das Claustrum und die Rinde des Frontalhirns (☞ Neurologie, 10.2). Sie ist eine seltene Erbkrankheit. Erste Symptome zeigen sich zwischen dem 35. und 50. Lebensjahr.

Neurologische Störungen (u.a. Hyperkinese) stehen häufig am Beginn der Erkrankung. Typische psychopathologische Symptome sind Stimmungsschwankungen, Gedächtnisstörungen, Wahn und Antriebsstörungen.

Die neurologischen und psychischen Symptome werden medikamentös behandelt.

Morbus WILSON

Kupferablagerung in den Stammganglien mit Halluzinationen, Wahn und Störung von Affektivität und Antrieb.

Beim Morbus WILSON kommt es zu einer Ablagerung von Kupfer in verschiedenen Körperregionen, u.a. auch in den Stammganglien. Der M. WILSON ist gekennzeichnet durch Depression, Affektinkontinenz, Antriebsstörungen, Halluzinationen und Wahn sowie typischen extrapyramidalen und zerebellären Symptomen (☞ Neurologie, 15.2.2).

? Übungsfrage

❶ Was sind Systematrophien?

4.2.4 Enzephalitiden

Enzephalitiden sind Entzündungen des Gehirns (☞ Neurologie, 6.3). Sie rufen häufig neben neurologischen Symptomen auch verschiedene psychiatrische Störungen im Sinne einer akuten oder chronisch organischen Psychose hervor. Im folgenden werden zwei Formen als Spätfolge einer chronischen Entzündung vorgestellt.

Eine Enzephalitis führt i.d.R. auch zu psychischen Symptomen. Zwei wichtige chronisch verlaufende Enzephalitiden sind:
- *Progressive Paralyse*
- *AIDS.*

Progressive Paralyse

(gr. paralyein = lähmen, schwächen)
Ursache ist die chronische Enzephalitis als Spätstadium einer Lues-Erkrankung (☞ Neurologie, 6.6.2), die vor allem Hirnrinde und Stammganglien betrifft. Das Gehirn bildet sich in diesen Bereichen zurück, es *atrophiert*. Die progressive Paralyse tritt bei 5–10 % der Lues-Infizierten auf (☞ Neurologie, 6.6.2).

Spätstadium einer Lues-Erkrankung mit Atrophie von Hirnrinde und Stammganglien.

Klinik

Neurologische Symptome sind unruhige Mimik, Sprechstörungen, Pupillenstörungen, Lähmungen und Ataxie. Weiterhin können psychiatrische Symptome wie Antriebslosigkeit, Auffassungsschwäche, Konzentrationsstörungen, Affektlabilität u.U. mit manischen oder depressiven Symptomen, Gedächtnisstörungen und im Endstadium eine Demenz auftreten.

Parallel zu neurologischen Symptomen auch Störungen von Antrieb, Affektivität und Hirnleistung bis hin zur Demenz.

Diagnostik und Therapie

- Neurologische Untersuchung
- Labor: TPHA-Test (Treponema-pallidum-Hämagglutination) als Suchtest, weitere Blutuntersuchungen zur Bestätigung der Diagnose
- Liquor-Untersuchung: Entzündungszeichen, Erregernachweis
- CCT.

Die Luesinfektion wird antibiotisch mit Penicillin behandelt.

Diagnose mit dem TPHA-Test und einer Liquoruntersuchung.

Therapie mit Penicillin.

AIDS

(engl. acquired immuno deficiency syndrom)
Das HI *(human-immunodeficiency)*-Virus kann das ZNS direkt befallen und eine Enzephalitis auslösen. Die AIDS-Enzephalitis ist gekennzeichnet durch neurologische Ausfälle und depressive Symptome. Weiterhin kann ein hirnorganisches Psychosyndrom mit Störung von Gedächtnis, Konzentration und Antrieb sowie im Spätstadium eine Demenz auftreten (☞ Neurologie, 6.5.4).

HIV kann Nervenzellen direkt befallen. Neurologische Störungen und Depression.

Diagnose durch
HIV-Test.
Therapie mit
Azidothymidin.

Diagnostik und Therapie

- Neurologische und psychiatrische Untersuchung
- Labor-Untersuchung (HIV-Test, Blutbild)
- Liquor-Untersuchung.

Die Therapie beschränkt sich auf die Behandlung von Symptomen. Verschiedene Medikamente können die Überlebenszeit von AIDS-Erkrankten verlängern.

Endogene Psychosen

Psychische Erkrankung ohne organische oder psychologische Ursache:
- Schizophrenie
- Affektive Psychose.

Endogene Psychosen sind Erkrankungen, die – im Gegensatz zum Delir oder der Demenz – nicht körperlich begründbar sind und auch keine psychogene Ursache haben wie Neurosen (☞ 6.2). Wichtige endogene Psychosen sind die Schizophrenie und die affektive Psychose. Wie endogene Psychosen entstehen, ist nicht endgültig geklärt. Möglicherweise wird die Veranlagung zu diesen Krankheiten vererbt.

5.1 Schizophrene Psychosen

Bei der Schizophrenie *(gr. schizein = spalten, trennen, phren = Verstand)* ist die Einheit der Persönlichkeit gestört. Die verschiedenen Schizophrenieformen unterscheiden sich stark im Erscheinungsbild und Verlauf. Erstmals wurde die Erkrankung 1896 als *Dementia praecox* (vorzeitige Demenz) beschrieben. Diese Bezeichnung ist heute überholt. Durch inzwischen bekannte Therapieformen kann die Krankheit besser behandelt werden. Weltweit erkranken 1–2 % der Bevölkerung an einer Schizophrenie. Der Erkrankungsbeginn liegt in der Regel zwischen Pubertät und 30. Lebensjahr.

Ursachen

- Erbliche Veranlagung: Keine direkte Vererbung, aber familiäre Häufung.

Erbliche Veranlagung

Schizophrenie ist keine reine Erbkrankheit. Familienuntersuchungen haben aber ergeben, daß die Schizophrenie unter Verwandten gehäuft vorkommt. Bei eineiigen Zwillingen, die beide die gleiche Erbinformation tragen, erkranken beide Geschwister mit einer Wahrscheinlichkeit von 25–85 %. Bei zweieiigen Zwillingen erkranken beide nur mit einer Wahrscheinlichkeit von 10–15 %. Kinder von schizophrenen Eltern haben ebenfalls ein erhöhtes Erkrankungsrisiko. Das gilt auch für Kinder, die adoptiert wurden und bei gesunden Eltern aufwuchsen.

- Biochemische
  Ursachen:
  Dopamin-Überschuß

- Ich-Schwäche
  durch gestörte
  Ich-Entwicklung

- Familiendynamik:
  Kommunikations-
  störung in der Familie
  und Double-bind-
  Situationen.

Die verschiedenen
Faktoren zusammen
ergeben die Verletzlich-
keit (Vulnerabilität) für
die Entstehung einer
Schizophrenie.
Zusätzliche Reize
führen zum Ausbruch
der Erkrankung.

Biochemische Ursachen
Vermutlich gibt es bei der Schizophrenie einen Überschuß des Transmitters Dopamin im Gehirn.

Ich-Schwäche
Ein schwaches Ich (☞ 2.8) soll die Entwicklung einer Schizophrenie begünstigen. Ursache ist eine unzureichende Ich-Entwicklung in der frühen Kindheit.

Familiendynamik
Eine weitere mögliche Ursache könnte in einer Kommunikationsstörung innerhalb der Familie liegen. So soll eine »überprotektive« Mutter die Ausbildung einer Schizophrenie fördern. Gleiches gilt für eine »double-bind-Situation«, bei der ein Kind widersprüchliche Kommunikationssignale empfängt.

❶ Die Schizophrenie entsteht aus dem Zusammenspiel von obengenannten biologischen, psychogenen und verschiedenen anderen Faktoren. Dabei scheinen sich die unterschiedlichen Entstehungsursachen zu addieren: Wird bei einem Menschen, der die Veranlagung für eine Schizophrenie in sich trägt, die Verletzlichkeitsschwelle durch auslösende Faktoren (z.B. durch eine stark belastende Lebenssituation oder Drogenkonsum) überschritten, tritt die Erkrankung auf.

5.1.1 ▬▬▬ Klinik und Diagnostik schizophrener Psychosen

Klinik

Häufig schleichender
Beginn. Eine Schizo-
phrenie kann vielfältige
Symptome zeigen:
- Denkstörungen
- Affektivitätsstörungen
- Ich-Störungen
- Halluzinationen
- Leibliche Beeinflus-
  sungserlebnisse und
  Mißempfindungen
- Katatone Symptome.

Die Krankheit beginnt häufig schleichend. Zunächst fällt ein ungewöhnliches und unverständliches Verhalten auf. Der Patient ist in seiner eigenen inneren Welt gefangen. Es werden verschiedene Symptome beobachtet.

- **Formale Denkstörungen** mit Zerfahrenheit, Gedankenabreißen, Wortneubildungen und Begriffsverschiebung (☞ 2.5)
- **Affektivitätsstörungen** mit Gefühlsverarmung, Ambivalenz, inadäquater Affektivität und Kontaktarmut (☞ 2.6)
- **Ich-Störungen** mit Gedankenentzug, Gedankenausbreitung, Willensbeeinflussung, Autismus (☞ 2.8)
- **Inhaltliche Denkstörungen:** Wahn (☞ 2.5)
- **Halluzinationen,** meist akustisch (☞ 2.4): Der Patient hört jemanden über sich sprechen (kommentierende Stimme) oder erhält Aufforderungen und Befehle (imperative Stimme)
- **Leibliche Beeinflussungserlebnisse:** Die Patienten meinen von außen mit Geräten elektrisch, magnetisch usw. beeinflußt zu werden. Häufig handelt es sich auch um sexuelle Manipulationen

- **Leibliche Mißempfindungen** wie vergrößerte oder verschobene Organe. Im Unterschied zu den leiblichen Beeinflussungserlebnissen sind sie nicht von außen »gemacht«.
- **Katatone Symptome** *(gr. kata = herab, ton- = Spannung)* mit Störungen von Motorik und Antrieb, Mutismus, Stupor, Echopraxie, Echolalie (☞ 2).

Diagnostik

Die Diagnose Schizophrenie wird aus dem Gesamteindruck von Einzelsymptomen heraus gestellt. Andere psychische Erkrankungen wie Neurosen oder organische Psychosen, die mitunter ähnliche Symptome zeigen, müssen ausgeschlossen werden.

Um die Diagnose einer Schizophrenie zu erleichtern, haben die Psychiater EUGEN BLEULER und KURT SCHNEIDER jeweils typische Symptome zusammengestellt.

❷ BLEULER unterscheidet zwischen *Grundsymptomen* und *akzessorischen Symptomen*. Zu den Grundsymptomen zählt er formale Denkstörungen (v.a. Zerfahrenheit), Affektivitätsstörungen (u.a. Ambivalenz) und Ich-Störungen (u.a. Autismus). Akzessorische Symptome, welche die Diagnose Schizophrenie nicht allein beweisen, sind Wahn, Halluzinationen und katatone Symptome.

❸ SCHNEIDER faßte typische Symptome in einer Tabelle zusammen. Um eine Schizophrenie handelt es sich demzufolge mit großer Wahrscheinlichkeit dann, wenn Symptome 1. Ranges vorliegen. Auch wenn Symptome 1. Ranges fehlen, dafür aber viele Symptome 2. Ranges beobachtet werden, kann die Diagnose Schizophrenie gestellt werden.

Einzelne Symptome einer Schizophrenie treten auch bei anderen Erkrankungen auf.

Zwei Symptom-Sammlungen erleichtern die Diagnose einer Schizophrenie:
- *BLEUER unterscheidet Grundsymptome und akzessorische Symptome*
- *SCHNEIDER stellt Symptome 1. und 2. Ranges zusammen.*

Symptome einer Schizophrenie nach KURT SCHNEIDER

Abnorme Erlebnisweisen	Symptome 1. Ranges	Symptome 2. Ranges
Akustische Halluzinationen	Dialogische, kommentierende und imperative Stimmen, Gedankenlautwerden	sonstige akustische Halluzinationen
Leibhalluzinationen	leibliche Beeinflussungserlebnisse	
Halluzinationen auf anderen Sinnesgebieten		optische Halluzinationen, Geruchs- und Geschmackshalluzinationen
Schizophrene Ich-Störungen	Gedankeneingebung, Gedankenentzug, Gedankenausbreitung, Willensbeeinflussung	
Wahn	Wahnwahrnehmung	Einfache Eigenbeziehung, Wahneinfall

Fallbeispiel

Ein 24jähriger Mann wird von seinem älteren Bruder in die Klinik gebracht. Er wirkt wie in Trance. Über seine Beschwerden kann er nur auf Nachfrage stockend berichten: Er habe seit einigen Tagen große Angst. Sein Bruder ergänzt, daß sich der Patient in den letzten Wochen stark verändert hat. Ein vernünftiges Gespräch war nicht mehr möglich. Der Patient redete zeitweise schwer verständliche und zusammenhangslose Dinge. Er fühlte sich offensichtlich verfolgt, war sicher, daß er ermordet werden solle und kündigte daher an, sich lieber selber das Leben zu nehmen. In den letzten Tagen konnte er sich nicht mehr selber versorgen. Durchgehend mußten Familienangehörige bei ihm sein, ihm das Essen bereiten, ihn ans Waschen erinnern. Zum Schluß wollte er im Bett seiner Eltern schlafen. Der Patient wurde medikamentös behandelt. Nach wenigen Tagen war er weniger ängstlich und konnte jetzt selber über sein Befinden Auskunft geben. Verantwortlich für seine Probleme sei seine Freundin. Sie habe ihm heimlich Drogen gegeben, ihn beeinflußt und Menschen beauftragt, ihn umzubringen.

5.1.2 Syndrome der Schizophrenie

Bei der Schizophrenie treten nicht unbedingt alle typischen Symptome gleichzeitig auf. Bestimmte Symptome kommen aber häufig gemeinsam vor, so daß von Syndromen gesprochen wird. Somit lassen sich verschiedene Formen dieser Erkrankung unterscheiden.

Hebephrene Form

❹   *(gr. hebe = Jugend, phren = Geist, Verstand)*
Diese beginnt im frühen Erwachsenenalter. Typische Symptome sind *Störungen des Gefühlslebens* (läppische Gestimmtheit), des *Denkens* (Zerfahrenheit, Wahn) und *Kontakts* (Rückzug, Beziehungslosigkeit). Erkrankte fallen als Einzelgänger auf. Residualsymptome können auftreten.

Früher Beginn, läppische Gestimmtheit, Beziehungslosigkeit.

Paranoid-halluzinatorische Form

Der Erkrankungsbeginn liegt zwischen dem 30. und 40. Lebensjahr. Im Vordergrund stehen Wahn und Halluzinationen. Die Persönlichkeit ändert sich durch die Krankheit in der Regel nicht.

Später Beginn, Wahn und Halluzinationen.

Katatone Form

(gr. kata = herab, ton- = Spannung)
Typisches Symptom ist das plötzliche Auftreten eines Erregungszustandes oder eines Stupors (☞ 2.7). Der stuporöse Patient liegt

Bewegungsstereotypien, Angst, Anspanung, Wahn, Halluzinationen.

ängstlich und angespannt im Bett und steht wahrscheinlich unter dem Eindruck von Wahn und Halluzinationen. Bei der fieberhaften (perniziösen) Katatonie treten zusätzlich zum Stupor auch Fieber, Kreislaufstörung und Exsikkose (Austrocknung) auf. Diese Erkrankung kann lebensbedrohlich sein. Weitere Symptome sind stereotype Bewegungen, Manierismus und Katalepsie (☞ 2.7).

Schizophrenia simplex

Diese Form beginnt langsam. Paranoid-halluzinatorische und katatone Symptome fehlen. Es tritt überwiegend ein Verlust von Antrieb, Aktivität und Vitalität auf. Die Erkrankten werden autistisch.

Langsamer Verlust von Vitalität und Antrieb.

5.1.3 Therapie schizophrener Psychosen

Medikamentöse Therapie

Der Wahn, die Halluzinationen und die Denkstörungen werden medikamentös beeinflußt. Bei starker (innerer) Erregung werden Arzneimittel zur Sedierung verabreicht. Gegen Angst und Unruhe können vorübergehend ebenfalls Medikamente gegeben werden.

Psychotherapie

Psychotherapie zur Bewältigung der Krankheit und Vermeidung von psychoseauslösenden Lebenssituationen.

- **Stützende Gespräche** helfen bei der Bewältigung der Krankheit
- Psychodynamische Therapie soll das Ich stärken
- Mit Hilfe der **Verhaltenstherapie** und **Familientherapie** können die psychoseauslösenden Faktoren (z.B. familiäre Konflikte) entschärft werden
- In **Selbsthilfegruppen** tauschen sich Betroffene über Probleme aus.

Weitere Therapiemaßnahmen

Ergotherapie, Physiotherapie (Konzentrative Bewegungstherapie, Funktionelle Entspannung). Eine Elektrokrampfbehandlung (☞ 3.7) wird selten und nur bei sehr schweren (lebensbedrohlichen) Verläufen einer katatonen Schizophrenie eingesetzt.

Physiotherapie

- Wahninhalte nicht ausreden
- Tagesablauf strukturieren
- Zugang zur Realität schaffen.

Es sollte nicht versucht werden, dem Patienten seine Wahninhalte auszureden; jedoch muß ihm erklärt werden, daß seine geschilderten Ereignisse für andere nicht existieren. Wichtig ist, den Patienten durch einen strukturierten Tagesablauf und verschiedene bewegungstherapeutische Angebote (Gruppen- oder Einzelbehandlung) von seiner inneren Welt abzulenken und ihm den Zugang in die Realität zu erleichtern.

Vorbeugung und Rehabilitation

Im Psychose-Seminar werden Auslöser, Frühsymptome und Umgang mit der Krankheit erlernt.

In einem »Psychose-Seminar« und in psychoedukativen Gruppen lernen die Betroffenen ihre Erkrankung kennen. Sie finden selber belastende Situationen heraus, die dem Ausbruch der Krankheit vorausgingen. Außerdem werden sie sensibilisiert für Frühsymptome. Regelmäßige Medikamenteneinnahme, Vermeidung von Belastungen und rechtzeitige psychiatrische Behandlung bei Frühsymptomen können einen Rückfall verhindern.

Die weitere Betreuung nach Entlassung aus stationärer Therapie erfolgt zum Teil in einer Tagesklinik, therapeutischen Wohngemeinschaften, betreutem Wohnen oder Begegnungsstätten.

5.1.4 ▬▬ Verlauf und Prognose

❺ In Langzeitstudien wurde der Krankheitsverlauf von Patienten mit Schizophrenie mit folgenden Ergebnissen untersucht:

Je ein Drittel:
- Ausheilung
- Schubweiser Verlauf
- Fortschreitender Verlauf.

- Bei einem Drittel heilt die Erkrankung folgenlos aus. Es tritt nur eine einzige Krankheitsperiode auf, die dann häufig diagnostisch noch nicht als Schizophrenie, sondern als »paranoide Psychose« eingestuft wird
- Bei einem Drittel treten Rückfälle mit leichter Residualsymptomatik auf (schubweiser Verlauf)
- Bei einem Drittel werden schwerere Dauerdefekte beobachtet (chronisch-progredienter/fortschreitender Verlauf).

Im Krankheitsverlauf kann sich ein Residualzustand entwickeln.

❻ Schizophrene Psychosen verlaufen häufig schubweise. Nach dem Ende des akuten Schubes und bei chronischem Krankheitsverlauf kann sich ein sog. **Residualzustand** mit Veränderungen der Persönlichkeit entwickeln. Symptome des Residiualzustandes sind
- Antriebsarmut (☞ 2.7)
- Formale Denkstörungen (☞ 2.5)
- Konzentrationsstörungen (☞ 2.2)
- Autismus (Rückzug in die eigene Gedankenwelt)
- Verlust von Selbstvertrauen.

❼ Eine günstige **Prognose** wird bei einem akuten Krankheitsbeginn, Nachweis von Auslösefaktoren, guter sozialer Integration und abgeschlossener Berufsausbildung beobachtet. Wichtig ist, daß die Patienten ihre individuellen Auslösefaktoren kennen und versuchen, diesen aus dem Weg zu gehen.

? Übungsfragen

❶ Welche Ursachen hat die Schizophrenie?

❷ Nennen Sie die Grundsymptome der Schizophrenie nach BLEULER!

❸ Was bedeutet das Vorliegen von Symptomen 2. Ranges?

❹ Wie zeigt sich eine Hebephrenie?

❺ Wie verläuft eine Schizophrenie?

❻ Was ist ein Residualzustand?

❼ Wodurch kann der Verlauf der Schizophrenie günstig beeinflußt werden?

5.2 Affektive Psychosen

Phasenweise Erkrankung von Affektivität und Stimmung. Unterschieden werden:
- Manie
- Depression.

❶ Affektive Psychosen sind Erkrankungen von Stimmungs- und Antriebslage, die phasenweise auftreten. Stimmung und Antrieb können dabei auffällig stark gehoben (sog. Manie) oder gedrückt (Depression, Melancholie) sein. Weitere Bezeichnungen für Affektive Psychosen sind *Manisch-depressive Erkrankung* und *Zyklothymie (gr. zyclo = Kreis, Ring, Zeit, thymos = Gemüt).*

Der Verlauf ist
- monopolar oder
- bipolar
- monophasisch oder
- polyphasisch (wiederholte Krankheitsphasen).

Häufig sind monopolar-polyphasische Depressionen

Der Verlauf affektiver Psychosen ist vielgestaltig. Einige Menschen erkranken **monopolar**, entweder manisch *oder* depressiv, andere **bipolar**, das heißt mit depressiven *und* manischen Phasen im Wechsel. Die Krankheit kann im Laufe eines Lebens einmalig, also **monophasisch**, oder wiederholt, also **polyphasisch**, auftreten. Am häufigsten treten polyphasisch-monopolare Depressionen auf. Am seltensten sind monopolare Manien. Die Phasen dauern zwischen vier und zwölf Monaten. Sie enden auch ohne eine Therapie. In der Zeit zwischen den Phasen sind keine Krankheitssymptome vorhanden. Persönlichkeitsveränderung oder bleibenden Symptome treten nicht auf.

Das Risiko, an einer affektiven Psychose zu erkranken, liegt bei etwas weniger als 1 %. Frauen erkranken häufiger als Männer. Affektive Psychosen beginnen häufig im 3. oder 4. Lebensjahrzehnt.

Ursachen

Mulitfaktorielle Entstehung

Auch für die affektiven Psychosen konnte bislang keine allein gültige Ursache gefunden werden. Die Entstehung ist vermutlich multifaktoriell bedingt.

Zu möglichen Ursachen gibt es verschiedene Theorien:

- Erbliche Veranlagung: Familiäre Häufung

Erbliche Veranlagung
In Familien von Patienten mit einer affektiven Psychose tritt die Erkrankung gehäuft auf. Wenn bei einem eineiigen Zwilling eine derartige Psychose auftritt, ist die Wahrscheinlichkeit für den Zwillingspartner, ebenfalls zu erkranken, größer als bei zweieiigen Zwillingen.

- Biochemische Ursachen: Mangel oder Überschuß von Transmittern

Biochemische Ursachen
Bei depressiven Patienten gibt es im Gehirn einen Mangel der Botenstoffe Serotonin und Noradrenalin, bei der Manie einen Überschuß an Noradrenalin.

- Chronobiologische Ursachen: Störung des Tagesrhythmus.

Chronobiologische Ursachen
Möglicherweise ist der innere (Tages-)Rhythmus bei affektiven Psychosen gestört.

Als **auslösende Faktoren** einer affektiven Psychose werden körperliche Erkrankungen (Grippe, Operationen, Schwangerschaft, Geburt u.a.) und psychische Belastungen wie Trennungserlebnisse, Vereinsamung oder schwere Kränkungen vermutet.

5.2.1 Manie

Klinik

❷ Leitsymptom der Manie sind gehobene Stimmung und Aktivität sowie beschleunigtes Denken.

Symptome sind
- gehobene Stimmung
- gesteigerte Aktivität
- Ideenflucht
- Größenwahn.

Folgende Symptome treten auf:
- **Affektivitätsstörung:** Hochgefühl, Selbstüberschätzung, Distanzlosigkeit, Gereiztheit
- **Antriebssteigerung:** Tatendrang, Erregung, Enthemmung und Umsetzung der Größenideen in Taten (häufig verbunden mit dem hemmungslosen Kauf von Dingen).
- Schlafstörungen
- **Denkstörungen:** Zu den formalen Denkstörungen gehört die Ideenflucht; der Größenwahn ist eine inhaltliche Denkstörung.

Patienten mit einer manischen Psychose fühlen sich in der Regel nicht krank.

Fallbeispiel
Ein 45jähriger Mann kommt in Begleitung seiner Ehefrau zur Aufnahme. Er fühlt sich nicht krank und bleibt nur auf Drängen seiner Ehefrau in der Klinik. Von Beruf ist er Beamter. Seit einigen Tagen war er nicht mehr bei seiner Arbeit. Er hatte eine Geschäftsidee, von der er sich innerhalb weniger Wochen großen finanziellen Gewinn verspricht. Um diese Idee umzusetzen, hat er in den letzten Tagen erhebliche Geldsummen ausgegeben. Unter anderem bestellte er ein teures Auto und mietete Büroräume

an. Im Gespräch berichtet der Patient atemlos von seinen Plänen. Dabei kann er kaum ruhig sitzen bleiben. Seine Stimmung ist sehr gut. Er verspürt einen nie gekannten Tatendrang und hat seit Tagen nicht mehr geschlafen.

Diagnostik

Die Diagnose Manie wird aufgrund der typischen Symptome gestellt. Allerdings können die Symptome der Manie auch in weniger starker Form im Rahmen einer schizophrenen Psychose und bei organischen Psychosen auftreten.

Therapie

Häufig ist eine Krankenhauseinweisung nötig, damit sich der Patient nicht durch unbesonnenes Verhalten schädigt. In der akuten Phase werden Medikamente eingesetzt. Die damit verbundene beruhigende Dämpfung der Erregung wird von den Patienten häufig als unangenehm empfunden. Weitere Medikamente werden zur Phasenprophylaxe gegeben.

Physiotherapie

- Ruhe bewahren
- Nicht mitreißen oder provozieren lassen
- Reiz-Abschirmung.

Bei der Behandlung manischer Patienten muß der Therapeut bestimmte Richtlinien beachten.

- Im Umgang mit dem Patienten Ruhe bewahren und dem Patienten klare Anweisungen geben, damit er Struktur erfährt
- Den Aktivitätsüberschuß in klare Übungsaufgaben umlenken
- Von Redseligkeit und Witzeleien nicht mitreißen, und sich nicht durch Aggressivität provozieren lassen
- Keine starken Außenreizen wie z.B. laute Musik in der Therapie verwenden.

5.2.2 Endogene Depression

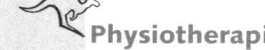

Klinik

Depression ohne konkrete Ursache.

Symptome sind:
- Herabgesetzte Stimmung
- Morgentief
- Antriebsstörung
- körperliche Störungen
- Denkhemmung
- Wahn und Zwangsgedanken
- Suizidalität.

Leitsymptom der endogenen Depression ist die depressive Verstimmung, die häufig *ohne* direkten Zusammenhang mit äußeren Ereignissen auftritt. Weitere Krankheitszeichen sind:

- **Affektivitätsstörungen**: Innere Leere, Gefühl der Gefühllosigkeit, Verzweiflung, Schuldgefühle, Selbstaggressivität, **Tagesschwankung** (mit Morgentief und leichter Stimmungsbesserung im Lauf des Tages)
- **Antriebstörungen**: Antriebshemmung oder auch -steigerung, Gleichgültigkeit
- **Vitalstörungen**: (Durch-)Schlafstörungen, Appetitverlust, Gewichtsverlust, Obstipation, Druck- und Engegefühl in Kopf, Hals und Brust, Libidoverlust
- **Denkstörungen**: Als Form der formalen Denkstörungen tritt die Denkhemmung auf, inhaltliche Denkstörungen sind

Wahn (Schuldwahn, Verarmungswahn u.a.) sowie Zwangsgedanken (Grübelzwang)

■ **Pseudodemenz** (☞ 4.2.2): Vergeßlichkeit und Konzentrationsstörungen als Folge der Depression

■ **Suizidalität** (Selbstmordgedanken, ☞ 9.2)

■ **(Hypo)manische Nachschwankung:** Symptome der Manie
nach Abklingen der depressiven Phase.

Fallbeispiel

Eine 28jährige Krankenschwester kommt nach ihrem Nacht-
dienst in die Klinik. Sie ist in Tränen aufgelöst und berichtet stok-
kend mit leiser Stimme, daß sie auf dem Rückweg von der Arbeit
den Impuls verspürt hatte, gegen einen Brückenpfeiler zu fahren.

Seit einigen Wochen sei ihre Stimmung so schlecht wie noch nie.
Sie könne sich nicht mehr konzentrieren und fühle sich schwach
und antriebsarm. Mit ihrer Arbeit und mit dem Haushalt einschließlich der Versorgung ihrer zwei Kinder sei sie überfordert.
Deshalb habe sie starke Schuldgefühle und müsse viel grübeln.
Seit einer Woche habe sie nicht mehr schlafen können. Außerdem
plage sie eine starke innere Unruhe und Angst. Die Beschwerden
waren plötzlich innerhalb weniger Tage aufgetreten. Sie nennt
verschiedene Probleme, die allerdings nicht in direktem Zusammenhang mit dem Beginn der Depression stehen. Ihr Vater war
ebenfalls an einer Depression erkrankt und hat Selbstmord be-
gangen. Vor einigen Monaten habe sie sich eine zeitlang außergewöhnlich gut gefühlt. Damals habe sie viele zum Teil auch über-
flüssige Dinge eingekauft und sich verschuldet.

Diagnostik

❸ Für die Diagnose einer endogenen Depression ist das Ge-
samtbild aus Symptomen und bisherigen Krankheitsverlauf entscheidend. Typisch sind Auftreten der Depression ohne erkennbaren Grund, Tagesschwankungen der Symptome und frühere
manische oder depressive Phasen.

Unterscheidung von
Depression anderer
Ursache:
• Neurose
• Schizophrenie
• Organische Psychose
• Medikamentenne-
benwirkung.

Depressive Symptome kommen auch vor bei

■ Depressiver Neurose: Im Unterschied zur endogenen Depression treten Stimmungstief am Abend, Einschlafstörungen und Konflikte im Umfeld auf. Phasenhafter Verlauf und
Wahn sind dagegen seltene Symptome. Die Depression ist
lebensgeschichtlich zu erklären als Aktualisierung eines neurotischen Konflikts (☞ 6.2).

■ Schizophrenie

■ Organischer Psychose (exogene Depression)

■ Nebenwirkung von Arzneimitteln.

Therapie

Stationäre Behandlung wegen Suizidalität.

❹ Wegen der Selbstmordgefahr ist häufig eine stationäre Behandlung erforderlich, mitunter auch gegen den Willen des Erkrankten.

Medikamentöse Therapie

- Antriebsbeeinflussende Medikamente
- Anxiolytika
- generelle medikamentöse Wahn- und Unruheprophylaxe.

- Antidepressiva (☞ 3.5.2) können die Stimmung anheben. Die Wirkung setzt jedoch erst nach einigen Tagen ein. Antidepressiva beeinflussen auch den Antrieb und werden entsprechend eingesetzt. Bei agitierten (erregten) Depressionen werden antriebshemmende Antidepressiva verabreicht, bei gehemmten Depressionen antriebssteigernde
- Weitere Medikamente werden gegen die Wahnsymptomatik, starke Unruhe, Schlafstörungen, Angst und zur Prophylaxe verabreicht.

Psychotherapie

Psychotherapeutische Begleitung durch die depressive Phase.

Bei der psychotherapeutischen Behandlung ist es wichtig, Zuwendung und Verständnis für die Krankheit zu zeigen und zu betonen, daß die depressive Phase mit Sicherheit abklingen wird. Besserungszeichen (z.B. erste eigene Aktivitäten) sollten dem Patienten bewußt aufgezeigt und rückgemeldet werden, da er diese selber nur schwer erkennen und annehmen kann.

Andere Therapieformen

- **Schlafentzug** (☞ 3.7.2): Milderung der Beschwerden, nachdem der Patient eine ganze Nacht oder die zweite Nachthälfte nicht geschlafen hat.
- **Elektrokrampftherapie** (☞ 3.7.1) bei sehr starken Depressionen mit akuter Selbstmordgefahr.

Physiotherapie

- Patienten ernst nehmen
- Rückzugmöglichkeiten geben
- Aktivierung.

Zu Beginn der Therapie benötigt der Patient Rückzugsmöglichkeiten und das Gefühl, aufgehoben zu sein. Seine Stimmung muß ernstgenommen und nicht heruntergespielt weden. Im weiteren Verlauf der Behandlung steht die Aktivierung im Vordergrund. Die Patienten sollten eher unter- als überfordert werden, da sie sonst schnell das Gefühl bekommen, zu versagen.

? Übungsfragen

❶ Wodurch sind affektive Psychosen gekennzeichnet, welchen Verlauf zeigen sie und wie ist ihre Prognose?

❷ Welche Denkstörungen treten bei einer Manie auf?

❸ Wodurch unterscheidet sich eine endogene Depression von anderen Depressionen?

❹ Was muß bei der Behandlung einer Depression beachtet werden?

5.3   Schizoaffektive Psychosen

Mischpsychosen mit Symptomen einer Schizophrenie und einer affektiven Psychose.

❶   In dieser Krankheitsgruppe werden »Mischpsychosen« zusammengefaßt, bei denen gleichzeitig Symptome sowohl der Schizophrenie als auch der Manie oder Depression beobachtet werden. Schizoaffektive Psychosen verlaufen ähnlich wie die affektiven Psychosen meistens in Phasen, heilen aus und hinterlassen keine Restsymptomatik.

Therapie

Die Therapie entspricht den medikamentösen und psychotherapeutischen Maßnahmen zur Behandlung von Schizophrenie sowie von Manie und Depression.

? Übungsfrage

❶ Was sind schizoaffektive Psychosen?

5.4   Wahnentwicklung, Paranoide Syndrome

Wahn ohne weitere Symptome einer endogenen Psychose.

❶   Bei einer Wahnentwicklung baut ein Mensch mit einer entsprechend prädisponierten Persönlichkeit ein Wahnsystem (☞ 2.5) auf.

Paranoide (wahnhafte) Syndrome zählen strenggenommen nicht zu den endogenen Psychosen. Ein Wahn ist ein unspezifisches Symptom, welches im Rahmen einer endogenen Psychose auftreten kann, aber auch als Hauptsymptom innerhalb einer eigenständigen Krankheitsgruppe auftritt, den paranoiden Syndromen. Weitere Symptome endogener Psychosen fehlen dann.

5.4.1   Paranoia

Unter Paranoia wird auch der sog. sensitive Beziehungswahn verstanden.

Entsteht aus dem Zusammenspiel von Charakter, Erlebnis und sozialem Milieu.

Diese Wahnform entwickelt sich im 4. Lebensjahrzehnt aus dem Zusammenspiel von drei Faktoren:
- **Charakter** des Erkrankten. Meist handelt es sich um sensible, selbstunsichere Personen
- Einschneidendes **Erlebnis**, z.B. eine persönliche Niederlage, Enttäuschung, Versagen
- **Soziales Mileu,** das dieses Erlebnis nicht tolerieren kann.

Klinik

Ein sensitiver Mensch entwickelt einen Beziehungswahn.

Dem Patienten ist bewußt, daß er sich in einem Konflikt befindet, der sich aber nicht lösen läßt. Die Patienten beziehen schuldhaft alles, was um sie herum passiert, auf sich (Beziehungswahn, ☞ 2.5). Es entwickelt sich ein Schuld,- Beeinträchtigungs- und sogar Verfolgungswahn. Im Extremfall kann sich dieses Erleben in aggressiven Handlungen oder Selbstmord entladen.

Diagnostik und Therapie

In der Diagnosestellung ist eine Abgrenzung zur Schizophrenie (weitere typische Symptome fehlen) und Neurose wichtig.

- **Psychotherapie** behandelt die Ursachen der Wahnentstehung
- **Soziotherapie** kann das Umfeld des Patienten verbessern
- **Medikamente** beeinflussen den Wahn wenig, tragen aber zur Stabilisierung des Patienten bei.

5.4.2 Querulantenwahn

Diese Wahnform entwickelt sich durch entsprechende Charakterzüge (selbstbewußt wirkender, rechthaberischer Mensch, der leicht verletzbar ist) und Erlebnisse (tatsächliche oder vermeintliche Ungerechtigkeit).

Klinik

Ein rechthaberischer Mensch kämpft gegen vermeintliche Ungerechtigkeiten.

Leitsymptom ist die Überzeugung des Patienten, immer wieder Kränkungen zu erleiden oder Opfer von Rechtsverletzungen zu sein. In der Folge richtet der Erkrankte Beschuldigungen zunächst gegen Menschen, die (angeblich) für Ungerechtigkeiten verantwortlich sind. Er weitet seinen Aktionsraum immer mehr aus und kämpft schließlich gegen die ganze Gesellschaft.

5.4.3 Wahnentwicklung bei Schwerhörigen

Einsame Menschen oder Schwerhörige empfinden die Umwelt als bedrohlich.

Bei Schwerhörigen entwickelt sich meist ein Wahn im Sinne einer *Kontaktmangelparanoia*. Ein typischer Charakter, häufig mißtrauische Menschen und ein Erlebnis, wie Einsamkeit im Alter oder Schwerhörigkeit, lassen einen *Beeinträchtigungswahn* entstehen. Da Kommunikation und Kontakt zur Umwelt eingeschränkt sind, wird diese als bedrohlich empfunden. Es kann sogar zu einem Verfolgungswahn kommen.

? Übungsfrage

❶ Wodurch unterscheiden sich paranoide Syndrome von endogenen Psychosen?

6 Erlebnisreaktive psychische Erkrankungen

Psychische Störung aufgrund eines persönlichen Erlebnisses.

Zu diesen Erkrankungen zählen psychische Störungen, deren Auftreten im Zusammenhang mit persönlichen Erlebnissen steht. Diese Ereignisse können sehr lange zurückliegen - bei Neurosen z.B. in der frühen Kindheit - oder können sich auch kurz vor der Erkrankung ereignet haben, wie dies bei den sog. *Reaktionen* der Fall ist. In jedem Fall ist die Verarbeitung der Erlebnisse gestört. Etwa 1/5–1/4 der Bevölkerung leidet an einer solchen psychogenen Störung.

6.1 Reaktionen

Kurzdauernde »fehlerhafte« Verarbeitung eines psychischen Traumas.

❶ Reaktionen zeigen sich als vorübergehende, »fehlerhafte« Verarbeitung eines psychischen Traumas: Die Verarbeitung ist im Vergleich zu einer normalen Reaktion entweder zu intensiv oder dauert zu lange.

Eine Reaktion ist dadurch gekennzeichnet, daß dem Ausbruch der Krankheit ein seelisches Trauma im Sinne eines Schicksalschlages oder persönlich bewegende Ereignisse (Tod eines nahestehenden Menschen, Verlust des Arbeitsplatzes o.ä.) vorausgeht. Andere psychische Erkrankungen müssen ausgeschlossen werden.

Klinik

Die einzelnen Symptome orientieren sich an dem vorausgehenden, auslösenden Ereignis.

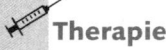
Therapie

Die Therapie richtet sich nach den Symptomen, wobei verschiedene psychotherapeutische Techniken eingesetzt werden:
- Krisenintervention
- Ärztliches Gespräch
- Konfliktzentrierte Psychotherapie
- Stützende Psychotherapie.

Abnorme Trauerreaktion

Verlusterlebnisse führen zu Gereiztheit an Stelle von Trauer.

Diese Störung tritt auf nach dem Verlust eines nahestehenden Menschen oder des Lebensumfeldes (z.B. bei Flüchtlingen), wenn die normale Trauerarbeit nicht geleistet werden kann. Statt Trauer treten Affektstarre und Gereiztheit auf. Die Patienten klagen meist über Schlafstörungen und zeigen oft weitere psychosomatische Symptome wie Appetitlosigkeit oder Herzklopfen.

Depressive Reaktion

Ungewöhnlich schwere oder lange Traurigkeit mit Suizidalität.

Eine depressive Reaktion folgt auf Erlebnisse wie Verlust, Trennung oder Konflikt. Die Symptome dieser Störung sind depressive Verstimmungen und Schlafstörungen. Weiterhin besteht das Risiko von suizidalen Handlungen oder Selbstmord.

Situative Konfliktreaktion und Belastungsreaktion

Belastungen führen zu Schlafstörung und Unruhe.

Diese Störung zeigt sich bei Belastungen wie Examen, Arbeitsplatz- oder Ortswechsel und ist gekennzeichnet durch Symptome wie Schlafstörung und Unruhe, Stimmungslabilität und Konzentrationsstörungen.

Akute Angstreaktion

Direkt nach Unfällen oder Katastrophen.

Direkt nach schweren Unfällen oder Naturkatastrophen mit tatsächlicher oder empfundener Todesbedrohung treten häufig akute Angstreaktionen mit vegetativen Symptomen wie verstärktes Schwitzen, Herzrasen oder Atemnot, auf. Zur Therapie werden Psychopharmaka verabreicht, da die Symptome meist nur kurzfristig bestehen.

Traumatisch bedingte Angstbereitschaft

Nach Unfällen sind ähnliche Situationen mit Angst besetzt.

Nach Ereignissen wie z.B. Autounfällen werden ähnliche Situationen (z.B. Autofahren) als übermäßig bedrohlich erlebt. Dabei treten die typischen vegetativen Angstsymptome wie Zittern, Herzrasen oder Atemnot, auf. Im Gegensatz zu der akuten Angstreaktion halten die Symptome länger an, weshalb häufig eine Verhaltenstherapie notwendig ist.

Chronisch generalisierte Angstzustände

Nach länger andauernder Extrembelastung.

Chronische Angstzustände treten nach lang anhaltenden Extrembelastungen, wie z.B. Gefangenschaft auf. Dabei sind folgende Symptome zu beobachten: Verlust von Vertrauen, Depressivität mit Neigung zu Resignation und Grübeln, Schlafstörungen und Sexualitätstörungen. Therapeutische Hilfestellungen sind durch stützende, langdauernde Psychotherapie und eine begleitende medikamentöse Therapie möglich.

Erschöpfungsreaktion

Nach andauernder Doppelbelastung.

Ursache einer solchen Störung ist meist eine andauernde (Doppel-)Belastung, die teils positiv, teils negativ, also *ambivalent*, erlebt wird. Die Patienten klagen über Erschöpfungsgefühl, Lustlosigkeit und Antriebsmangel. Weiterhin treten vegetative Symptome und Schlafstörungen auf. Neben einer konfliktorientierten Psychotherapie können physiotherapeutische Anwendungen wie Massage, Entspannungsgymnastik und autogenes Training unterstützend eingesetzt werden.

? Übungsfrage

❶ Was versteht man unter einer Reaktion?

6.2 ▬▬ Neurosen

Gestörte Konflikt-verarbeitung.

Eine gestörte Verarbeitung von konflikthaften Lebenssituationen wird als Neurose bezeichnet: Verhalten und Erleben sind dann krankhaft verändert. Im Gegensatz zur Reaktion besteht diese Störung länger und hat ihren Ursprung in der (frühen) Persönlichkeitsentwicklung.

6.2.1 ▬▬ Allgemeine Neurosenlehre

Zwei Theorien erklären Neurosen.

❶ Die sog. Neurosenlehre versucht die Entstehung einer Neurose über zwei unterschiedliche Modelle zu erklären.

Lerntheorie

Neurotisches Verhalten wurde erlernt.

Das neurotische Verhalten wurde erlernt und wird über das gesamte Leben angewendet.

Psychoanalyse

Neurose als Ausdruck eines abgewehrten Konfliktes.

Äußere Konflikte, die ein Mensch in der Kindheit oder zu einem späteren Zeitpunkt erlebt hat und nicht befriedigend lösen konnte, werden abgewehrt. Durch diese **Abwehr** werden die äußeren Konflikte zu unbewußten inneren Konflikten. Bestimmte Ereignisse führen dazu, daß diese inneren Konflikte wieder aktuell erlebt werden, welches sich mit den Symptomen einer Neurose äußert. Diesen Zusammenhang hat SIGMUND FREUD beobachtet (☞ 3.1.1).

Ursprung des Konfliktes in einer der Entwicklungsphasen.

Aus psychoanalytischer Sicht durchläuft jedes Kind in seiner psychischen Entwicklung mehrere Phasen. Dabei kann es zu Störungen kommen, die im späteren Leben typische neurotische Erkrankungen hervorrufen:

- Orale Phase: Lustgewinn über Mund

Orale Phase (bis 2. Lebensjahr)

Das gesamte Erleben des Kindes konzentriert sich auf die Nahrungsaufnahme und auf einen Lustgewinn durch Saugen, geschieht also über den Mund (*lat. os = Mund*). Es befindet sich in totaler Abhängigkeit von den Eltern. In dieser Phase werden durch Wärme und Geborgenheit Sicherheit und Urvertrauen vermittelt. Deshalb führen Störungen in dieser Phase zu Identitätsstörungen, psychosomatischen Störungen, depressiven Neurosen und Suchterkrankungen.

- Anale Phase: Lustgewinn über Ausscheidungsorgane

Anale Phase (2.–4. Lebensjahr)

Der Lustgewinn ist nun auf die Ausscheidungsorgane und die Produkte der Ausscheidung gerichtet (*lat. Anus = After*). Es entwickelt sich die Beherrschung der Körperfunktionen, das Selbstwertgefühl und die Eigenständigkeit des Menschen. Störungen (z.B. durch übertriebene Sauberkeitserziehung) zeigen sich im späteren Leben als zwanghafter Charakter mit Pedanterie und Ordnungsliebe, Sparsamkeit und Geiz, Zwangsneurose und Streben nach Autonomie und Macht.

- Ödipale Phase: Geschlechtsorgane werden entdeckt.

Ödipale Phase (4.–6. Lebensjahr)

In dieser Phase entdeckt das Kind die eigenen Geschlechtsmerkmale und die des anderen Geschlechtes (ÖDIPUS, Gestalt einer griechischen Sage, tötete seinen Vater und heiratete seine Mutter). Es empfindet das gleichgeschlechtliche Elternteil vorübergehend als Rivalen in der Liebe zum anderen Geschlecht (ÖDIPUS-Konflikt: Der Sohn konkurriert mit dem Vater um die Liebe zur Mutter). Der Sohn bewundert und fürchtet den Vater, er liebt die Mutter und ist von ihr enttäuscht. Bei Mädchen gilt dies entsprechend. Störungen in dieser Phase führen zu sexuellen Fehlentwicklungen, Partnerproblemen, hysterischen Neurosen und Persönlichkeitsstörungen.

Konfliktbewältigung

Konflikte innerhalb einer Person zwischen:
- ES
- ICH
- ÜBER-ICH.

Ein weiteres wichtiges Kriterium zur Erklärung von Neurosen betrifft die Art wie Konflikte verarbeitet werden. Konflikte entstehen, wenn innerhalb einer Person verschiedene Bedürfnisse miteinander konkurrieren. Aus psychoanalytischer Sicht besteht eine solche Konkurrenz zwischen dem ES (Triebe), dem ICH (Persönlichkeit) und dem ÜBER-ICH (Selbstkontolle, Normen, Moral). So gerät ein Kind (ICH), das trotz eines elterlichen Verbotes naschen möchte, in einen Konflikt zwischen ES (Trieb möchte naschen) und ÜBER-ICH (Eltern erteilen Verbot). Derartige Konflikte können gelöst werden - in diesem Beispiel durch Aufschieben des Wunsches.

Frustration und Aggression als Ergebnis nicht gelöster Konflikte.

Wenn sich Konflikte, z.B. aufgrund äußerer Zwänge, nicht lösen lassen, oder aufgrund fehlender eigener Möglichkeiten nicht gelöst werden können, stellt sich *Frustration* ein, die zu *Aggressionen* führt.

Abwehrmechanismen

Abwehr als Scheinlösung von Konflikten.

❷   Konflikte können aber auch fehlerhaft verarbeitet und damit abgewehrt werden. In der Kindheit sind dies angemessene Verhaltensweisen, im Erwachsenenalter jedoch als »Fehlverhalten« zu beurteilen, da diese Abwehrmechanismen nur zu einer Scheinlösung des Konfliktes führen und zur Entstehung von Neurosen beitragen.

Abwehrmechanismen sind:
- Verleugnung
- Verdrängung
- Sublimierung
- Rationalisieren
- Projektion.

Verleugnung
Unangenehmes wird nicht beachtet. Verleugnete Erlebnisse sind aber nicht unbewußt geworden.

Verdrängung
Triebimpulse oder (unangenehme) Erfahrungen werden ins Unbewußte verlagert.

Sublimierung
Ein Konflikt wird auf ein höheres Ziel verschoben; z.B. berufliche Frustration wird in künstlerische Aktivität umgesetzt.

Rationalisieren
Eigenes Fehlverhalten oder Emotionen werden logisch erklärt.

Projektion
Eigene Wünsche und Impulse werden unbewußt auf einen anderen Menschen verlagert und an diesem kritisiert.

Klinik

Neurosen zeigen sich als
- Symptomneurosen oder
- Organneurosen.

❸   Neurosen können in Form von verschiedenen psychischen und psychosomatischen Störungen auftreten.
- **Symptomneurose:** Psychische Symptome stehen im Vordergrund
- **Organneurose:** Körperliche Symptome, die nicht (oder nicht allein) auf einer Schädigung von Organen, sondern auf einer neurotischen Störung beruhen, prägen das Krankheitsbild. Organneurosen zeigen sich in Form von verschiedenen psychosomatischen Erkrankungen (☞ 6.4).

Diagnostik und Therapie

Anamnese zum Ausschluß von Psychosen

Zur Diagnose einer Neurose werden Symptome und Entstehungsmechanismen entwickelt. Bevor eine Neurose diagnostiziert werden kann, müssen hirnorganische und endogene Psychosen ausgeschlossen werden.

Psychotherapie zur
Verhaltensänderung
oder Konfliktlösung.

❹   Neurosen werden in erster Linie mit **Psychotherapie** behandelt. Ziele der Psychotherapie sind Entlastung der Patienten, Verhaltensänderung oder Lösung der Konflikte. Zur Unterstützung der Psychotherapie können die Symptome mit **Medikamenten** gelindert werden. Bei schweren Neurosen (z.B. Angst- und Zwangsneurosen, neurotische Depressionen und psychosomatischen Störungen) ist eine stationäre Behandlung erforderlich.

6.2.2   Symptomneurosen

Depressive Neurose

Häufigste Neurose.

Die depressive Neurose ist die häufigste Neuroseform. Die wichtigste Differentialdiagnose ist die endogene Depression (☞ 5.2.2).

**Klinik**

- Depressive Verstimmung mit Abendtief
- Suizidalität.

Leitsymptom ist eine anhaltende depressive Verstimmung *im Zusammenhang mit äußeren Ereignissen*. Damit verbunden sind
- Verlust von Energie und Interesse
- Verlangsamung des Denkens und Konzentrationsstörungen
- Stimmungstief am Abend und Einschlafstörungen
- Appetitlosigkeit
- Minderwertigkeitsgefühle
- Suizidneigung (☞ 9.2).

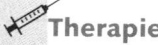**Therapie**

Psychotherapie
und Antidepressiva.

Therapeutische Maßnahmen sind Psychotherapie in Form einer Psychoanalyse und eine medikamentöse Therapie mit Antidepressiva.

Angstneurose

Zwei Formen der
Angstneurose:
- Generalisierte Angst
- Panik.

Die Angstneurose kann entweder als generalisierte Angst oder als Panik auftreten.

**Klinik**

Die Symptome der **generalisierten Angst** sind:
- Anhaltende Angst, die nicht auf bestimmte Situationen oder Objekte bezogen ist
- Anspannung
- Angsterwartung

Die Symptome der **Panik** sind:
- Plötzlich einsetzende Angst
- Körperliche Symptome wie Dyspnoe, Brustschmerz, Beklemmungsgefühl, Schwitzen, Schwindel, Zittern, Mißempfindungen, Magen-Darm-Beschwerden.

Bei einer Angstneurose treten häufig auch depressive Symptome auf.

 **Therapie**

Verhaltenstherapie und Psychopharmaka.

Die **Therapie** beinhaltet eine Verhaltenstherapie, um gezielt die Ängste abzubauen und ggf. Psychopharmaka, um eine Entspannung des Patienten zu erreichen.

Phobien

Klinik

Angst in bestimmten Situationen.

Leitsymptom der Phobie ist **Angst,** die in immer gleichen Situationen oder vor bestimmten Gegenständen auftritt. Formen der Phobien sind:

- **Agoraphobie** (Platzangst): Angst vor dem Betreten leerer Plätze und Straßen
- **Klaustrophobie**: Angst vor geschlossenen Räumen
- Tierphobie
- Höhenangst.

Führt zu Vermeidungsverhalten.

Phobiepatienten wissen, wann sie die Angst verspüren: Sie reagieren mit einem Vermeidungsverhalten und haben Angst vor der Angst. Neben der Angst treten auch die typischen körperliche Symptome wie bei den Angstneurosen auf.

 **Therapie und Verlauf**

Verhaltenstherapie.

Ohne Psychotherapie im Sinne einer Verhaltenstherapie können Phobien einen chronischen Verlauf nehmen.

Zwangsneurose

Klinik

Nicht unterdrückbare Gedanken, Handlungen und Impulse.

Leitsymptome der Zwangsneurose sind Einfälle, die Gedanken und Handeln der Patienten bestimmen. Sie werden als sinnlos und störend empfunden und treten auf als:

- Zwangsgedanken
- Zwangshandlungen, z.B. Waschzwang
- Zwangsimpulse, z.B. Bedürfnis, sich oder andere umzubringen, ohne es aber in die Tat umzusetzen.

Oft ist diese Störung mit Angst begleitet, die auftritt, wenn Zwangshandlungen oder -impulse unterdrückt werden. Weiterhin klagen die Patienten über psychosomatische Störungen, wie z.B. Obstipation oder Asthma.

Therapie und Verlauf

Psychotherapie
Medikamentöse
Behandlung mit
Antidepressiva.

Verschiedene Methoden der Psychotherapie kommen zur Anwendung. Die Erkrankung verläuft häufig chronisch. Antidepressiva unterdrücken Zwangssymptome.

Hysterische Neurose

Umwandlung eines
Konfliktes in körperliche
und psychische
Symptome.

(*gr. hysterikos = an der Gebärmutter leidend*)
❺ Diese Störung wird auch als *dissoziative Neurose* (*lat. dissoziativ = abgeteilt*) bezeichnet und tritt häufig bei Menschen mit einer hysterischen Persönlichkeitsstörung (☞ 6.3) auf. Ein seelischer Konflikt wird in verschiedene körperliche und psychische Symptome umgewandelt.

 **Klinik**

Symbolhafte Symptome mit appellativem Charakter:
Konversionssymptome
Bewußtseinsstörungen
Identitätsstörungen
Depersonalisation.

Symptome der hysterischen Neurose sind symbolhaft, d.h. sie stehen stellvertretend, und werden demonstrativ präsentiert. Sie haben appellativen Charakter, d.h. der Patient möchte Aufmerksamkeit erregen und zur Reaktion auffordern. Bei einer Lähmung liegt beispielsweise keine organische Schädigung vor. Das periphere und zentrale Motoneuron sind intakt. Es werden bei der hysterischen Neurose vielfältige Symptome beobachtet, die nur vorübergehend auftreten:

- **Konversionssymptome**, d.h. symbolhafte körperliche Symptome wie eine Ohnmacht, Lähmungen, Tremor, Schmerzen, Mißempfindungen, Sehstörungen, psychogene Anfälle
- **Bewußtseinsstörungen**, z.B. Amnesie, Dämmerzustand
- **Identitätsstörungen**, z.B. Multiple Persönlichkeit: Die Patienten erleben sich als verschiedene Personen
- **Depersonalisation:** Das Gefühl, »von der eigenen Person abgetrennt« zu sein (☞ 2.8).

 Therapie

Psychoanalyse.

Die Therapie besteht in einer Psychoanalyse, um die Ursache der Störung zu ergründen und nach Möglichkeit zu beseitigen.

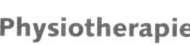 **Physiotherapie**

Bei psychogenen Lähmungen sind muskuläre Atrophien selten. In schweren Fällen kann es jedoch zu Inaktivitätsatrophien der Muskulatur und Kontrakturen der Gelenke kommen. In der Physiotherapie sollte die Aufmerksamkeit des Patienten auf die gesunden, nicht betroffenen Extremitäten gelenkt werden, so daß die »gelähmte« Gliedmaße nicht im Mittelpunkt seines Interesses steht.

Hypochondrische Neurose

Eingebildetes Kranksein.

Hypochondrie ist das eingebildete Kranksein.

**Klinik**

Durch ängstliche Selbstbeobachtung entstehen unrealistische Krankheitsbefürchtungen, die auf die unterschiedlichen Organe bezogen sind. Für den Patienten stehen sein Körper und seine vermeindliche Erkrankung im Mittelpunkt, mit dem er sich - und damit auch seine Umgebung - fast ausschließlich auseinandersetzt.

Therapie

Psychotherapie und Autogenes Training.

Psychotherapie und autogenes Training sind mögliche Therapiemaßnahmen.

? Übungsfragen

❶ Nennen Sie die beiden Theorien für die Entstehung von Neurosen!

❷ Was versteht man unter Abwehr und welche Abwehrmechanismen kennen Sie?

❸ Was sind Organneurosen?

❹ Wie werden Neurosen behandelt?

❺ Welche Symptome kann eine hysterische Neurose haben?

6.3 Persönlichkeitsstörungen

Starke Ausprägung eines Charakterzuges.

❶ Bei diesen Erkrankungen ist jeweils ein bestimmtes Merkmal der Persönlichkeit außergewöhnlich stark ausgeprägt. Es wird auch von abnormen Persönlichkeiten oder Psychopathen gesprochen. Die Betroffenen sind in ihrer Leistungsfähigkeit eingeschränkt und haben Schwierigkeiten, sich sozial zu integrieren. Sie leiden entweder unter ihrer Persönlichkeitsstörung oder aber unter der Reaktion der Umwelt auf ihr Verhalten. Eine Persönlichkeitsstörung besteht bei etwa 5 % der Bevölkerung. Bei jeweils einem Drittel der Erkrankten findet man einen

Bei je einem Drittel:
- ungünstiger Verlauf
- Kompromißhafte Lebensbewältigung
- Günstiger Verlauf.

- **Ungünstigen Verlauf** mit wiederholten behandlungsbedürftigen Krisen (☞ 9.1) u.U. mit Suizidversuch
- **Kompromißhafte Lebensbewältigung** mit Verlust an Vitalität
- **Günstigen Verlauf** mit ausreichender Lebensbewältigung.

Häufig schwächen sich die Symptome im Laufe des Lebens ab. Zur Behandlung führen meistens Beschwerden, die Folge einer Persönlichkeitsstörung sind. Dies führt dann zu einer sog. Doppeldiagnose, z.B. Depression bei paranoider Persönlichkeit. Nicht selten beobachtet man bei den Patienten auch eine Alkohol-, Medikamenten- oder Drogenabhängigkeit (☞ 7).

Abschwächung der Symptome im Laufe des Lebens.

Ursachen

Verschiedene Faktoren tragen zur Entstehung von Persönlichkeitsstörungen bei.

■ Genetische Faktoren
■ Seelische Entwicklung
■ Hirnschädigung.

Genetische Faktoren

Unter biologisch Verwandten finden sich vermehrt Persönlichkeitsstörungen.

Seelische Entwicklung

Schwierige soziale Bedingungen in der Kindheit können die Entwicklung von Persönlichkeitsstörungen fördern.

Hirnschädigungen

Aufgrund leichter Hirnschädigungen bei der Geburt ist die »normale« Persönlichkeitsentwicklung gestört.

Diagnostik

Die Symptome der Persönlichkeitsstörungen ähneln denen der drei großen Krankheitsgruppen der Psychiatrie:

Ausschluß anderer psychiatrischer Krankheiten.

- Neurosen
- Endogene Psychosen
- Organische Pychosen.

Daher muß bei der Diagnosestellung abgewogen werden, ob eine dieser Krankheiten vorliegt.

Therapie

- Stützende **Psychotherapie** als Krisenintervention
- Soziotherapie
- **Medikamentöse Therapie** als vorübergehende Maßnahme, die sich an den Symptomen orientiert. Es werden z.B. antidepressive und sedierende Arzneimittel verordnet.

Psychotherapie.

Vorübergehende Medikamentengabe.

Asthenische Persönlichkeit

Die asthenische *(gr. asthenia = Schwäche)* Persönlichkeit ist gekennzeichnet durch ein Gefühl von Schwäche, rascher Ermüdbarkeit und einem Mangel an Durchhaltevermögen. Die Patienten klagen über Schlafstörungen und körperliche Ermüdbarkeit. Häufiges Symptom sind depressive Verstimmungen.

Rasche Ermüdbarkeit, Depressivität.

Erregbare Persönlichkeit

Wutausbrüche.

Erregbare Persönlichkeiten leiden unter plötzlichen Ausbrüchen von Ärger, Jähzorn und Aggressivität.

Depressive Persönlichkeit

Gedrückte
Grundstimmung.

Pessimistische Lebenseinstellung, gedrückte Grundstimmung und Antriebsarmut sind die Zeichen einer depressiven Persönlichkeit.

Hyperthyme Persönlichkeit

Gehobene
Grundstimmung,
Distanzlosigkeit.

Hyperthyme *(gr. hyper = viel, thymos = Gemüt)* Persönlichkeiten haben eine gehobene Grundstimmung und fallen häufig durch Antriebssteigerung auf. Weitere typische Charakterzüge sind ein lebhaftes Temperament, Geltungsdrang, Distanzlosigkeit sowie Enthemmung.

Zyklothyme Persönlichkeit

Stimmungsschwankungen, Launenhaftigkeit.

Zyklothyme *(gr. zyclo = Kreis, Ring, Zeit, thymos = Gemüt)* Persönlichkeiten neigen zu Stimmungsschwankungen, Launenhaftigkeit sowie zyklische Perioden mit leichter Depression und gehobener Stimmung.

Hysterische Persönlichkeit

Demonstratives,
unechtes Verhalten.

Geltungssucht, demonstratives, unechtes Auftreten, Oberflächlichkeit und Distanzlosigkeit sind typische Charakterzüge der hysterischen Persönlichkeit. Diese Persönlichkeiten haben ein starkes Bedürfnis nach Kontakten, sind aber unfähig zu echten Beziehungen. Weiteres Kennzeichen ist eine Erlebnissucht mit Erzählen von Phantasiegeschichten. Oft treten körperliche (Konversions-)Symptome auf (☞ 6.2.2).

Narzißtische Persönlichkeit

Verlangen nach
Aufmerksamkeit.

Narzißtische *(gr. nach dem Jüngling NARKISSOS, Form des Autoerotismus)* Persönlichkeiten haben ein übertriebenes Selbstwertgefühl mit Größenideen. Dabei treten gleichzeitig Minderwertigkeitsgefühle mit dem Verlangen nach Aufmerksamkeit, Bestätigung und Bewunderung auf. Diese Patienten konzentrieren sich auf die eigene Person und sind nicht fähig, die Gefühle anderer nachzuempfinden. Weiterhin sind sie sehr verletzlich durch Kritik, Niederlagen und Gleichgültigkeit.

Borderline-Persönlichkeit

Instabilität,
Beziehungsstörung.

(engl. borderline = Grenze, Grenzfall)
Patienten mit dieser Störung haben eine instabile Persönlichkeit. Sie erleben eine Beeinträchtigung ihrer Identität und der zwischenmenschlichen Beziehungen (Spaltung der Umwelt in sehr gut und sehr böse) sowie ein Gefühl der Fremdheit gegenüber der eigenen Person. Angstattacken, Phobien und Zwangssymptome sind weitere Kennzeichnen dieser Persönlichkeit. Die Patienten hegen Zorn gegen sich und andere, sind oft depressiv und fallen durch den Verlust der Impulskontrolle und selbstschädigende Handlungen auf. Sie klagen über körperliche Beschwerden, die typische Konversionssymptome sind.

Paranoide Persönlichkeit

Übertriebenes
Mißtrauen.

Diese Patienten empfinden Erlebnisse und Erfahrungen als feindlich und gegen die eigene Person gerichtet. Sie haben das Gefühl, von anderen ausgenutzt, erniedrigt oder bedroht zu werden. Sie sind leicht kränkbar und hegen Mißtrauen gegen andere. Oft führen sie einen ständigen Kampf gegen ein vermeindliches Unrecht oder für eine Idee. Sie sind häufig streitsüchtig und rechthaberisch.

Schizoide Persönlichkeit

Kein normaler Kontakt
zur Umwelt möglich.

Die schizoide Persönlichkeitsstörung steht in keinem direkten Zusammenhang mit der Schizophrenie. Sie ist dadurch gekennzeichnet, daß den Patienten kein normaler Kontakt zur Umwelt möglich ist. In zwischenmenschlichen Beziehungen sind sie mißtrauisch, zwiespältig und oft gehemmt. So ziehen sich Patienten mit dieser Persönlichkeitsstörung in ihre eigene Phantasiewelt zurück und isolieren sich von ihrer Umwelt.

Zwanghafte Persönlichkeit

Pedanterie.

Typische Charakterzüge dieser Persönlichkeit sind Übergenauigkeit, Ordungsliebe, und Pedanterie in allen Lebensbereichen, die durch eine starkes Gewissen (ÜBER-ICH, ☞ 6.2.1) begründet sind. Den Patienten fehlt es an Spontanität, und sie zeigen Zwangssymptome.

Selbstunsichere (sensitive) Persönlichkeit

Fehlendes
Selbstvertrauen.

Die Patienten leiden unter fehlendem Selbstvertrauen und Durchsetzungsvermögen. Sie sind schüchtern und leicht verletzlich. Es kommt zu Selbstwertkrisen und Depressionen.

? **Übungsfrage**

> ❶ Wodurch sind Persönlichkeitsstörungen gekennzeichnet?

6.4 Psychosomatische Erkrankungen

Auslösung oder Ver-
stärkung körperlicher
Krankheiten durch
psychische Faktoren.
Mit oder ohne
Organveränderungen.

❶ Psychosomatische Erkrankungen entstehen aus dem Zusammenspiel von körperlichen und seelischen Vorgängen. Es handelt sich um körperliche Krankheiten, die durch psychische Faktoren ausgelöst oder verstärkt werden.

Bei einigen psychosomatischen Erkrankungen kommt es zu Organveränderungen, z.B. beim Asthma bronchiale oder bei Colitis ulcerosa. Bei funktionellen Störungen treten körperliche Beschwerden auf, ohne daß Erkrankungen an den betroffenen Strukturen nachzuweisen sind, z.B. Herzneurose, Reizmagen, Erbrechen.

Es wird geschätzt, daß 25–50 % von allen körperlichen Erkrankungen auch psychische Ursachen haben.

Psychosomatische Symptome

- Psychogener Juckreiz
- Psychogener Schiefhals (unwillkürliche Drehung des Kopfes)
- Schluckstörungen, Erbrechen
- Funktionelle Abdominalbeschwerden wie Reizmagen, Diarrhoe, Obstipation

Zu den typischen psychosomatischen Krankheiten zählen:

- Asthma bronchiale
- Hyperventilationssyndrom
- Essentielle Hypertonie
- Herzneurose
- Morbus CROHN und Collitis ulcerosa
- Ulcus ventriculi und duodeni
- Anorexia und Bulimia nervosa
- Atopische Neurodermitis (chronische Hautkrankheit mit Juckreiz und Ekzem)
- Rheumatoide Arthritis.

Verschiedene Ursachen für psychosomatische Krankheiten:

- Neurotische Fehlentwicklung
- Konversionshandlung
- Konflikt zwischen dem Wunsch nach Abhängigkeit und dem Streben nach Unabhängigkeit
- Nähe-Distanzkonflikt
- Gefühlsrestriktion
- Narzißtische Fehlregulation
- Aggressive Gehemmtheit
- Depression.

Ursachen psychosomatischer Erkrankungen

❷ Neben genetischer Veranlagung und einer neurotischen Fehlentwicklung werden eine Reihe von typischen psychischen Mechanismen zur Entstehung psychosomatischer Erkrankungen beschrieben.

Konversionsmodell
Psychische Konflikte werden in symbolhafte Erkrankungen umgewandelt (z.B. Lähmungen).

Abhängigkeit, Pseudounabhängigkeit
Bei einer Störung in der oralen Phase verbleibt ein Bedürfnis nach Abhängigkeit. Bei der manifesten Abhängigkeit leben die Patienten dieses Bedürfnis aus. Sie sind angepaßt und unterwürfig.

Wird das Bedürfnis nach Abhängigkeit abgewehrt, verhalten sich Patienten scheinbar unabhängig (pseudounabhängig). Tatsächlich selbständiges Verhalten wird vermieden. Es kommt zu einem Konfikt zwischen dem (kindlichen) Wunsch nach Abhängigkeit und dem (erwachsenen) Streben nach Unabhängigkeit. Entspannungsbedürfnisse werden nur zugelassen, wenn körperliche Beschwerden vorliegen. Dadurch erzielt der Patient einen sog. Krankheitsgewinn.

Nähe- und Distanzkonflikt
Der kindliche Wunsch nach Abhängigkeit gerät in Konflikt mit dem Bedürfnis nach zwischenmenschlicher Distanz.

Gefühlsrestriktion
Patienten haben Schwierigkeiten ihre Gefühle, Wünsche und Konflikte wahrzunehmen.

Narzißtische Fehlregulation
Ein »Minderwertigkeitsgefühl« stellt sich ein, wenn wichtige Objekte (Personen, Beruf, eigene körperliche Gesundheit) verlorengehen.

Aggressive Gehemmtheit
Die narzißtische Kränkung führt zu Frustration und Aggression. Aus Angst vor einem weiteren Objektverlust wird die Aggression aber unterdrückt.

Depression
Der Aufstau von Aggression führt zu Depression, Trennungsängsten und Hoffnungslosigkeit.

6.4.1 Asthma bronchiale

Engstellung der Bronchien, Schleimhautschwellung, Schleimbildung.

Anfallsartige Engstellung der Bronchien mit Schleimhautschwellung und erhöhter Produktion von zähem Bronchialsekret. Neben psychischen Faktoren tragen auch Allergien und Infektionen zu einem Asthma-Anfall bei.

Klinik

- Atemnot
- Expiratorischer Stridor.

Das Asthma bronchiale ist gekennzeichnet durch erschwertes Ausatmen, wodurch die Expiration verlängert ist und ein expiratorischer Stridor zu hören ist. Die resultierende Atemnot löst beim Patienten starke Angst aus.

Therapie

- Meiden von Allergenen
- Medikamente
- Entspannungsübungen.

- Vermeidung von Allergenen
- Kortikosteroide, um die allergische Reaktion zu unterdrücken
- Medikamente, die eine Erschlaffung der Bronchialmuskulatur bewirken und somit die Atemwege erweitern
- Erlernen von bestimmten Atemtechniken (Lippenbremse) und Entspannungsübungen.

6.4.2 Hyperventilationssyndrom

Schnelleres Atmen als nötig.

Diese Störung ist gekennzeichnet durch schnelleres Atmen als eigentlich für die Sauerstoffversorgung des Körpers notwendig ist. Dadurch kommt es zu einem Mangel an CO_2 im Blut, was zu typischen Symptomen führt.

Ursachen

Angst.

Meistens hat die Hyperventilation *psychische Ursachen* und tritt auf bei Angst und Wut oder als Ausweg aus einer unangenehmen Situation. Sie wird aber auch bei *körperlichen Erkrankungen* wie Anämie, Niereninsuffizienz oder Hypoparathyreoidismus (Unterfunktion der Nebenschilddrüsen) beobachtet.

Klinik

- Kribbelgefühl im Mundbereich
- Pfötchenstellung der Hände.

- Atemnot, Tachypnoe, Herzklopfen
- Kribbelgefühl im Bereich des Mundes und an den Extremitäten
- Pfötchenstellung der Hände (☞ Neurologie, 4.9)
- Benommenheit, Kopfschmerzen, Schwindel.

- Rückatmung
- Benzodiazepine
- Entspannungs-
  übungen.

Therapie

Symptomatisch, um den CO_2-Spiegel im Blut zu heben. Der Patient atmet in eine Plastiktüte, wodurch der CO_2-Gehalt in der Atemluft und anschließend im Blut wieder steigt

Medikamentös, um die Angst zu nehmen und den Patienten zu beruhigen.

Bei wiederholter Hyperventilation ohne körperliche Ursache kommen Psychotherapie, Entspannungsübungen und ggf. Behandlung mit Beta-Blockern und Antidepressiva in Betracht.

6.4.3 ▬ Essentielle Hypertonie

Bluthochdruck ohne
körperliche Ursache.

Bluthochdruck ohne erkennbare körperliche Ursache.

Ursachen

Mögliche Ursachen sind Vererbung, Ernährung (Kochsalzkonsum) und psychische Faktoren wie Streß, Konflikte und Unterdrückung aggressiver Impulse.

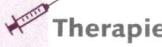
Klinik

- Kopfschmerzen
- Nasenbluten
- Schwindel.

Therapie

- Medikamentöse Senkung des Blutdrucks
- Kochsalzarme Ernährung
- Psychotherapie: Entspannungsübungen, Verhaltensthera-
  pie zum Streßabbau, konfliktzentrierte Gespächstherapie.

6.4.4 ▬ Herzneurose

Psychisch gekoppelte
Herzbeschwerden

Anfallsartige Herzbeschwerden mit starken Ängsten.

Ursachen

Häufige Ursachen sind Trennungskonflikte und eine aggressiv-ängstliche Persönlichkeit.

Klinik

- Unruhe, Angst
- Herzjagen
- erhöhter Blutdruck.

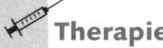
Therapie

Neben dem Ausschluß körperlicher Erkrankungen ist eine stützende oder konfliktzentriere Psychotherapie die Behandlung der Wahl.

6.4.5 ▬ Rheumatoide Arthritis

Schubhaft verlaufende universelle Gelenkentzündung.

(gr. rheuma = Fluß)
Entzündliche Allgemeinerkrankung, die sich besonders an den Gelenken als Entzündung der Kapsel äußert. Sie betrifft jedoch den gesamten Körper. Der unvorhersehbare und schubhafte Verlauf kann zu einer Zerstörung der Gelenke und zur Invalidität führen.

Ursachen

Genaue Ursachen noch nicht geklärt.

Die genauen Ursachen sind noch nicht geklärt. Vermutlich löst das Zusammentreffen einer genetischen Bereitschaft, einer toxischen Substanz (Virus) und einer Immunstörung das Krankheitsgeschehen aus. Für manche Patienten ist eine Mischung aus Herrschsucht und Selbstaufopferung charakteristisch (»liebevoller Tyrann«).

Klinik

Teufelskreis aus:
- *Schmerz*
- *psychischer Belastung*
- *erhöhtem Muskeltonus*
- *funktioneller Einschränkung.*

- Morgensteifigkeit
- Schmerzen in Ruhe, bei Bewegung und durch Druck
- Erhöhter Muskeltonus
- Schwellung und Überwärmung der Gelenke
- Rheumaknoten
- Funktionsverlust und Fehlstellung der Gelenke (»Schwanenhalsdeformität« und Ulnardeviation der Finger)

❸ Durch das Zusammenspiel von psychischer Belastung, erhöhtem Muskeltonus und Schmerzen geraten die Patienten in einen Teufelskreis: Durch psychische oder mechanische Reize erhöht sich der Muskeltonus. Dies führt zu Schmerzen und einer funktionellen Einschränkung der Gelenke, wodurch wiederum ein psychischer und mechanischer Reiz ausgeübt wird.

Therapie

Das Ziel der Therapie ist, den Teufelskreis zu durchbrechen
- **Medikamente:** Antirheumatika gegen die Schmerzen und die Entzündung, Steroide in schweren Schüben, Basistherapeutika (z.B. Goldsalze) verzögern die Gelenkzerstörung
- **Operation:** Entfernung der Gelenkkapsel, Gelenkersatz, Gelenkversteifung
- **Psychotherapie:** konfliktzentrierte Gesprächstherapie, Entspannungsübungen

- **Physiotherapie:** aktive Bewegungsübungen und physikalische Anwendungen
- **Ergotherapie:** Hilfsmittelversorgung, Gelenkschutz.

6.4.6 Atopische Neurodermitis

Hautefloreszenzen unklarer Genese mit offenbar starker psychosomatischer Koppelung.

Chronisch juckende Entzündungen der Hautoberfläche.

Die Haut dient u.a. der Kontaktaufnahme und der Abgrenzung. Bei der atopischen Neurodermitis wird die Haut »durchlässig«. Die Abgrenzung der Patienten nach außen ist gestört. Häufig besteht ein Konflikt: Die Patienten wünschen sich einerseits Nähe, Liebe, Geborgenheit und Hautkontakt, andererseits distanzieren sie sich, weil sie erwarten, daß sie abgelehnt werden. Der innere Widerstreit kann sich durch das Krankheitsbild ausdrücken.

Ursachen

Die Ursache ist unklar. Bei den Patienten besteht meist eine genetische Bereitschaft. Allergene, Nahrungsmittel oder psychische Faktoren wie z.B. Streß können auslösend sein.

Klinik

Im Gesicht und an den Beugeseiten der Extremitäten:
- Bläschen
- Jucken
- Rötung
- Lichenbildung.

Besonders im Gesicht, am Hals, an den Beugeseiten von Ellbogen und Kniekehlen zeigen sich die folgenden Symptome:
- Juckreiz, besonders nachts
- Rötung der Haut
- Kleine Bläschen auf der Haut
- Vergröberungen der Haut mit rautenförmigen Erscheinungen (Lichenifikation).

Therapie

- **Medikamente:** Salben für die betroffenen Stellen der Haut und Arzneimittel, um die Entzündungsreaktion des Körpers zu unterdrücken.
- **Psychotherapie** zur Konfliktlösung und Streßbewältigung.

6.4.7 Morbus Crohn und Colitis ulcerosa

Morbus CROHN

Schubweise verlaufende Entzündung des Ileums und Kolons.

Entzündliche Erkrankung des Verdauungstraktes, die meistens Ileum und Kolon betrifft und schubweise verläuft.

Ursachen

- Veranlagung
- Ernährung
- Psychische Faktoren.

Die Ursachen des Morbus CROHN sind noch nicht geklärt. Vermutet wird, daß genetische Veranlagung, bestimmte Ernährung, Immunstörungen sowie psychische Faktoren (z.B. starke Abhängigkeit vom Elternhaus, pseudounabhängiges Verhalten, Ängste, abgewehrte Aggressionen) eine Rolle spielen.

Die Krankheit wird häufig in Überforderungssituationen bei Verlusterlebnissen und bei einem Trennungskonflikt ausgelöst.

Klinik

- Bauchschmerzen
- Durchfälle (meistens ohne Blut)
- Darmstenosen, Fistelbildung.

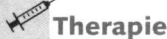

Therapie

- Im akuten Schub **parenterale Ernährung**, um den Darm zu schonen
- **Medikamente:** Steroide gegen die Entzündung, Antibiotika
- **Psychotherapie:** Entspannungsübungen, stützende Gespräche
- **Operativ** (bei Ileus, Fisteln oder Abszeß).

Colitis ulcerosa

Chronische Entzündung des Kolons.

Entzündliche Erkrankung des Kolon, die sich kontinuierlich über die Darmschleimhaut ausbreitet.
Ursachen und Therapie (☞ M. CROHN)

Klinik

- Blutig-schleimige Durchfälle
- Krampfartige Bauchschmerzen
- Kolondilatation
- Möglicherweise Kolonkarzinom (höheres Risiko als bei M. CROHN)

6.4.8 ▬ Ulcus ventriculi und duodeni

Geschwür des Magens bzw. Zwölffingerdarms.

Geschwür des Magens oder Zwölffingerdarms aufgrund eines gestörten Gleichgewichtes von Säuregehalt des Magensaftes und protektiven (schützenden) Faktoren auf der Schleimhaut.

Ursachen

Erhöhte Säureproduktion.

Psychische Faktoren:
- Streß
- Belastungssituationen
- Trennungserlebnisse.

Eine gesteigerte Parasympatikusaktivität, Nikotinabusus oder gastrinproduzierende Tumoren (z.B. Gastrinom) führen zu einer erhöhten Säureproduktion im Magen. Genetische Faktoren sowie eine Besiedelung des Magens mit Helicobacter pylori scheinen ebenfalls einer Rolle bei der Entstehung eines Ulcus zu spielen. Verstärkend wirken *psychische Faktoren* wie Streß, pseudounabhängiges Verhalten oder mangelnde Konfliktbewältigung. Das Ulcus tritt häufig in Belastungssituationen auf, wie z.B. Trennungserlebnisse, Verlust von Geborgenheit oder gesteigerten Ansprüchen (z.B. Prüfungssituation).

Klinik

- Schmerzen im Epigastrium
- Appetitlosigkeit
- Sodbrennen.

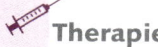
Therapie

- Vermeidung von säurelockenden Substanzen wie Kaffee, Alkohol, Zitrusfrüchten, Nikotin
- Medikamentös: H_2-Blocker zum Schutz der Magenschleimhaut und zur Regulierung der Säureproduktion, ggf. Antibiotika zur Behandlung einer Besiedelung mit Helicobacter pylori
- Psychotherapie, um den Umgang mit Streß zu lernen (z.B. Entspannungstechniken) oder Konflikte zu bewältigen
- Operativ: proximale selektive Vagotomie bei Ulcus duodeni, Resektion bei Ulcus ventriculi.

6.4.9 Anorexia nervosa

Bei der Anorexia nervosa *(gr. anorektein = ohne Appetit sein)*, auch *Magersucht* genannt, besteht ein übermäßiger Wunsch, Gewicht zu verlieren. Es erkranken vor allem junge Frauen.

Wunsch nach Gewichtsverlust.

Ursachen

Verschiedene psychische Faktoren (Schlankheitsideal, Abwehr gegen die Identität als Frau und ein starkes Kontrollbedürfnis) verursachen die Anorexie. Die Erkrankung beginnt während oder kurz nach der Pubertät.

Magersucht zum Erreichen eines Schlankheitsideals.

Klinik

Starkes Untergewicht.

- Extremer Gewichtsverlust aus Angst vor Gewichtszunahme
- Störung des Körperschemas, das bedeutet, die Patientinnen fühlen sich zu dick, obwohl sie untergewichtig sind
- Fehlende Krankheitseinsicht
- Amenorrhoe (ausbleibende Regelblutung) aufgrund einer Mangelernährung
- Depression
- Körperliche Begleiterscheinungen wie Herzrhythmusstörungen, Exsikkose durch den Mangel an Nährstoffen und Elektrolyten. Die Krankheit kann tödlich verlaufen.

Therapie

Bei starkem Gewichtsverlust und absoluter Nahrungsverweigerung ist eine Behandlung auf der Intensivstation notwendig. Formen der Psychotherapie sind konfliktbearbeitende Einzel- und Familientherapie sowie Verhaltenstherapie.

6.4.10 Bulimia nervosa

(gr. Heißhunger)
Bulimia nervosa ist eine Eßstörung bei der in »Freßanfällen« große Mengen an Nahrung verschlungen werden, die anschließend wieder erbrochen werden.

Ursachen

Ursachen dieser Erkrankung sind – ähnlich wie bei der Anorexia nervosa – Streben nach Schlankheit und Störungen der Identität als Frau.

Klinik und Therapie

- »Freßanfälle« und Erbrechen
- Kein Untergewicht.

- »Freßattacken« mit selbstausgelöstem Erbrechen
- Amenorrhoe
- Kein Untergewicht.

In jedem Fall ist eine Psychotherapie angezeigt, um Ursache der Eßstörung zu ergründen, sowie eine Verhaltenstherapie zum Erlernen der Selbstkontrolle über das Essen.

? Übungsfragen

1. Was sind psychosomatische Erkrankungen?
2. Wie entstehen psychosomatische Erkrankungen und wie werden sie behandelt?
3. In welchem Teufelskreis befinden sich an rheumatischer Arthritis erkrankte Patienten?

6.5 Sexualstörungen

Zu den Sexualstörungen zählen Störungen von Sexualfunktion, -erleben und -praktiken.

6.5.1 Sexuelle Funktionsstörungen

Bei sexuellen Funktionsstörungen liegt eine Störung im sexuellen Reaktionszyklus vor. Dieser besteht aus folgenden Phasen:
- Erregungsphase
- Plateauphase
- Orgasmusphase
- Rückbildungsphase.

Ursachen

- Angst vor Versagen
- Hohe Erwartungen.

Die Ursache sexueller Funktionsstörungen können entweder organisch oder/und psychisch bedingt sein, wobei psychische Ursachen überwiegen. Meistens handelt es sich um Angst vor Versagen oder zu hohen Erwartungen von Zärtlichkeit, aber auch um Zweifel am Partner. Als organische Ursachen kommen z.B. Querschnittslähmung oder internistische Erkrankungen wie Diabetes mellitus in Betracht sowie Nebenwirkungen von Medikamenten und Alkohol. Bei Depression findet sich häufig eine sexuelle Funktionsstörung.

Klinik

Unterscheidung zwischen:
- Störung von Libido und
- Störung der sexuellen Reaktion.

- Störung des sexuellen Verlangens (Libido)
  - Fehlen oder Mangel von sexuellem Verlangen (Libido) sowohl bei Frauen als auch bei Männern
  - Gesteigertes sexuelles Verlangen, z.B. während einer Manie
- Störungen im sexuellen Reaktionszyklus
  - Beim Mann Störungen von Erektion (fehlende oder mangelnde Erektion) und Ejakulation (z.B. Ejakulatio praecox = vorschneller Samenerguß)
  - Bei Frauen Orgasmusstörungen (Frigidität) und Vaginismus (unwillkürlicher Krampf der Vaginalmuskulatur, der ein Eindringen des Penis unmöglich macht) und Schmerzen beim Geschlechtsverkehr (Dyspareunie).

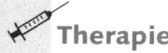

Therapie

Beratung und Verhaltenstherapie.

Als Therapie kommen Sexualberatung und Sexualtherapie (v.a. Verhaltenstherapie) in Frage.

6.5.2 Sexuelle Perversionen

Abweichende Sexualpraktiken.

Als Perversionen werden sexuelle Handlungen zur sexuellen Befriedigung bezeichnet, die von denen des »Normalen« abweichen. Sexuelle Perversionen können die Wahl des Sexualpartners bzw. -objektes oder die Sexualpraktiken betreffen.

Die Ursache ist eine neurotische Fehlentwicklung oder Prägung oder auch Mangel an Intellekt (Oligophrenie, ☞ 8).

Formen

Die sexuelle Befriedung wird erreicht durch eine abweichende Partnerwahl:
- **Pädophilie:** sexuelle Beziehung zu Kindern
- **Sodomie:** geschlechtliche Handlung mit Tieren
- **Nekrophilie:** geschlechtliche Handlung mit Verstorbenen

Oder die Befriedung wird erreicht durch bestimmte Praktiken:

- **Exhibitionismus:** Zeigen des männlichen Genitales vor Frauen und Mädchen
- **Fetischismus:** Sexuelle Erregung durch Kleidungsstücke und andere Gegenstände
- **Sadismus, Masochismus:** Zufügen bzw. Erleiden von Schmerzen.

Abhängigkeit und Sucht

Verlangen nach einem Suchtmittel.

Abhängigkeit ist gekennzeichnet durch ein nicht zu unterdrükkendes Verlangen nach einem Suchtmittel. Eine Person kann abhängig werden von psychoaktiven Substanzen wie Alkohol, Tabletten oder Drogen. Ein Suchtverhalten tritt aber auch in Bezug auf Glücksspiel, Arbeit, Essen, Sexualität und Sport auf. Abhängigkeit ist gleichbedeutend mit dem Begriff Sucht.

Ursachen

Erleichterung eines seelischen Drucks.

❶   Zu einer Abhängigkeit führen verschiedene Faktoren. Sie beginnt häufig in Belastungssituationen. Der Gebrauch eines Suchtmittels verändert die Bewußtseinslage verschafft somit eine scheinbare Erleichterung des seelischen Drucks. Bei der Entwicklung einer Abhängigkeit spielt auch die Persönlichkeitsstruktur eine entscheidende Rolle: Die Menschen besitzen meist eine fehlende Frustrationstoleranz. Möglicherweise wird die Veranlagung zur Abhängigkeit auch vererbt bzw. durch Beobachtung in der Familie erlernt.

Fehlende Frustrationstoleranz.

Die **Entwicklung einer Abhängigkeit** verläuft in bestimmten Stadien:

Entwicklung der Abhängigkeit:
- Mißbrauch
- Gewöhnung
- Abhängigkeit mit Kontrollverlust und Entzugssymptomen.

- ❷   Zu Beginn besteht ein übermäßiger Konsum von Suchtmitteln oder Medikamenten, der als *Mißbrauch* bezeichnet wird
- Es folgt ein häufiger Gebrauch des Suchtmittels, welches zur seelischen und körperlichen *Gewöhnung* führt. Es liegt eine gewisse psychische, jedoch keine körperliche Abhängigkeit vor
- Wenn eine Dosissteigerung des Suchtmittels notwendig wird, um dieselbe Wirkung zu erreichen, liegt eine *Abhängigkeit* vor. Es tritt ein Kontrollverlust ein, d.h. der Patient kann nicht mehr selbst über Dosis und Einnahme des Suchtmittels bestimmen und schädigt sich und seinen Körper. Bei Absetzen des Suchtmittels kommt es zu körperlichen Entzugserscheinungen und einem psychischem Zwang, das Suchtmittel einnehmen zu müssen.

Im Stadium der Abhängigkeit benötigt der Patient meist therapeutische Hilfe. Der Weg aus der Abhängigkeit wird ermöglicht durch Kliniken mit Entgiftungs- und Entwöhnungsbehandlungen sowie durch Beratungsstellen und Selbsthilfegruppen.

Klinik

- Akute Intoxikation
- Entzugssyndrom
- Organische Psychosen.

❸ Im Rahmen einer Abhängigkeit von Alkohol oder Suchtmitteln werden verschiedene Syndrome, also eine Summe von Symptomen, beobachtet:

Die **akute Intoxikation** zeichnet sich durch vorübergehende Vergiftungserscheinungen wie Erbrechen und Bewußtseinsstörungen nach Einnahme einer größeren Menge des Suchtmittels aus. Sie kann jedoch auch bei bestimmten Substanzen zu lebensbedrohlichen Symptomen führen.

Ein **Entzugssyndrom** tritt auf, wenn Abhängige das Suchtmittel nicht mehr einnehmen und bessert sich, wenn dieses wieder konsumiert wird. Es kommt zu körperlichen Symptomen wie Schlafstörung, Zittern, Schwitzen und psychischen Symptomen wie Unruhe, Angst, Depression. Ein Delir (☞ 4.1.1) kann sich entwickeln.

Außerdem werden im Rahmen einer Abhängigkeit verschiedene **organische Psychosen** beobachtet. Sie sind teils reversibel wie z.B. die Halluzinose (☞ 4.1.2), teils irreversibel, wie das KORSAKOW-Syndrom (☞ 7.1.3).

? Übungsfragen

❶ Wodurch wird eine Abhängigkeit verursacht?

❷ Wodurch unterscheiden sich Abhängigkeit und Mißbrauch?

❸ Welche Syndrome einer Abhängigkeit gibt es, wann treten sie auf und wie äußern sie sich?

7.1 Alkoholabhängigkeit

7.1.1 Formen des Alkoholismus

Der Alkoholismus (Alkoholabhängigkeit) ist eine häufige Erkrankung: 1–3 % aller Erwachsenen sind betroffen. In Deutschland leben schätzungsweise 1,5–2 Millionen Alkoholiker. Männer sind häufiger betroffen als Frauen.

Nach JELLINEK werden fünf Formen des Alkoholismus unterschieden. Sie unterscheiden sich im bezug auf Trinkverhalten, Kontrollverlust und Abstinenz. Eine echte Abhängigkeit mit Unfähigkeit zur Abstinenz liegt beim Gamma- und Delta-Typ vor.

Formen des Alkoholismus

Typ	Charakteristikum	
Alpha-Typ	Erleichterungstrinker	Psychische Abhängigkeit mit phasenweisem Alkohol-konsum ohne Kontrollverlust. Möglichkeit zur zwischen-zeitlichen Abstinenz
Beta-Typ	Gelegenheitstrinker	Unregelmäßiger, übermäßiger Alkoholkonsum ohne Kontrollverlust, z.B. auf Feiern gelegentlicher Rausch
Gamma-Typ	Süchtiger Trinker	Toleranzsteigerung, Kontrollverlust, Entzugssymptome. Abstinenz nicht möglich
Delta-Typ	Gewohnheitstrinker, Spiegeltrinker	Regelmäßiger Alkoholkonsum ohne Kontrollverlust (und ohne Rausch). Abstinenz nicht möglich
Epsilon-Typ	Quartalssäufer	Phasenweiser exzessiver Alkoholkonsum mit Kontrollverlust und Fähigkeit zur Abstinenz

Entwicklung der Alkoholabhängigkeit:
- Voralkoholische Phase
- Prodromalphase
- Kritische Phase
- Chronische Phase.

❶ Die Entwicklung einer Alkoholabhängigkeit verläuft in vier Phasen:

1. Voralkoholische Phase: Alkohol »hilft« bei Problemen, d.h. in problematischen Situationen, z.B. nach Konflikten, wird Alkohol konsumiert.

2. Prodromalphase: Toleranzsteigerung, heimliches Trinken, ständiges Denken an Alkohol, Gedächtnislücken nach Räuschen.

3. Kritische Phase: Zwangstrinken, Kontrollverlust, Herunter-spielen der Bedeutung des Alkohols, morgendliches Trinken, Ver-lust von Interessen, Schuldgefühle.

4. Chronische Phase: Tagelange Räusche, ethischer Abbau, To-leranzverlust, Alkoholpsychosen, Angstzustände, Zittern, psy-chomotorische Hemmung, Krankheitseinsicht.

7.1.2 Symptome und Therapie des Alkoholismus

✋Klinik

Bei der Alkoholabhängigkeit treten psychische Symptome und körperliche Schäden auf:

Auftreten von
- psychischen Symptomen und
- körperlichen Schäden.

Psychische Symptome
- Affektlabilität, Gereiztheit
- Depressivität (sowohl Ursache als auch Folge der Alkohol-abhängigkeit)
- Wesensänderung
- Kontrollverlust.

Körperliche Schäden

❷ Durch die Alkoholabhängigkeit kommt es zur Organschädigung mit folgenden Auswirkungen:

- Leberzirrhose
- Pankreatitis, Gastritis
- Polyneuropathie (☞ Neurologie, 13.1)
- Herzerkrankungen
- Krampfanfälle im Alkoholentzug. Bei etwa 3 % der Alkoholabhängigen entwickelt sich zudem eine chronische Epilepsie (☞ 4.1)
- Alkoholtoxische Hirnatrophie mit
  - Störung von Gedächtnis und Orientierung
  - Demenz
  - Kleinhirnatrophie mit Ataxie (☞ Neurologie, 8.3): Störungen bei Koordination von Bewegungen, z.B. Gangunsicherheit
  - Intentionstremor: Zittern bei Zielbewegungen, z.B. beim Greifen nach einem Gegenstand (☞ Neurologie, 1.2.5).

Therapie

- Körperlicher Entzug
- Entwöhnung
- Selbsthilfegruppen
- Medikamente gegen Suchtdruck.

❸ Körperlicher **Entzug** durch Absetzen von Alkohol in stationärer psychiatrischer Behandlung, da sich ein Delir (☞ 4.1.1) entwickeln kann. Neben intensiver Überwachung der Vitalfunktionen und medikamentöser Therapie der Entzugssymptome werden in psychotherapeutischen Gesprächen weitere Hilfsangebote vorgestellt. Nicht selten durchlebt ein Alkoholabhängiger den Entzug außerhalb der Psychiatrie in anderen Abteilungen des Krankenhauses. Dies geschieht z.B. wenn er etwa wegen einer Fraktur oder einer Gastritis stationär behandelt wird.

Entwöhnung mit psychotherapeutischer Behandlung. Die Erkrankten sollen Frustrationstoleranz und erfolgreiche Konfliktbewältigung lernen.

Unterstützung durch **Selbsthilfegruppen** (Anonyme Alkoholiker, Blaues Kreuz).

Neue **Medikamente** sollen den Suchtdruck *(craving)* lindern und so Rückfällen vorbeugen.

Physiotherapie

Die Patienten reagieren häufig sehr empfindlich auf Kritik und neigen dazu, vieles persönlich zu nehmen. Es ist daher wichtig, ihre Stärken zu betonen und maßvoll zu kritisieren. Gruppenbehandlungen sind günstig, da die sozialen Kompetenzen gefördert werden, wie z.B. Kontakt mit anderen aufnehmen, sich durchsetzen usw.

7.1.3 Syndrome des Alkoholismus

Rausch

- Enthemmung
- Euphorie
- Konzentrations-
  störung.

Psychische Symptome mit Enthemmung, Euphorie, Störung von Konzentration, Merkfähigkeit, Orientierung und Bewußtsein sowie Amnesie nach Alkoholkonsum. Hinzu treten neurologische Symptome wie Koordinationsstörungen.

Pathologischer Rausch:
Rausch unter wenig
Alkohol.

Pathologischer Rausch: Geringe Alkoholmengen führen zu rauschähnlichen Symptomen bis hin zum Dämmerzustand.

Halluzinose

Akustische Halluzi-
nationen unter Alkohol.

❹ Eine Halluzinose kann unter regelmäßigem Alkoholkonsum auftreten. **Symptome** der Halluzinose sind Halluzinationen (meist akustisch), Depression und Angst.
  Die **Therapie** setzt sich zusammen aus dem Entzug und der medikamentösen Therapie.

Delirium tremens (Delir)

Lebensbedrohliche
organische Psychose
im Alkoholentzug.

Lebensbedrohliche akute Psychose, die häufig nach Absetzen von Alkohol, selten auch während des Trinkens auftritt und drei bis zehn Tage andauert (☞ 4.1.1).

WERNICKE-Enzephalopathie

Diese Erkrankung ist eine lebensbedrohliche Komplikation nach jahrelanger Alkoholabhängigkeit. Sie ist durch neurologische und psychiatrische Symptome gekennzeichnet. Trotz Therapie sterben 10–20 % an dieser Enzephalopathie (Gehirnschädigung).

Ursache

Störung des Stoffwech-
sels von Nervenzellen
durch Thiamin-Mangel.

Die WERNICKE-Enzephalopathie entwickelt sich bei einem Mangel von Thiamin (Vitamin B_1). Zu diesem Mangel kommt es bei Alkoholikern, wenn sie aufgrund des Alkoholkonsums eine normale Ernährung vernachlässigen oder durch (alkoholbedingte) Magen-Darm-Erkrankungen die Vitaminresorption gestört ist. Durch den Thiamin-Mangel wird der Kohlenhydratstoffwechsel der Nervenzellen gestört, wodurch punktförmige Hämorrhagien (Einblutungen) und atrophische Veränderungen im Hirngewebe entstehen.

Eine erhöhte Kohlenhydratzufuhr (z.B. durch Glucose-Infusionen) verbraucht Thiamin, so daß dadurch die Symptome dieser Enzephalopathie verstärkt werden.

209

Psychische und neuro-
logische Symptome.

Klinik und Therapie

Psychische Symptome mit Desorientiertheit, Bewußtseinstörung und Halluzinationen. **Neurologische Symptome** mit Augenmuskelparesen und Ataxie.

Gabe von Thiamin.

Unter der hochdosierten i.v. Gabe von Vitamin B$_1$ können sich die Symptome zurückbilden. Häufig geht die WERNICKE-Enzephalopathie in ein KORSAKOW-Syndrom über.

KORSAKOW-Syndrom

Chronische organische
Psychose nach lang-
jähriger Alkohol-
abhängigkeit.

❺ Das KORSAKOW-Syndrom ist eine häufig chronisch verlaufende organische Psychose (☞ 4). Sie beginnt entweder im Laufe einer über Jahre bestehenden Alkoholabhängigkeit, im Anschluß an ein Delir oder als Folge einer WERNICKE-Enzephalopathie. Das KORSAKOW-Syndrom tritt bei 3–5 % aller Alkoholiker auf. Ähnlich wie bei der WERNICKE-Enzephalopathie liegt dem KORSAKOW-Syndrom ein Thiamin-Mangel zugrunde.

Klinik und Therapie

Leitsymptome (**Symptomentrias**) des KORSAKOW-Syndroms:
- Merkfähigkeitsstörungen
- Desorientiertheit
- Konfabulationen (☞ 2.2).

Trotz Therapie mit Thiamin können die Symptome bestehen bleiben.

? Übungsfragen

❶ Wie entwickelt sich eine Alkoholabhängigkeit?

❷ Welche körperlichen Folgen kann Alkoholabhängigkeit haben?

❸ Wie wird eine Alkoholabhängigkeit behandelt?

❹ Wie unterscheiden sich Delir und Halluzinose?

❺ Was ist ein KORSAKOW-Syndrom?

7.2 Medikamenten- und Drogenabhängigkeit

Ebenso wie Alkohol kann sich durch den Mißbrauch von bestimmten Medikamenten oder Drogen durch ihre psychischen Wirkungen eine Abhängigkeit entwickeln. Einige dieser Medikamente und Drogen fallen unter das Betäubungsmittelgesetz. Um die gewünschte Wirkung zu erhöhen, werden sogar häufig verschiedene Suchtmittel parallel eingenommen, welches als *Polytoxikomanie* bezeichnet wird. Im folgenden werden die wichtigsten Drogen vorgestellt.

Beruhigungsmittel

Abhängigkeit nach längerfristiger Einnahme.

Eine Medikamtenabhängigkeit beginnt oft durch die Verschreibung eines Schlaf- oder Schmerzmittels. Durch deren beruhigende, teils euphorisierende Wirkung kommt es häufig zum Mißbrauch.

Benzodiazepine

❶ Benzodiazepine (☞ 3.5.4) wirken anxiolytisch (angstlösend), sedierend und muskelrelaxierend. Diese Wirkungen läßt die Realität positiver erscheinen und führt dazu, daß in Streß- und Belastungssituationen auf Medikamente zurückgegriffen wird, anstatt Probleme aktiv zu lösen.

Die längere Einnahme von Benzodiazepinen führt häufig zu einer psychischen *und* körperlichen Abhängigkeit. Bemerkenswert ist, daß die Entzugssymptomatik noch Wochen nach dem Absetzen beginnen kann. Durch ein langsames, schrittweises Ausschleichen der Benzodiazepine wird dies verhindert.

Entzugssymptome
- Schlaflosigkeit
- Angst
- Unruhe, Tremor
- Delir und epileptische Anfälle.

Schmerzmittel

Abhängigkeit bei Kombinationspräparaten mit Codein oder Koffein häufig.

Auch bei Schmerzmitteln besteht die Gefahr einer Abhängigkeit. Vor allem die sog. Kombinationpräparate mit Codein oder Koffein werden aufgrund ihrer euphorisierenden und aufhellenden Wirkung mißbräuchlich eingenommen.

211

Opiate

Abhängigkeit nach kurzfristiger Einnahme.

Opiate werden aus Opium, dem getrockneten Saft des Schlafmohns, oder auch chemisch hergestellt. Hierzu gehören Heroin sowie die Analgetika Morphium, Methadon und das antitussive (hustenstillende) Codein. Schon nach kurzzeitiger Einnahme von Opiaten tritt eine Abhängigkeit auf. Die meisten Opiate unterstehen dem Betäubungsmittelgesetz.

Wirkungen

Euphorie.

- Euphorie
- Verlangsamung, Schläfrigkeit
- Stimmungslabilität
- Wesensänderung
- Parasympathikusstimulation: typisch sind die stecknadelkopfkleinen Pupillen, Blutdruckabfall, Bradykardie, Müdigkeit, Obstipation u.a.
- Im Entzug: Sympathikuswirkung mit Bluthochdruck, Tachykardie, Durchfall, Unruhe.

Komplikationen

- Wird das Medikament gespritzt, kann es durch gemeinsames Benutzen einer Nadel zu **Infektionen** mit Hepatitis B und HIV kommen
- Durch unsauberen »Stoff« können **Vergiftungen** auftreten, die häufig mit Bewußtlosigkeit und Atemnot einhergehen
- Drogenkonsum und Beschaffungskriminalität sowie körperlicher Verfall durch schlechte Ernährung bilden einen Teufelskreis.

Therapie

Entzug mit medikamentöser Unterstützung und Entwöhnung.

Im **Opiat-Entzug**: Sedierung mit geeigneten Medikamenten und ggf. Blutdrucksenkung. Der Entzug wird erleichtert durch ausschleichende Gabe von Methadon.

Entwöhnung und neue Sozialisierung durch psychotherapeutische Behandlung.

Methadon-Programm ermöglicht geregeltes Leben.

❷ **Methadon-Programm**: Unter bestimmten Voraussetzungen können Opiat-Abhängige von einem Arzt täglich Methadon erhalten. Auf diesem Wege erhalten Abhängige auf legalem Weg das Suchtmittel. Dadurch erfolgt zwar kein Entzug oder eine Entwöhnung, jedoch wird der Problemkreislauf der Beschaffungskriminalität oder Prostitution durchbrochen. Damit wird die Voraussetzung für eine Therapie und der Einstieg in ein geregeltes Leben geschaffen. Aus ähnlichen Gründen werden auch Codein-Präparate verordnet. Codein und Methadon haben keine euphorisierende Wirkung.

Cannabis und Marihuana

- Euphorie
- Keine körperliche Abhängigkeit.

Cannabis ist das Harz der blühenden Hanfpflanze, Marihuana die getrockneten Blätter und Blüten. Der Wirkstoff selbst ist *Tetrahydrocannabinol*. Eingenommen werden die Substanzen entweder über Rauch oder in verarbeiteten Lebensmitteln, wie z.B. Kuchen. Diese Substanz löst eine gehobene, euphorische Stimmung mit Passivität aus. Oft ist die Realitätswahrnehmung verändert. Eine körperliche Abhängigkeit kommt nicht vor. Evtl. treten sog. »Horrortrips« mit Angstzuständen auf; als seltene Komplikation Haschischpsychosen.

Halluzinogene

LSD und Mescalin. Keine körperliche Abhängigkeit.

Zu dieser Gruppe gehört neben dem synthetisch hergestellten LSD (*Lysergsäurediäthylamid*) auch das aus einer Kaktusart gewonnene Mescalin, sowie das unten beschriebene Kokain. Es kommt zu keiner körperlichen Abhängigkeit.

Wirkungen

Halluzinationen.

- (Optische) Halluzinationen
- Entfremdung von der eigenen Person
- Euphorie
- Im »Horror-Trip« Angst, Panik und akute Verwirrtheit.

Die Wirkung kann auch lange Zeit nach Einnahme der Mittel erneut auftreten als sog. *flash back*.

Kokain

Hohes Abhängikeits-potential.

Kokain wird aus der Koka-Pflanze gewonnen. Kokain wird als Pulver geschnupft und so der Wirkstoff über die Nasenschleimhaut resorbiert. Es entsteht keine körperliche Abhängigkeit, jedoch besitzt Kokain eine hohes psychisches Abhängigkeitspotential.

Die Droge *Crack* ist eine Mischung von Kokain mit anderen Substanzen. Kokain untersteht dem Betäubungsmittelgesetz.

Wirkungen

Euphorie und Rededrang.

Euphorie mit Selbstüberschätzung, Rededrang und vermindertes Schlafbedürfnis sind die typischen Wirkungen des Kokains.

Komplikationen

Erschöpfungszustand.

- Erschöpfungszustände, weil die Patienten psychisch immer wach zu sein scheinen und ihrem Körper keine Ruhepause gönnen
- Intoxikation mit Tachykardie, Schwindel, Tremor, u.U. Atemlähmung

- Kokainpsychose mit Symptomen des Delirs mit Halluzinationen
- Wesensänderung.

Ecstasy

Synthetisiert aus Amphetamin und Mescalin.

Ecstasy ist ein Abkömmling von der Psychostimulanz Amphetamin und dem Halluzinogen Mescalin. Es wurde erstmals 1914 unter dem Namen **MDMA** *(3,4-Methylen-Dioxy-Meth-Amphetamin)* synthetisiert und ähnlich wie LSD vorübergehend als Hilfsmittel in der Psychotherapie eingesetzt. In den letzten Jahren gab es eine Renaissance dieser Substanz: Unter den Bezeichnungen Ecstasy, XTC oder Adam wird es vor allem als »Tanzdroge« angewendet. Eine Schwestersubstanz mit vergleichbarer Wirkung ist **MDA** oder Eve. Allerdings ist die Zusammensetzung der als Tablette angebotenen Droge nicht standardisiert. Es bleibt letztlich unklar, wieviel MDMA in einer Tablette enthalten ist und ob andere Stoffe (z.B. LSD) beigemengt sind. MDMA gilt als Betäubungsmittel, der Verkauf der Droge ist also illegal.

Wirkungen

Entspannung, Euphorie.

Beschrieben wird ein Gefühl der Entspannung und ein Abbau von Ängsten, verbunden mit einer euphorischen Stimmung.

Komplikationen

Lebensgefährliche Komplikationen sind möglich.

Unter Ecstasy treten z.T. lebensgefährliche internistische Komplikationen wie Tachykardie, Hypertonus und Nierenversagen auf, weil das Durstgefühl nachläßt. Außerdem wurden Hyperthermie, die durch das Tanzen noch verstärkt wird, und Krampfanfälle aufgrund einer Exsikkose beschrieben.

Vereinzelt provoziert Ecstasy Psychosen, Panikattaken, Depression sowie Schlaf- und Konzentrationsstörungen. Möglicherweise ist MDA (und MDMA) neurotoxisch.

? Übungsfragen

❶ Wie wirken Benzodiazepine?

❷ Welche Zielsetzung hat das Methadon-Programm?

8 Oligophrenie

Angeborener
Intelligenzmangel.

Oligophrenie (geistige Behinderung) bezeichnet einen *angeborenen* Intelligenzmangel im Gegensatz zur Demenz (☞ 4.2.1), bei der vorhandene intellektuelle Fähigkeiten durch hirnorganische Erkrankungen vermindert werden. (*gr. oligo = klein, wenig, phren = Verstand*)

Ursachen

Vererbung

Stoffwechsel-erkrankungen

Chromosomen-defekte

Hirnschädigung.

❶ Eine Oligophrenie kann unterschiedliche Ursachen haben:
- Bei einem Teil der Betroffenen wird eine multifaktorielle **Vererbung** vermutet
- Verschiedene erbliche **Stoffwechselerkrankungen** führen neben internistischen und neurologischen Störungen auch zu einer Verminderung der Hirnleistung oder zu einer Hirnschädigung
- **Chromosomendefekte,** z.B. Trisomie 21, gehen meist mit einer geistigen Behinderung einher
- Vor, während oder kurz nach der Geburt **erworbene Hirnschädigungen**
    - Durch Infektionskrankheiten der schwangeren Mutter z.B. Zytomegalie, Toxoplasmose, Röteln
    - Alkohol- und Medikamentenmißbrauch während der Schwangerschaft. Bei geistiger Behinderung aufgrund von Alkoholmißbrauch in der Schwangerschaft wird von dem **embryofetalen Alkoholsyndrom** gesprochen
    - Trauma und Sauerstoffmangel bei der Geburt.

**Klinik**

Verzögerte Entwicklung
und Beeinträchtigung
der Intelligenz.

- Verzögerte Entwicklung des Säuglings
- Beeinträchtigung von Intelligenz, Aufmerksamkeit, Merkfähigkeit, Gedächtnis, Denken und Willen. Aufgrund der dadurch eingeschränkten Fähigkeit, Konflikte zu lösen, treten bei Oligophrenen gehäuft Persönlichkeitsstörungen und Belastungsreaktionen (☞ 6) auf
- Gestörte Psychomotorik mit psychomotorischer Unruhe und Aggressivität
- Körperliche Behinderung durch neurologische Ausfälle
- Epileptische Anfälle.

Hinsichtlich der Ausprägung werden drei Schweregrade der Oligophrenie unterschieden

Schweregrade:
- Debilität
- Imbezilität
- Idiotie.

- **Debilität** *(lat. debilitas = Schwäche)*: Leichte Intelligenzminderung als leichtester Grad der geistigen Behinderung, IQ 60–79. Der Besuch einer Sonderschule für Lernbehinderte ist mögich, ebenso einen handwerklichen Beruf zu erlernen und diesen an einem sog. beschützten Arbeitsplatz auszuführen

- **Imbezibilität** *(lat. imbecillus = schwach)*: Mittelgradige bis schwere Intelligenzminderung mit einem von IQ 20–59

- **Idiotie** *(gr. idiotes = niedriger Mann, Laie)*: Schwerste Intelligenzminderung, IQ unter 20. Die Betroffenen sind geistig schwer unterentwickelt, hilflos, pflegebedürftig und nicht bildungsfähig.

Therapie

Förderung der Fähigkeiten durch heilpädagogische Betreuung und Krankengymnastik.

Die Therapie richtet sich nach der jeweiligen Ausprägung der geistigen Behinderung. Je nach vorhandenen Fähigkeiten, können manche Menschen einen handwerklichen Beruf erlernen und benötigen nur wenig fremde Hilfe; andere hingegen sind pflegebedürftig.

❷ Im Vordergrund steht die *heilpädagogische Betreuung* der geistig Behinderten: Förderung der vorhandenen Fähigkeiten, soziale Integration, Leben in speziellen Wohngruppen oder Heimen, Arbeit in Behinderten-Werkstätten.

Bewegungsstörungen werden *physiotherapeutisch* behandelt.

Eine *medikamentöse Behandlung* wird dann erforderlich, wenn aufgrund der geistigen Behinderung weitere psychische Störungen auftreten. Dann orientiert sich die Therapie an den Krankheitssymptomen. Bei psychomotorischer Unruhe und Aggressivität wird z.B. eine dämpfende Medikation verabreicht.

Physiotherapie

- Bewegungstherapie
- Vermeidung von Unter- und Überforderung.

Bei Antriebssteigerung und Aggressivität werden durch die Bewegungstherapie überschüssige Kräfte aufgefangen und in zielgerichtete Aktivitäten umgeleitet. Dabei ist es wichtig, sowohl eine Unter- wie auch eine Überforderung zu vermeiden. Es müssen immer wieder die (eingeschränkten) geistigen Fähigkeiten in Betracht gezogen werden.

? Übungsfragen

❶ Wodurch kann eine Oligophrenie entstehen?

❷ Worin besteht in erster Linie die Therapie?

9 Krisenintervention und Suizidalität

9.1 Krise

Unzureichende Bewältigung von Belastungen.

❶ Von einer Krise spricht man, wenn es einem Menschen nicht gelingt, bestimmte belastende Ereignisse oder eine geänderte Lebenssituation zu bewältigen. Eine Krise zeigt letztlich eine Überforderung des Betroffenen und die Grenze der individuellen Belastbarkeit.

Ursachen

Streß, Konflikt, Verlust, Krankheit, Katastrophen.

Auslöser einer Krise können Streßsituationen, Konflikte oder Verlusterlebnisse sein. Weitere Ursachen sind körperliche oder seelische Krankheiten oder Ereignisse wie Flucht, Verfolgung, Krieg und Katastrophen.

Klinik

- Verzweiflung
- Gefahr der Suizidalität.

Eine Krise läßt sich auch den psychischen Reaktionen (z.B. Belastungsreaktion ☞ 6.1) zuordnen. Leitsymptome einer Krise sind vor allem Verzweiflung und Hilflosigkeit. Weitere Symptome sind Angst und Depressivität. Im Rahmen einer Krise kann die Gefahr der Suizidalität bestehen.

Therapie

Kriseninterventon zur Lösung von Konflikten und Aufzeigen von Perspektiven.

Bei der Behandlung wird von einer **Krisenintervention** gesprochen, die in einer Kurztherapie besteht. Diese Möglichkeit wird dem Betroffenen über ambulante Hilfsangebote wie Beratungsstellen, Gesundheitsamt, niedergelassene Psychiater und Psychologen angeboten. Bei der Kurztherapie wird einerseits durch den persönlichen Kontakt die Krisensituation gelindert, andererseits werden dem Patienten Lösungsmöglichkeiten und neue Perspektiven eröffnet. Dabei wird die die Krise auslösende Situation aufgezeigt, geklärt und mit Unterstützung des Therapeuten bewältigt. Bei sehr großem Leidensdruck und Unfähigkeit, den Alltag zu bewältigen, oder einer erhöhten Selbstmordbereitschaft ist die Klinikaufnahme indiziert.

9.2 Suizidalität

Selbstmordgefährdung in Krisen und im Rahmen von körperlichen und seelischen Krankheiten.

❷   Als suizidal *(engl. suicide = Selbstmord)* werden Menschen bezeichnet, die in belastenden Situationen Selbstmord als (einzigen) Ausweg erkennen. Suizidalität bezeichnet die Gefahr eines möglichen Selbstmordes. Suizid, der Selbstmord an sich, ist eine relativ häufige Todesursache: Jährlich nehmen sich in der Bundesrepublik Deutschland 20 von 100 000 Menschen das Leben. Die Zahl der Suizidversuche ist mindestens 10–20 fach höher. Zum Suizidversuch führt meistens ein relativ spontaner Entschluß. Zwischen dem Erwägen und der Durchführung dieser Kurzschlußhandlung liegen dann nur wenige Stunden. Bei länger bestehender Suizidalität werden Selbstmordversuche genauer geplant und entschiedener durchgeführt.

Ursachen

Eine erhöhte Suizidalität wird beobachtet bei:

- Krisen
- Psychisch Kranken mit Depression oder Schizophrenie; auch während der Therapie im Krankenhaus
- Suchtkranken
- Unheilbar Erkrankten
- Alleinstehenden Personen mit Suizidversuch in der Vorgeschichte oder Suiziden in der Familie.

- Hilferuf
- Wunsch nach Ruhe
- Fluchtreaktion
- Autoaggressives Verhalten.

Nicht selten ist ein Suizidversuch Ausdruck eines Appels oder eines Hilferufes. Vor allem wenn ein Selbstmord mit Schlaftabletten versucht wird, entspringt dies rückblickend mehr dem Wunsch nach Ruhe oder einer Verschnaufpause als einer tatsächlichen Todessehnsucht. Im Moment der Tabletteneinnahme will der Patient jedoch den Tod erzielen. Ein Suizidversuch kann auch als Fluchtreaktion aus einer unerträglich gewordenen Lebenswelt, als autoaggressives Verhalten oder als Ausdruck einer Aggression gegen die Umwelt und Mitmenschen gedeutet werden.

Bei Schizophrenen (☞ 5.1) kann ein Suizidversuch auch aufgrund eines (Verfolgungs-) Wahns oder durch akustische Halluzination (imperative Stimmen) »angeordnet« erfolgen.

**Klinik**

Ankündigung durch das präsuizidale Syndrom.

❸   Ein Suizidversuch kündigt sich häufig mit den Symptomen des *präsuizidalen Syndroms* an:

- Einengung von Bewußtsein und Gefühlen, Rückzug in die Isolation, Vereinsamung
- Aggressionen werden gegen die eigene Person gerichtet, Schuldgefühle treten auf
- Suizidphantasien, die zunächst noch nicht konkret sind.

Entwicklung der
Suizidalität:
1. Erwägung
2. Ambivalenz
3. Entschluß.

Aus diesem präsuizidalen Syndrom entwickelt sich die Suizidalität in **drei Stadien:**

- Der Suizid wird erwogen, d.h. der Selbstmord erscheint als Lösung der Probleme
- Es besteht noch Unsicherheit und Ambivalenz, d.h. der Selbstmord wird als Hilferuf angekündigt
- Der Entschluß steht fest: Der Selbstmord wird vorbereitet. Der Patient erscheint unauffällig und weniger depressiv, sozusagen »die Ruhe vor dem Sturm«.

Zeichen einer erhöhten Suizidgefahr sind:

- Angst
- Schon länger bestehende schwere Depressivität
- Schuldgefühle mit Selbstbezichtigungen
- Aussichtslosigkeit
- Aggressivität.

Suizidalität durch direkte Frage nach Selbstmordabsichten rechtzeitig erkennen.

Die Abschätzung der Suizidalität ist nicht immer einfach, da Patienten, die tatsächlich den Entschluß zum Suizidversuch gefaßt haben, gelöst (also wenig suizidal) erscheinen. Im Zweifelsfall muß daher direkt nach dem Lebensmut und Selbstmordabsichten gefragt werden. Daran anschließen kann sich die Frage nach dem Grund, warum der Patient keine Suizidgedanken hat. Das Ziel ist, die Bereitschaft zum Selbstmord rechtzeitig zu erkennen und dem Patienten gezielte Lebenshilfe zu geben.

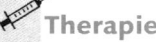 **Therapie**

- Behandlung der Grunderkrankung, z.B. Neurose, Psychose, Sucht
- Krisenintervention
- Klinikeinweisung.

? Übungsfragen

❶ Was ist eine Krise?

❷ Wie entwickelt sich Suizidalität?

❸ Woran erkennt man Suizidalität?

Gesetzliche Grundlagen

Oftmals sind psychisch Kranke aufgrund ihrer Erkrankung nicht mehr schuld- oder geschäftsfähig und müssen unter Umständen vorübergehend zwangsweise in einer psychiatrischen Abteilung untergebracht werden. Die notwendigen Bestimmungen dazu sind in verschiedenen Gesetzen enthalten, die folgendes regeln:

- Schuld- und Geschäftsfähigkeit
- Einrichtung einer Betreuung
- Unterbringung und Behandlung in einem psychiatrischen Krankenhaus.

Schuld- und Geschäftsfähigkeit

- Schuldunfähigkeit: Handlungen können nicht bewußt gesteuert werden
- Geschäftsunfähigkeit: Störung der Geistesfähigkeit.

Das **Strafgesetzbuch** (StGB) regelt die *Schuldfähigkeit*. Wer bei Begehung einer Straftat an einer seelischen Störung leidet und deshalb sein Handeln nicht bewußt steuern kann, ist nicht oder nur vermindert schuldfähig.

Entsprechend stellt das **Bürgerliche Gesetzbuch** (BGB) fest: Menschen, die an einer Störung der Geistesfähigkeit leiden und ihren Willen nicht frei bestimmen können, sind *geschäftsunfähig*. Einkäufe oder der Abschluß von Verträgen können dann rückgängig gemacht werden.

Einrichtung einer Betreuung

Betreuung für befristete Zeit und bestimmte Aufgaben.

❶ Anstelle der Entmündigung ist 1992 die Einrichtung einer Betreuung getreten. Diese wird durch das **Betreuungsgesetz** (BtG) geregelt. Für chronisch psychisch Kranke und geistig, seelische oder körperlich Behinderte kann das zuständige Gericht eine Betreuung einrichten, wenn diese ihre Angelegenheiten nicht mehr selbständig regeln können und wenn nicht vor Beginn der Erkrankung eine juristisch einwandfreie Vollmacht ausgestellt wurde. Ein Betreuer wird für bestimmte Aufgaben (z.B. Regelung der finanziellen Angelegenheiten, Bestimmung des Aufenthaltortes, Gesundheitsversorgung) bestellt. Das Gericht prüft regelmäßig, ob die Betreuung verlängert werden muß. Eine Betreuung wird häufig bei Demenzkranken, schwer Persönlichkeitsgestörten oder chronisch Schizophrenen eingerichtet.

Unterbringung und Behandlung in einem psychiatrischen Krankenhaus

Anordnung einer psychiatrischen Behandlung bei krankheitsbedingter Eigen- oder Fremdgefährdung.

❷ In der Regel lassen sich psychisch Kranke freiwillig in einem Krankenhaus behandeln. Einigen Erkrankten fehlt jedoch die Krankheitseinsicht. In diesen Ausnahmefällen kann ein Richter die Unterbringung in der geschlossenen Station eines psychiatrischen Krankenhauses anordnen. Dies ist aber nur dann möglich, wenn psychisch Kranke aufgrund ihrer Erkrankung sich selbst oder andere gefährden. Man spricht dann von einer Eigen- oder Fremdgefährdung.

Verschiedene Gesetze regeln diese Unterbringung:

PsychKG:
- Anordnung der Unterbringung nach ärztlichem Gutachten durch das Gesundheitsamt
- Richterliche Entscheidung spätestens um 24.00 Uhr des Folgetages.

❸ **Unterbringungsgesetze** (Gesetz für Psychisch Kranke: PsychKG) werden von den einzelnen Bundesländern festgelegt. Vor Unterbringung nach dem PsychKG prüft ein Amtsarzt, ob eine psychische Erkrankung *und* eine Eigen- bzw. Fremdgefährdung vorliegt. Die Unterbringung wird dann zunächst vom Ordnungsamt oder Gesundheitsamt angeordnet. Spätestens um 24 : 00 Uhr des folgendes Tages muß ein Richter entscheiden, ob und wie lange der Erkrankte untergebracht wird.

Betreuungsgesetz.

Die Behandlung in einem psychiatrischen Krankenhaus kann ein Richter auch im Rahmen einer Betreuung nach dem **Betreuungsgesetz** anordnen.

Strafgesetzbuch.

Bei Straftätern, die nach dem **Strafgesetzbuch** aufgrund einer psychischen Erkrankung schuldunfähig sind, kann das Gericht eine Unterbringung in einem psychiatrischen Krankenhaus anordnen, wenn diese eine Gefahr für die Allgemeinheit sind (z.B. Sexualstraftäter).

? Übungsfragen

❶ Was ist eine Betreuung?

❷ Aus welchem Grund kann ein Patient gegen seinen Willen in einem psychiatrischem Krankenhaus behandelt werden?

❸ Welche Gesetze regeln eine Zwangseinweisung?

Index

Gut für Mutter und Kind

Mit Haut und Herz

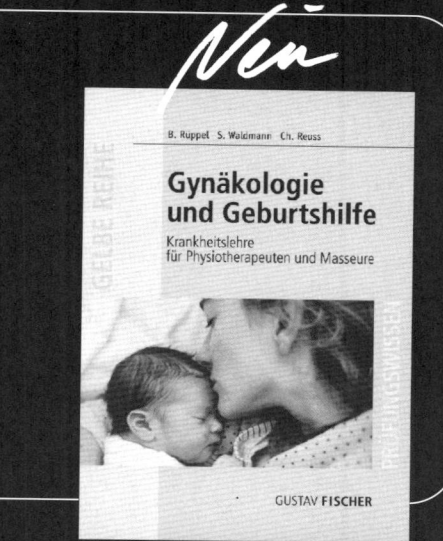

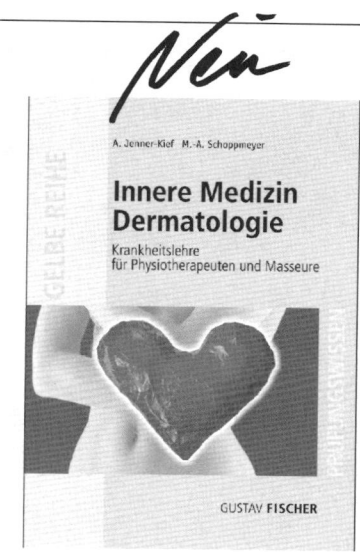

1998. 173 S., 35 Abb., kt.
DM 29,80 / ÖS 218,– / SFr 27,50
ISBN 3-437-45550-8

1998. 384 S., 35 Abb., kt.
DM 38,– / ÖS 277,– / SFr 35,–
ISBN 3-437-45850-7

- Straffe, verständliche und praxisnahe Darstellung der Prüfungsinhalte im Fach „Spezielle Krankheitslehre Gynäkologie und Geburtshilfe"
- Orientiert an der aktuellen Ausbildungs- und Prüfungsverordnung und an die aktuelle Curriculum Empfehlung des ZVK e.V.
- Randleiste mit der Zusammenfassung der wichtigsten Fakten
- Lernkontrolle durch Übungsfragen zu den einzelnen Themen

- Verständliche und übersichtliche Darstellung der prüfungsrelevanten Krankheitsbilder mit Ursache, Diagnostik und Therapie
- Der Inhalt orientiert sich an der Ausbildungs- und Prüfungsordnung und den Curriculum- Empfehlungen der Berufsverbände
- Die wichtigsten Gesichtspunkte sind in einer Randleiste zusammengefaßt, so kann das Gelernte schnell wiederholt werden
- Übungsfragen zu jedem Themengebiet ermöglichen eine optimale Lernkontrolle und Prüfungsvorbereitung

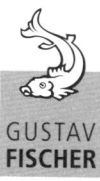

GUSTAV FISCHER

Irrtümer und Preisänderungen vorbehalten. http://www.gfischer.de